Cate Stillman

DEIN KÖRPER – DEIN LEBEN

CATE STILLMAN

Dein Körper – Dein Leben

Erschaffe dich neu mit 10 leichten Schritten aus Ayurveda & Yoga

Aus dem Englischen
von Inga Nevermann-Ballandis

AURUM

ISBN Printausgabe: 978-3-95883-461-3
ISBN E-Book: 978-3-95883-462-0

Übersetzung aus dem Englischen: Inga Nevermann-Ballandis
Projektleitung & Lektorat: Amelie Ullrich / Susanne Klein
Herzlichen Dank an Dr. Marie Weitbrecht für die begleitende Beratung bei diesem Buchprojekt.
Gestaltung und Satz: Jeanette Frieberg, Buchgestaltung | Mediendesign, Leipzig
Druck & Verarbeitung: optimal media GmbH, Röbel/Müritz

www.kamphausen.media
1. Auflage 2021

Bibliografische Information der Deutschen Nationalbibliothek:
Die Deutsche Nationalbibliothek verzeichnet diese Publikation in der Deutschen Nationalbibliografie; detaillierte bibliografische Daten sind im Internet über https://dnb.de abrufbar.

Unserem Planeten

Mögen wir Menschen uns unseres Potenzials bewusst werden,
miteinander und mit der Erde in dynamischer Ko-Kreation zu leben.

Meinen Klientinnen und Klienten

Den zertifizierten Coaches der weltweiten Gemeinschaft des Yoga-Health-Coachings und den
Body-Thrive-Coaches, für euer Bestreben (*adhikara*) und euer Dharma. Möge dieses Buch euch
helfen, anderen zu helfen, während ihr den globalen Standard für Yoga-Health-Coaching setzt.

Den Lehrern meiner Lehrer

Meine wunderbaren Lehrer und Lehrerinnen haben ihre tiefe Weisheit mit mir geteilt. Ich arbeite
daran, diese Weisheit durch Synthese noch leichter zugänglich zu machen. Vielleicht erkennst du
in diesem Buch die Stimmen meiner Lehrer und Lehrerinnen. Diese sind in der Reihenfolge
ihres Erscheinens in meinem Leben: Tim und Missy Goss, Don Cannon, Professor Michael Molitor,
John Friend, Dr. Vasant Lad, Sally Kempton, Craig Hamilton, Katrina Blair und Dr. Claudia Welch.
Mein Dank gilt allen, die ihr Leben dem Suchen, dem Leben und dem Teilen tiefer Weisheit
zugunsten aller widmen.

INHALT

Vorwort 9

Wir haben nur einen Körper 11

TEIL 1   Orientierung 13

Wie formst du deinen Körper? 15

Wie du deinen Körper nach dem Ayurveda neu erschaffst 23

Ein Crash-Kurs in Gewohnheitsevolution 29

TEIL 2   Die 10 Übungsschritte des Body-Thrive-Programms . . . 41

ÜBUNG 1   Abends früher und leichter essen 43

ÜBUNG 2   Früh zu Bett gehen 57

ÜBUNG 3   Den Tag richtig beginnen 71

ÜBUNG 4   Körper- und Atempraxis 81

ÜBUNG 5   Pflanzliche Ernährung 93

EXKURS   Wie du Gewohnheiten in Beziehungen veränderst . 107

ÜBUNG 6   Selbst-Massage 121

ÜBUNG 7   In Stille sitzen 131

ÜBUNG 8   Prinzipien gesunder Ernährung 145

ÜBUNG 9   Bei Sinnen bleiben 159

ÜBUNG 10 Gelassenheit leben 171

TEIL 3   Ausklang 181

Es gibt kein Endspiel 183

Küchen-Sadhana: Die Küche erleuchten 187

Liste der Arbeitsblätter 195

Gründe einen Body-Thrive-Buch-Club 199

Body-Thrive-Kursteilnehmende inspirieren 205

Zum Weiterlernen 209

Glossar 211

Anmerkungen 217

Register 223

Über die Autorin 235

VORWORT

Dein Körper wird es dir danken, dass du dieses Buch zur Hand genommen hast. Je mehr ich darüber lerne, wie einfach es ist, unseren Körper ins Gleichgewicht zu bringen und dort zu halten, desto absurder finde ich, dass dieses Wissen nicht schon jedem kleinen Kind zu Hause mitgegeben wird. Unser Körper folgt den natürlichen Rhythmen der Natur. Jede Zelle folgt den gleichen Gesetzen des Universums, egal ob es sich um unsere Leberzelle oder das Blatt am Baum draußen handelt.

Und genauso, wie es einer Sonnenblume nicht in den Sinn kommen würde, im Winter zu wachsen, eine Fledermaus sich nicht in der Sonne aalt und es im Sommer nicht anfangen würde zu schneien, so ist es für unseren Körper nicht sinnvoll, sich entgegen der Rhythmen der eigenen Zellen zu verhalten.

Und doch machen wir das jeden Tag. Wir essen unsere Hauptmahlzeit am Abend, bleiben bis in die Puppen wach, holen uns Kaffee oder »Food to go«, schauen den Großteil des Tages auf irgendeinen Bildschirm und wundern uns dann, dass wir als Gesellschaft immer dicker und kränker werden. Als Resultat können viele von uns nicht mehr schlafen, bekommen in immer jüngerem Alter einen Burn-out und wissen nicht, was wir mit unserem Leben anfangen wollen oder welche Wünsche und Bedürfnisse wir haben.

Ayurveda und Yoga halten das Wissen für uns bereit, das wir kollektiv vergessen haben. Es ist wie eine Erinnerung an das, was als gespeicherte Information in unseren Zellen immer noch vorhanden ist. Das ist auch der Grund, warum die meisten von uns, wenn wir wieder anfangen, uns an den Rhythmen der Natur – oder besser gesagt, an den Rhythmen unseres eigenen Körpers – auszurichten, eine große Erleichterung erfahren und denken »endlich!«. Alles beginnt sich zu entspannen, der Körper, das Nervensystem, unser Bewusstsein. Alles beginnt auf einmal Sinn zu machen und fühlt sich so natürlich an wie ein See, der Wellen geschlagen hat, weil ein Stein hineingeworfen wurde, und der jetzt endlich wieder zur Ruhe kommt.

In diesem Buch findest du die 10 wichtigsten Gewohnheiten, mit denen du beginnst, deinen Körper wieder an seinen eigenen Rhythmen auszurichten, an seiner eigentlichen Natur. Es sind Gewohnheiten, die auf der einen Seite dein Immunsystem stärken, deinen Schlaf tiefer und erholsamer werden lassen, dein Gewicht regulieren und deinen Bewegungsapparat stärken. Und auf der anderen Seite sind es aber auch Gewohnheiten, die bewirken, dass in deinem inneren System Kapazitäten frei werden, Kapazitäten, die dir den Raum geben zu erspüren, was deine Bedürfnisse sind. Und gleichzeitig geben sie dir die Kraft, dich für diese Bedürfnisse auch einzusetzen.

Und ja, ich bin ganz ehrlich. Gewohnheiten zu verändern ist nicht leicht. Das ist auch der Grund, warum reine Informationen darüber, was du ändern müsstest, nicht ausreichen. Und genau deshalb bist du hier an der richtigen Adresse. Cate Stillmann hat nicht nur die einzigartige Fähigkeit, komplexe Zusammenhänge auch für Normalsterbliche wie uns verständlich und einleuchtend zu erklären. Sie hat dieses uralte und gleichzeitig so brandaktuelle Wissen auch kombiniert mit den Tools aus den neusten Erkenntnissen des Gewohnheitstrainings.

Denn vielleicht wissen wir ja schon, dass wir früher zu Abend essen sollten, und sind auch gewillt, das zu verändern. Aber was, wenn unser Partner gerne weiterhin abends um 20 Uhr sein Steak haben will?! Was, wenn ich schon hundertmal versucht habe, früher aufzustehen, mehr Sport zu machen, mehr zu trinken und weniger zu snacken, es aber einfach nie geschafft habe, dran zu bleiben?

Cate hat auf all dies eine Antwort. Sie weiß, dass das Was nicht ausreicht. Es braucht auch ganz konkrete Tipps und Begleitung für das Wie – und zwar für das Wie heute, aber auch für morgen, nächste Woche, in drei Monaten und nächstes Jahr. Denn erst dann, wenn die neuen Gewohnheiten nicht mehr ein Extra, eine weiter Aufgabe auf unserer To-do-Liste, sind, sondern zu unserem inneren »New-Normal«, unserem neuen Normalzustand, geworden sind. Dann sind sie so automatisiert, dass uns kein Urlaub, keine kranken Kinder oder die Hochzeitstorte unseres Arbeitskollegen mehr davon abhalten kann, morgen einfach wieder aufs Neue zu beginnen.

Unsere Gewohnheiten zu verändern bedeutet, dass wir in der Tiefe anfangen müssen, über uns selbst anders zu denken. Es braucht einen Wandel in unserer Identität. Wie genau du diesen Wandel hinbekommst und gleichzeitig zu einer gesünderen, mutigeren, kraftvolleren Version deiner selbst wirst, lernst du auf diesen wertvollen Seiten.

Lass dich mitnehmen auf eine Reise zu besseren und gesünderen Gewohnheiten, die auf der Intelligenz der Natur, deiner Zellen und des Universums beruhen, und begib dich auf eine Reise zu deinem wahren Selbst – ein Selbst, das vielleicht bisher überdeckt war, dass aber erleichtert aufatmen wird, wenn die Oberfläche des Sees endlich wieder zur Ruhe kommen kann.

Ja, du brauchst Mut, Durchhaltevermögen und Neugier. Aber der Unterschied zu vorher ist, dass dein Körper und das ganze Universum hinter dir stehen.

Also, leg los … und viel Spaß auf deiner Reise!

Dana Schwandt
August 2020

WIR HABEN NUR EINEN KÖRPER

Du hast nur diesen einen Körper. Mit welchen Gewohnheiten gestaltest du ihn?

Es gibt einen Rhythmus, der deinen Körper zum Erblühen bringt. Wenn du diesen Rhythmus kennst und im Einklang mit ihm lebst, wirst du ein wundervolles Leben führen. Diesem körpereigenen Rhythmus liegt eine gewisse Ordnung zugrunde. Hältst du ihn ein, schenkt er dir Vitalität, ignorierst du ihn, leidest du.

Dieses Leiden kann oberflächlich sein und langsam fortschreiten, aber auch tiefgreifend und schmerzhaft sein.

Das Ziel dieses Buches ist es, dein Wohlergehen zu erhöhen, indem du dich auf den Rhythmus des Lebens, die natürliche Ordnung, einstimmst.

In Aussicht stehen dir ein lebendiger Körper, eine Fülle an Energie und ein erhöhtes Bewusstsein.

Ayurveda, die alte ganzheitliche Wissenschaft der Regenerierung oder Verjüngung, bietet so etwas wie eine Bedienungsanleitung für Körperweisheit und tägliche Routinen, mit denen du gesund alt werden kannst. Wenn du dich in Sachen Wellness und Körperintelligenz auf ein neues Level bringen willst, indem du aus den Fehlern von gestern lernst, dann kann dein Körper sein volles Potenzial entfalten. Aus alten Verhaltensweisen zu lernen ist die Grundlage für Gesundheit und Heilung. Kluge, absichtsvolle Gewohnheiten wirken wie ein Jungbrunnen.

TEIL 1

Orientierung

WIE FORMST DU DEINEN KÖRPER?

Deine körperliche, mentale und spirituelle Wirklichkeit ist Ausdruck deiner Lebensweise: Deine Entscheidungen heilen oder kränken dich, und Gewohnheiten bestimmen, durch welche Brille du dein Leben betrachtest. Aus kleinen, scheinbar folgenlosen Gewohnheiten heraus bildet sich deine Lebenserfahrung. Doch willst du lediglich überleben? Oder beschwingt voranschreiten? Bessere Lebensgewohnheiten öffnen und stärken unseren Körper selbst während des natürlichen Alterns. Sie öffnen den Geist für Ideen und bringen ihn in Einklang mit dem, was wir uns zu tun oder zu sein wünschen. Bessere Lebensgewohnheiten beleben die Seele, verleihen Mut und wirken sich positiv auf unsere Beziehungen aus.

Wenn deine derzeitigen Gewohnheiten deinem Körper zusetzen und du diesen Zustand aufrechterhältst, verstärkst du die Beschwerden nur und erlaubst, dass alles noch schlimmer wird. Nicht nach dieser Erfahrung zu handeln bedeutet, sich auf das Leiden auszurichten und umso schneller zu altern. Das lässt dich unleidlich, ängstlich, müde, steif oder unförmig werden – statt geschmeidig, graziös, fröhlich und strahlend.

Du selbst schmiedest dein inneres Universum: Die Form seiner Strukturen und Funktionen und schließlich auch die seines Alterns. Wie ist dein Organismus organisiert? Wie ist deine Ausstrahlung? Lebst du im Fluss, in Verbundenheit, in Zufriedenheit? Oder bist du chaotisch, gestresst, überlastet, aufgebläht, erschöpft? Sind deine Gewohnheiten zielgerichtet und kraftvoll oder nachlässig und regressiv?

Gewohnheiten sollten mit zunehmendem Lebensalter klüger werden

Durch Reflexion klüger zu werden ist unsere menschliche Veranlagung. So können wir die Art, das Leben wahrzunehmen, auf ein neues Level anheben: durch Verfeinerung, Umformung und schließlich Automatisierung unserer Gewohnheiten. Bereits jetzt entscheidest du über Gewohnheiten, die dir zukünftig entweder Stress bereiten oder Gelassenheit verleihen werden.

Lässt du deine alltäglichen Gewohnheiten unter einen gewissen Standard abrutschen, gerät dein Leben allmählich aus dem Gleichgewicht. Deine Emotionen werden ein negatives Echo erzeugen, das auf dein Denken und deine Biochemie einwirkt. Du wirst mehr Stress als Gelassenheit empfinden – in deinen Gefühlen und Gedanken, in deinen Beziehungen und in deinem Körper.

In diesem Buch biete ich dir den Schlüssel zu zehn grundlegenden täglichen Gewohnheiten aus der alten ganzheitlichen Lehre des Ayurveda, jener zeitlosen Tradition der Körperweisheit, die mit dem Yoga entstanden ist, dem vollkommen verkörperten Weg eines bewussten und gelassenen Lebens. Hierin liegt ein einfacher Lehrplan, den jeder junge Mensch erlernen, jeder Erwachsene meistern und jeder ältere Mensch vervollkommnen sollte, um Körper und Leben erblühen zu lassen. Mit meinem Body-Thrive-Programm lernst du, deine Gewohnheiten zu Gelassenheit, Wohlbefinden und Erfolg weiterzuentwickeln.

Die Weisheit der Yogis basiert auf Gewohnheiten

Von alters her haben die Yogis das menschliche Bewusstsein gründlich erforscht. Mehr als vier Jahrtausende lang haben Yoga-Meister (*yogis*) und Ayurveda-Ärzte (*vaidyas*) sich und ihre Schüler durch das Selbstexperiment der Lehre erforscht und entdeckt, dass das Bewusstsein von Geist und Seele eng mit der Physiologie verknüpft ist und von ihr abhängt.

Materie ist nichts anderes als Energie. Indem man die subtilen Energien im Körper öffnet und stärkt, öffnet man den eigenen Geist für höhere Gedanken. Man öffnet sich emotional für Freude und Verbundenheit. Der physische Körper kann die Kapazität des Geistes unterstützen und erweitern, und umgekehrt. Während man pulsiert und Integrität auf beiden Ebenen (grob und feinstofflich) aufbaut, weitet man die Kapazität zur Körperfreude.

Unser Körper ist für Ekstase geschaffen, für das, was die Yogis Freude oder Seligkeit nennen. In der körpereigenen Biochemie befinden sich die Geheimrezepte dafür. Die Anwendungen yogischer und ayurvedischer Prinzipien lehren dich, deine Biochemie kennenzulernen und subtil zu optimieren. Somit ist Ekstase tatsächlich etwas Innerliches – »Instase« wäre also eine passendere Bezeichnung. Und mit regelmäßiger Wiederholung werden die Praktiken zu Gewohnheiten. Hat man beim Älterwerden die Gewohnheiten des Yoga und Ayurveda verinnerlicht, gewinnt man ein höheres Potenzial, Freude zu erfahren, sowohl physisch als auch auf mentalen, emotionalen und geistigen Ebenen.

Umgekehrt aber verpassen die meisten modernen Menschen die Abfahrt und altern schneller durch physischen, mentalen, emotionalen oder sozialen Verfall, der sich weitgehend vermeiden ließe. Von Sir Isaac Newton haben wir gelernt, dass ein bewegtes Objekt mit der gleichen Geschwindigkeit und in der gleichen Richtung in Bewegung bleibt, solange es nicht von einer anderen Kraft beeinflusst wird. Die Entwicklung der Menschheit beruht auf biologischen und physikalischen Naturgesetzen. Wir können uns bewusst entscheiden, uns an diesen Gesetzen auszurichten, um Gelassenheit, Flow und das Erwachen unserer körperlichen Intelligenz und ihrer regenerierbaren Natur zu erleben. Entscheiden wir uns bewusst oder unbewusst gegen die Orientierung an den Naturgesetzen, dann erleiden wir als Folge körperlichen und seelischen Verfall.

Ayurveda basiert auf einem Leben im Einklang, der die täglichen körperlichen Rhythmen synchronisiert. Sie werden *dinacharya* genannt, was »dem Rhythmus des Tages folgen« bedeutet. Ist das nicht wunderbar? Du darfst folgen; zu führen ist gar nicht nötig. Dogmen, Regeln oder innere Kämpfe sind nicht nötig. Folge einfach aufmerksam der Spur. Die Natur ist nicht nur an deiner Seite; sie steht hinter dir. Dinacharya wird zu deinem Tagesplan, der auf den natürlichen Rhythmen basiert. Wenn du die Rhythmen deines Körpers mit der Uhr der Natur synchronisierst, harmonisiert sich deine Physiologie. Du erlebst Balance, Gelassenheit und Flow. Lebst du aber entgegen der natürlichen Uhr deines Körpers, erfährst du Anspannung, schnelles Altern und Krankheit.

Mit dem Programm dieses Buches werden Einsteiger in Lichtgeschwindigkeit zu einer feinstofflichen Balance mit dem körpereigenen Bio-Rhythmus geleitet, indem sie pro Woche an nur einer neuen Gewohnheit arbeiten. Auf deinem Weg durch zehn grundlegende Schritte, die deine täglichen Routinen den Rhythmen der Natur anpassen, wirst du zunehmend aufblühen. Du entwickelst dich zu einem strahlenden, dynamischen Menschen auf dem Pfad des Wachstums, zu einem Segen für dich selbst und deine Familie, für die Gesellschaft und den Planeten. Indem du zunehmend mit der magnetischen Anziehung der kosmischen Energien schwingst, richtest du deine persönlichen Körperrhythmen aus – wie Schlafen, Ausscheidung, Essen, Bewegung, Spielen und Ausruhen. Wenn du diese zehn Schritte in dein tägliches Leben integrierst, passt du dich an die Kräfte der Natur an. Du schaltest von degenerativen Gewohnheiten auf regenerative um. Das ist eine große Sache. Schon in kurzer Zeit profitierst du enorm, umso mehr aber auf lange Sicht. Du bestimmst die Richtung, die dein Leben nimmt. Du bremst den Alterungsprozess. Du entwickelst dich physisch, sozial und emotional. Das klingt nach einer großen Aufgabe, doch du kannst beruhigt sein: Die Lehre dieses Buches beruht auf einfacher, bewährter und wirkungsvoller praktischer Weisheit.

Was Teilnehmende des Body-Thrive-Programms berichten

Die Methode entstammt meiner Suche als innovative Ayurveda-Therapeutin und Yoga-Lehrerin nach einem effektiveren Weg, meine Klienten und Klientinnen zu den von ihnen ersehnten gesundheitlichen Erfolgen und Fitness-Zielen zu führen. Dieses Buch entstand aus meinem Body-Thrive-Online-Coaching-Programm, mit dem von mir geschulte Coaches unsere Mitglieder in zehn Wochen durch zehn Übungsschritte leiten. Wie du sehen wirst, ist das Programm innovativ, praktisch und ergebnisorientiert. Und die Ergebnisse sind atemberaubend. Oder vielmehr atem*gebend*: Die Teilnehmenden nehmen das Steuerrad ihres Lebens selbst in die Hand und lenken direkt auf ihr Idealgewicht, ihren natürlichen Lebensrhythmus, auf Freude und Enthusiasmus zu. Hier sind einige ihrer Erfahrungsberichte:

»Am Ende der zehn Wochen stellte ich mich auf die Waage und war überrascht, 15 Kilo leichter zu sein. Dabei hatte ich nur den ersten Übungsschritt gemeistert: abends früher und leichter zu essen.«

»Ich schlafe jetzt regelmäßig sehr gut. Ich spüre, wie sich mein Immunsystem über Nacht erholt. Für mich ist das eine große Sache, denn ich habe mich 20 Jahre lang mit dem Chronischen Erschöpfungssyndrom herumgeschlagen.«

»Endlich habe ich die Kontrolle darüber, wie ich mich fühle. Statt mürrisch und wie verkatert aufzuwachen, bin ich morgens klar, wach und unternehmungslustig.«

»Ich wünschte, ich hätte all dies schon als Kind gelernt. Ich wünschte, meine Eltern hätten diese einfachen Verhaltensweisen vorgelebt. Meine Kinder haben das Programm mit mir zusammen gemacht. Seitdem läuft es bei uns zu Hause besser als jemals zuvor und wir sind alle glücklicher. Verblüffend.«

Unsere Kursteilnehmenden entwickeln einen Zustand von Integrität mit sich selbst. Nach zehn Wochen bekommen wir häufig Feedbacks wie diese:

- ✺ Ich habe mehr Energie.
- ✺ Ich schlafe besser.
- ✺ Ich ernähre mich gesünder.
- ✺ Ich sorge besser für mich.
- ✺ Ich habe die täglichen Übungen für langes Leben und gesundes Altern gelernt.
- ✺ Ich habe angefangen, Yoga zu Hause zu üben.
- ✺ Ich habe meine Yoga-Praxis vertieft.
- ✺ Ich habe angefangen zu meditieren.
- ✺ Ich habe eine intensivere, beständigere Meditationsroutine.

Ich habe die 10 Body-Thrive-Übungsschritte entwickelt, um dir zu helfen, die Unausgewogenheit von Körper und Seele aufzulösen, die ein Leben gegen deinen natürlichen Biorhythmus hervorgerufen hat. Experimentiere mit diesen Übungen und beobachte, wie viele der genannten Ergebnisse sich bei dir einstellen – und wie schnell!

Nach der Teilnahme an unserem Programm denken die meisten an die fehlende Balance zurück, unter der sie jahrelang unnötig gelitten haben. Mit der Integration einer Lebensweise, die auf den von alters her tief in der Menschheit verwurzelten Rhythmen beruht, wird ihnen glasklar, welche alten Gewohnheiten ihre Symptome genährt und damit Alterung und Unwohlsein befördert haben. Befähigt, ihr Schiff selbst zu steuern, gehen sie nun aktiv in die Richtung, in die sie wollen.

Aktuell gibt es weltweit über hundert Yoga Health Coaches, die die Body-Thrive-Methode anwenden. Eine Umfrage zeigte, dass von 150 befragten Klienten und Klientinnen nach zehn Wochen

- ✺ 89 Prozent bessere Selbstfürsorge praktizierten,
- ✺ 79 Prozent ein besseres Körpergefühl entwickelt hatten,
- ✺ 59 Prozent eine bessere Ernährung pflegten und
- ✺ 51 Prozent besser schliefen und erfrischter aufwachten.

Ich werde dich nicht dazu auffordern, irgendetwas an deinem Leben über Nacht zu ändern oder auch nur die Gewohnheiten zu ändern, von denen du schon weißt, wie wenig hilfreich sie sind. Ich gebe dir lediglich den Anstoß in die richtige Richtung und du alterst ganz nach deiner Art. Die ersten zehn Wochen sind ein solider Ausgangspunkt. Im Anschluss empfehle ich, das Programm immer wieder zu wiederholen, immer ein Kapitel pro Woche. Bald werden aus den Übungsschritten Lebensgewohnheiten und die positiven Effekte werden sich zu deiner gegenwärtigen und zukünftigen Gesundheit zusammenfügen.

Meine persönliche Erfahrung mit dem Body-Thrive-Programm

Ich habe dieses Buch auch geschrieben, weil ich mir gewünscht hätte, mit einem solchen Programm aufgewachsen zu sein. Zu meinem Glück entstamme ich einer gesunden, aktiven, fröhlichen und sportlichen Familie. Dennoch war ich körperlich kein besonders gesundes Kind. Zu meinen frühesten Erinnerungen gehören Verstopfungen und Migräne. Im Alter von fünf Jahren hatte ich schlimme Kopfschmerzen, die jeden Monat drei bis vier aufeinanderfolgende Tage anhielten. Weinen verschlimmerte die Schmerzen, also lernte ich früh, nicht zu weinen. Die Ärzte, zu denen ich wegen der Kopfschmerzen ging, fragten nie nach den Verstopfungen.

Zu meiner Kindheit, im Amerika der späten 1970er-Jahre, wusste man in meinem Umfeld nichts über ganzheitliches Wohlbefinden. Die moderne Medizin konnte mir nicht helfen. In meinen Teenager-Jahren gesellten sich zu Kopfschmerzen und Verstopfungen noch Allergien hinzu. Die Ärzte verschrieben noch mehr Tabletten. Mein Vater nannte mich im Scherz »tablettensüchtig«, während ich hoffte, meine körperlichen Probleme würden einfach verschwinden. Sie taten es nicht. Wäre meine Familie nicht sportlich gewesen, hätte meine Mutter unsere Mahlzeiten nicht selbst zubereitet, meine Beschwerden wären noch viel schlimmer gewesen.

In der High-School und im Studium nahm ich die Fürsorge für meinen Körper in die eigenen Hände und probierte verschiedene Ernährungsweisen. Später recherchierte ich zum menschlichen Bewusstsein, zur menschlichen Entwicklung und verschiedenen Gesundheitslehren. Immer wieder stieß ich auf Ayurveda. So besuchte ich eine Ayurveda-Akademie und begann dort, meinen Körper zu entgiften. Verstopfungen, Migräne und Allergien lösten sich in Luft auf. Ich spürte zum ersten Mal Macht, über mein Befinden zu bestimmen. Die alten Muster des Ungleichgewichts wurden offensichtlich. Die Zusammenhänge zwischen Lebensweise und Symptomlinderung zu erkennen war der alles entscheidende Durchbruch.

Schnelldurchlauf durch zwanzig Jahre Ausbildung und Arbeit als Ayurveda-Therapeutin und Yoga-Lehrerin: Durch meine Arbeit wurde mir bewusst, dass die meisten Klienten und Klientinnen eine Entgiftung ihres Lebensstils brauchten. Ich bemerkte, dass diejenigen, die in Body-Thrive-Ausbildung, -Anleitung und -Coaching investierten – also in die praktischen ayurvedischen Grundlagen –, eine schnellere und nachhaltigere Entwicklung zu mehr Wohlbefinden durchliefen als diejenigen, die eine Eins-zu-eins-Behandlung mit spezieller Ernährung, Heilkräutern und Körpertherapien vorzogen. Ich entdeckte, dass die Menschen, die zu mir zur Beratung und in meinen Unterricht kommen, ihre Ziele körperlichen, geistigen und seelischen Wohlbefindens eher erreichten, wenn sie Teil einer Gemeinschaft waren, in der alle ähnliche Ziele anstrebten.

Herausfinden, was wirkt, und es umsetzen

Dieses Buch ist das Ergebnis eines Lehrplans, der sich im dynamischen Mikro-Think-Tank und Pra-xis-Labor entwickelt hat, zu dem meine Klienten und Schülerinnen ebenso gehören wie Kollegen und Kolleginnen – kurz: mein Tribe. Durch ihr beständiges Feedback erfuhr ich, was als Nächstes gewünscht war, aber auch, was nicht in die Betriebsamkeit des Lebens passte. Mein Tribe hat mir geholfen, mein Verfahren so auszufeilen, wie du es in diesem Buch vorfindest. Ich bin der innovati-ven Gemeinschaft von *yogahealer.com* dankbar, meiner Wellness-Plattform, die nach diesem Werk ver-langt und es mit mir durchdacht hat, sowie den zertifizierten Yoga Health Coaches, die es weltweit in ihrem Umfeld verbreitet haben. Zusammen sind wir das Praxis-Labor, das für eine beschleunigte Entwicklung zu mehr Wohlergehen diese drei Schlüsselkomponenten ermittelt hat:

1. **Ayurveda**   Die Praxis des auf dem menschlichen Biorhythmus basierenden Ayurveda ist unerlässlich für unsere Gesundheit. Mit der Ausrichtung auf unseren Biorhythmus entgiften wir unseren Lebensstil und entwickeln unser Potenzial, Körper, Geist und Emo-tionen, ja selbst unsere Küche und Wohnung sowie unsere Beziehungen erblühen zu lassen. Die beste Zeit unseres Lebens ist die, in der wir es in Einklang mit unserem Körper und unserer Umwelt führen.

2. **Verhaltenslehre**   Zu wissen, was man tun *sollte*, und dies auch in die Tat umzusetzen sind zwei Seiten derselben Medaille. Erst Verhaltensforschung – oder, wie ich es gern nenne, die Wissenschaft von der Gewohnheitsevolution – macht das Body-Thrive-Pro-gramm so effektiv: Rückschläge erübrigen sich durch kraftvolle, klare Vorsätze, kleine Schritte, Protokolle, Belohnungen und eine bewusste Gemeinschaft. Damit kannst auch du dich erfolgreich zu einer Person mit gesunden Gewohnheiten entwickeln.

3. **Dynamische Entwicklung von Gruppen und Beziehungen**   Teilnehmer und Teil-nehmerinnen in Gruppen nehmen neue Gewohnheiten schneller an, weil sie sich gemein-sam auf ähnliche Ziele konzentrieren. In diesem Buch wird dargestellt, wie sich auf dem Weg täglicher Gewohnheitsevolution dynamische, unterstützende Gruppen bilden lassen.

Diese Gewohnheiten sind so alt wie die Linie deiner Ahnen. Mein Ziel ist es, dein Verständnis dafür zu schulen, *warum* du sie brauchst und *wie* du sie in dein modernes Leben integrierst. Deine Lebens-weise ist formbar und formt umgekehrt deine Persönlichkeit und dein Altern. Finden wir heraus, wie gut du dich fühlen kannst, sobald du dein Leben bewusst gestaltest. Um dir zu helfen, den größ-ten Nutzen aus diesem Buch zu ziehen, habe ich diese sieben Schlüssel entwickelt:

1. **Arbeite jede Woche nur an einer Übung.**   Manche Gewohnheiten hast du dir vielleicht schon angeeignet und kannst die Woche nutzen, um an solchen zu arbeiten, die dir noch schwierig vorkommen. Nicht Meisterschaft ist jetzt wichtig, sondern der persönliche Fortschritt.

2. **Übernimm dich nicht.** Geh Schritt für Schritt, triff eine Mikro-Entscheidung, aber bewege dich stetig voran, von Wiederholung zu Wiederholung. Auf bodythrive.com/ workbook findest du das *Body-Thrive-Arbeitsbuch* gratis zum Download. Drucke die Arbeitsblätter aus. Benutze sie. Das wird dir helfen, aktiv zu bleiben.

3. **Finde Gleichgesinnte.** Wenn es dir ernst ist mit der Arbeit an einem gesunden Körper, suche nach Freunden, schließt euch zu einem Expeditionstrupp zusammen und erkundet das Programm gemeinsam. Deine Gruppe kann aus zwei, drei Freunden bestehen, die ihrer von Müdigkeit, Überforderung, Übergewicht oder Entzündungen geprägten Realität entkommen möchten. Bitte jedes Mitglied, ein Exemplar dieses Buches zu besorgen, und verpflichtet euch gegenseitig, den zehn Wochen dauernden Prozess zu durchlaufen. Folge der Anleitung »Gründe einen Body-Thrive-Buch-Club« (Seite 199). Oder besuche bodythrive.com und nimm an unserem nächsten Live Coaching teil. Natürlich kannst du das Buch auch allein durcharbeiten. Doch Teil einer Gruppe zu sein wird dir helfen, eine größere Zugkraft zu entwickeln, ganz gleich, was dein Ausgangspunkt ist.

4. **Folge deinen Bedürfnissen, wenn es darum geht, in welcher Weise du deine Gewohnheiten änderst.** Deine Bedürfnisse sind klug. Lass dir von ihnen den Weg weisen.

5. **Arbeite mit dem, was funktioniert.** Mach dir keine Sorgen, wenn du ins Stocken gerätst oder eine Übung besonders unangenehm findest. Nimm dir vor, diese Übung erneut anzugehen, wenn du das Buch nach den ersten zehn Wochen nochmals durcharbeitest – Teilnehmende am Body-Thrive-Programm wiederholen die Übungsschritte wieder und wieder und wieder, weil ihr Leben sich immer weiter verbessert.

6. **Praktiziere das Body-Thrive-Programm viermal jährlich oder alle zehn Wochen im nahtlosen Anschluss.** Diese biorhythmischen Gewohnheiten verhelfen dir zum natürlichen Wachstum und zur Weiterentwicklung. Dieses Buch ist so voll von Informationen, dass du bei jedem Durchlauf mehr lernst, an Schwung gewinnst und tiefer einsteigen kannst.

7. **Wenn du nun sofort starten willst, dann geh direkt zu Übung 1:** Abends früher und leichter essen. Kehre zu diesem ersten, orientierenden Teil des Buches zurück, sobald du dazu bereit bist: Der theoretisch-wissenschaftliche Hintergrund ist hilfreich, doch steht jedes Kapitel auch für sich allein.

Während du dich mit deinen Gewohnheiten aktiv zu einem gesunden, heilen und vernetzten Menschen formst, wird dir auffallen, dass sich dir auf dem Weg andere Menschen (deine Familie, dein Freundeskreis), ja sogar dein Ökosystem anschließen. Dies ist eine Einladung, in den Prozess ganzheitlicher Heilung einzutreten – für dein persönliches Wohlergehen ebenso wie für das große Ganze, von dem du ein Teil bist.

Leg los, nutze den Schwung, den dir das Rad der Zeit durch zyklische, tägliche Übung verleiht, um zu erblühen. Integriere gesunde Gewohnheiten in deinen Alltag und er wird sich weit öffnen. Du wirst dein Leben bewusster führen, in mehr Licht und weniger Dunkelheit.

WIE DU DEINEN KÖRPER NACH DEM AYURVEDA ERSCHAFFST

Beim Body-Thrive-Programm geht es nicht um magische Tränke oder teure Superfoods. Die Kraft, die deinen Körper und dein Altern formt und gestaltet, liegt in den täglich geübten Gewohnheiten.

Gewohnheit klingt vielleicht nicht besonders verlockend. Vielleicht beschleicht dich Angst, wenn du das Wort nur hörst. Doch häufig genug habe ich beobachtet, wie Menschen nach Jahren des Ringens ihre Strahlkraft zurückgewonnen haben, und ich bin überzeugt: Die Gewohnheiten, für die du dich entscheidest, prägen dein alltägliches Wohlergehen. Und so bestimmen sie auch dein künftiges Erleben, tagein, tagaus, im Guten wie im Bösen. Wie William Durant in seiner Interpretation der Lehre Aristoteles' schreibt: »Wir sind, was wir regelmäßig tun. Folglich führt nicht eine einzelne Tat zu Exzellenz, sondern Gewohnheit.«[1]

Sind deine gegenwärtigen Gewohnheiten geeignet, den Körper zu formen, in dem du in Zukunft leben willst? Verfeinerst und entwickelst du deine Gewohnheiten, während du älter und weiser wirst? Sind deine Gewohnheiten geeignet, positive kulturelle oder sogar epigenetische Impulse zu geben, die künftigen Generationen den Weg in ein gutes Leben und einfache Selbstfürsorge ebnen? Beginnt sich deine wachsende Weisheit in deinen täglichen Gewohnheiten widerzuspiegeln, erlebst du Verhaltensevolution hautnah? Diesen Prozess beschreibt im Sanskrit das Wort *vinayam*.

Wer sein eigenes Sauerkraut herstellt, versteht Kultur: Kultivierung ist wie langsames Fermentieren, eine kraftvolle Transformation, die eintritt, wenn zur richtigen Zeit die richtigen Bedingungen bestehen. Bei dieser ultimativen Slow-Food-Methode entstehen Saft und Aromen durch Alterung. Vinayam wird als kultivierte Eigenart verstanden, die aus Disziplin und Übung entsteht. Langsam gereifte (oder kultivierte) Gewohnheiten, die in der Vertiefung unserer Körperweisheit gründen, sind unser Ziel. Kultivierst du wiederkehrende Handlungen mit den Jahren langsam und mit demütiger Disziplin, so trittst du in das Reich von vinayam ein.

Ähnlich wie bei der Herstellung von Sauerkraut werden dir Reifestufen begegnen. Sobald Saft und Aromen deinen Vorstellungen entsprechen, kühlst du den Krug, um diese Eigenschaften konstant zu erhalten. Das Kraut wird weiter fermentieren, doch langsamer und tiefer. Ebenso verhält es sich mit der Gewohnheitsevolution. Wenn sich dein Lernen kontinuierlich darauf auswirkt, was du entscheidest als Nächstes zu tun, lebst du vinayam: Du schaltest nicht ab, während du älter wirst. Du wachst auf.

Kultivierte Gewohnheiten + Wiederholung = optimale Lebensgestaltung

Die Gestaltungsmacht über deinen Körper und dein Leben liegt bei dir. Um deinen Körper, dein Dharma (deine Bestimmung, dein Ziel) und dein Leben auf eine höhere Ebene zu bringen, benötigst du nicht nur spezifisch-konkrete Gewohnheiten, du musst sie auch *fortlaufend ausüben*.

Eine Tasse Kaffee am Montag, eine am Dienstag, eine am Mittwoch und so weiter, 365 Tage mal 50 Jahre – welchen Effekt hat das auf deine Nieren? Auf deine Haut? Deine Nerven, deine Kondition? Ersetze den Kaffee durch einen frischen grünen Saft – oder trinke wenigstens einen zu deinem Kaffee. Welchen Effekt hat das auf deine Nieren? Auf deinen Schlaf? Deine Emotionen? Auf dein Auftreten in Beziehungen? Wenn du deine tagtäglichen Gewohnheiten niemals in gesunde überführst, wirst du den Unterschied nie kennen.

Ein weiteres erhellendes Wort aus dem Sanskrit ist *abhyasa*. Es bezeichnet die zielgerichtete, sich widerholende Praxis zugunsten spiritueller Entwicklung und langfristigen Wachstums. Eine regressive Gewohnheit durch eine progressive zu ersetzen beinhaltet immer Abhyasa. Indem du deine Gewohnheiten durch Kultivierung von Verbesserungen stetig weiterentwickelst, bringst du Dynamik in die Gestaltung deines Lebens und deines Körpers nach deinen Vorstellungen.

Doch wie entwickelt man sich weiter? Du probierst etwas aus. Du wirst neugierig. Neugier ist die notwendige Grundhaltung der Gewohnheitsevolution. Betritt dein persönliches biochemisches Labor, um deinen Körper, deinen Geist und dein emotionales, soziales und spirituelles Erleben zu optimieren. Als Mensch bist du dazu geschaffen, aus Erfahrung klug zu werden. Hältst du dich daran, wirst du bessere Entscheidungen treffen. Hälst du dich nicht daran, baust du ab und leidest.

Wenn du deinen Körper mehr genießen willst, höre ihm zu. Entschleunige, um deine Emotionen wahrzunehmen, nimm Anzeichen von Erschöpfung ernst, finde heraus, welche Lebensmittel deinem Körper guttun, und höre auf dein Bedürfnis nach Bewegung und Ruhe. Reflexion und klügere Entscheidungen – das ist der Anfang. Gewinne die Hoheit über Ursache und Wirkung.

Auf den Ursache-Wirkung-Kreis bezieht sich im Yoga der Begriff *karma*, der Rückstände (oder den Effekt) aus einer Handlung bezeichnet. Kräfte bestehen paarweise. Der Physiker Isaac Newton postulierte, dass jeder Aktion eine in Maß und Richtung gleichwertige Reaktion gegenüberstehe. Dein persönliches Biochemie-Labor ist keine Ausnahme von diesem Gesetz: Ist die Reaktion gewünscht, wiederhole die Aktion, ja, verbessere sie noch. Ist die Reaktion unerwünscht, vermeide, die Erfahrung (das Experiment) zu reproduzieren. Der Schlüssel des Experimentierens liegt in der Verarbeitung des Gelernten und der Verbesserung des nächsten Versuchs. Nach diesem wiederkehrenden Prinzip gelingt die Gestaltung einer eigenen, besseren Zukunft.

Sachkundiges, absichtsvolles Handeln und Zuhören

Jede Gewohnheit bringt eine Kraft oder Intention mit sich, einen Zweck. In der Bibel heißt es: »Was der Mensch sät, das wird er ernten« (Galater 6,7). Was du brauchst, sind nicht einfach Gewohnheiten, sondern an Kenntnissen und Zielen *orientierte Handlungen*, die eine starke, beständige Dynamik auf die angestrebten Erfahrungen hin kultivieren. In dieser Weise aufgeklärte und zielgerichtete Gewohnheiten entwickelt man mithilfe von Reflexion und bewusster Entscheidungsfindung. Dies sind die wesentlichen Werkzeuge.

Ein weiteres entscheidendes Werkzeug aber ist, auf Rückmeldungen zu hören. Um erfolgreich zu sein, musst du zuhören. Entschleunige, um spüren zu können, nimm Anzeichen von Erschöpfung ernst, lerne die Signale kennen, die dich darüber informieren, welche Nahrungsmittel deinem Körper am besten bekommen, und beachte auch solche, die Bewegung oder Ruhe verlangen. Mit dem

Zuhören wird dein Vertrauen wachsen. Du wirst Entscheidungen treffen, die in Verbindung zu deinem Wissen und deinen Gefühlen stehen.

Wenn du weder Raum zum Zuhören noch Zeit zum Erspüren schaffst, wenn du deine Bedürfnisse missachtest, verlierst du deine Integrität. Ignorierst du deinen Körper, verlierst du sein Vertrauen. Ignorierst du negative körperliche, emotionale oder mentale Rückmeldungen, verlierst du das Potenzial, Veränderungen in Gang zu setzen. Triffst du nicht die Entscheidung umzukehren, lässt du deine körperliche Integrität dahinschwinden. Du blockierst deine Fähigkeit, auf deine tieferen Bedürfnisse zu hören. Du kommst ins Stocken oder wirst krank.

Die 10 täglichen Body-Thrive-Übungen sind einfache Routinen für eine gute Gesundheit, die dir die Struktur verschaffen, auf deinen Körper zu hören, dir zu einem bewussten, pulsierenden Leben verhelfen und dich mit dem Höheren verbinden. Jeder und jede kann darin Meisterschaft erlangen. Du wirst zunehmend sensibler für den stetigen Strom physischer, mentaler und emotionaler Signale, die dein Körper aussendet, um dich in der Optimierung deiner Energie, deines Schlafes und deines Lebens zu unterstützen.

Sind deine Gewohnheiten aus ihrer zeitlichen Ordnung gefallen, wechselt dein Körper von Gelassenheit zu Anspannung, von gesund zu ungesund. Die Vorsilbe un- hat verneinende Bedeutung. Heißt *gesund* »stark, rüstig«, ohne Last und Mühe, kehrt die Vorsilbe un- diese Leichtigkeit um: Un-gesund zu sein bedeutet also, schwach und belastet zu sein, bedeutet Krankheit. Verhaltensweisen, die den Fluss der Leichtigkeit unterbrechen und umkehren, rufen Krankheit hervor. Der Ayurveda kennt dafür drei Gründe:

- ❁ *prajnaparadha:* Entscheidungen wider besseres Wissen
- ❁ *asatmendriyartha samyoga:* Missachtung der Sinne
- ❁ *parinama:* entgegen den natürlichen Rhythmen

Diese Krankheitsursachen beschreiben eine negative Rückkopplung aufgrund der Missachtung von Gelerntem, wodurch Verlangen nach dem Schädlichen entsteht, das seinerseits zu einem Ungleichgewicht mit dem Kosmos führt. Oje … Wenn du aber diese drei Krankheitsursachen verstehst, brauchst du keinen anderen Ratgeber mehr, um auch noch im fortgeschrittenen Alter ein strahlendes, gesundes Leben zu führen.

KRANKHEITSURSACHE #1   *Ungesunde Entscheidungen treffen*

Nachlässigkeit bedeutet, weder Wissen noch Menschenverstand einzusetzen, gewonnene Kenntnisse also schlichtweg zu missachten. Aus Erfahrungen nicht zu lernen ist *prajnaparadha*. Häufen sich ungesunde Entscheidungen, führen sie zu eingetrübtem Denken und unklugem Verlangen und damit zu noch ungünstigeren Entscheidungen. Nimm dir einen Moment Zeit, darüber nachzudenken. Die meisten Menschen können Prajnaparadha zu einem gewissen Grad nachvollziehen. Du auch?

Unser Urteilsvermögen, *prajna*, ist ein angeborener Sinn, der nur zu leicht beschädigt wird. Doch sich selbst zu verletzen, indem Erfahrungswerte außer Acht gelassen werden, lässt uns leiden. Der primäre Grund für Erkrankung liegt darin, dass du dich selbst nicht ernst nimmst, deine Grenzen überschreitest, dich selbst verletzt, indem du heute nicht aus deinen Fehler lernst und danach handelst. Dann gerätst du in genau diese Falle.

KRANKHEITSURSACHE #2   *Nicht auf deine Sinne achten*

Asatmendriyartha samyoga ist der Sanskritbegriff für »Missachtung der Sinne«. Betrachten wir die Komponenten einmal einzeln: *Astmaya* bedeutet »unangemessen«, *indriya* bezeichnet die »Sinnesorgane«, *artha* die »Sinnesobjekte« und *samyoga* heißt »kombinieren, verbinden«.

Unsere Sinne sind empfindliche Instrumente zur Unterscheidung zwischen Freud und Leid. Achte genau darauf, was du schmeckst, siehst, hörst, fühlst oder riechst. Was erfreut und nährt deine Sinne? Um dies herauszufinden, lausche deinen Sinnen: Sie werden dir mitteilen, was ihnen zu viel wird. Es ist deine Aufgabe, aufmerksam zu sein und angemessen auf die Informationen zu reagieren.

Wenn du wiederholt unangemessene Entscheidungen triffst, verwirrst oder beschädigst du deine Sinne. Verwirrung blockiert das Bewusstsein in seinem Fluss, Beschädigungen zerstören es. Entscheidungen ohne gesundes Bewusstsein zu treffen wird dich allmählich zerstören. Das ist die Lehre aus Asatmendriyartha samyoga.

Achte auf deinen Körper: Nimm wahr, wann Musik zu aggressiv oder Nahrung zu stark verarbeitet ist, wann deine Augen zu müde sind, am Bildschirm zu lesen. Respektlosigkeit gegenüber deinen Sinnen führt zu körperlicher, geistiger, sozialer und spiritueller Krankheit. Respektiere die Weisheit und Sensibilität deiner Sinne.

KRANKHEITSURSACHE #3   *Gegen den Rhythmus der kosmischen Uhr leben*

Der dritte Grund für Erkrankungen – der Weg, dein Schiff langsam und vor der Zeit sinken zu lassen – hat mit Zeit zu tun, mit den Jahreszeiten und dem Altern. Einerseits ist *parinama* der natürliche, rhythmische Prozess des allmählichen Zerfalls, der unvermeidlichste Teil des Alterns und Sterbens. Vermeidest du nur lange genug alle Risiken, wirst du alt; dann stirbst du. Andererseits aber gewinnt Parinama Raum, wenn du die zahllosen Gelegenheiten verpasst, dich mit der kosmischen Uhr in Einklang zu bringen.

Durch unser stetiges Üben stimmen wir den Körper auf Zeiten und Räume der Schöpfung ab, denn ohne den Einklang mit ihnen kommen wir nicht sehr weit. Wenn du die Zeit nicht zu nutzen verstehst, wird dein Leben ein durchschnittliches sein – vermutlich ein leidvolles. Nur indem du mit der Zeit arbeitest anstatt gegen sie, wirst du das überragende Leben führen, für das wir Menschen und unser Gehirn ausgelegt sind.[2]

Die Rhythmisierung der Zeit durch die Natur kann deine angesammelten Belastungen auflösen. Die 10 Body-Thrive-Übungsschritte synchronisieren dich mit den zyklischen Rhythmen des Tages, den saisonalen Rhythmen der Jahreszeiten und der Lebensspanne. Ohne Einklang mit den makrokosmischen Rhythmen kippt die Waage von gesund zu ungesund. Das ist, in aller Kürze, Parinama.

Die Zyklen, in denen die Zeit verläuft, eröffnen uns Phasen des Übergangs, die sich als wahre Anti-Aging-Goldminen anbieten. Nutze die Vorteile dieser täglich, saisonal und lebenslang auftretenden Momente, um ungesunden Ballast über Bord zu werfen. Mit den 10 Body-Thrive-Übungsschritten bringst du dich in Einklang mit den Rhythmen und Übergangsphasen der Zeitzyklen.

Der Gelassenheit wohnt jene Freiheit inne, die von Yogis *svatantriya* genannt wird. Gesundheit wird durch zielgerichtete, orientierte Gewohnheiten erlangt, die uns in einen harmonischen Fluss bringen. Indem du die 10 Body-Thrive-Übungsschritte lebst, erschaffst du einen entspannten und starken Körper, einen klaren und wachen Geist und dynamische Beziehungen. Du wirst zum Träger/zur Trägerin gelebter Inspiration und Tatkraft.

EIN CRASH-KURS IN GEWOHNHEITSEVOLUTION

Während meines Studiums von Ayurveda, Yoga und Erleuchtung sagten mir meine Lehrer und Lehrerinnen, welche Gewohnheiten ich täglich üben sollte. Ich lernte nicht, wie ich mir selbst oder anderen Menschen bei der eigenen Gewohnheitsevolution helfen könnte – dieser Bereich gehört zur Verhaltensforschung. Bevor wir uns also mit den einzelnen Übungsschritten befassen, wirst du lernen, *wie* die Weiterentwicklung von Gewohnheiten funktioniert. Mark Twain schrieb: »Gewohnheiten sind Angewohnheiten und lassen sich nicht einfach zum Fenster hinauswerfen. Man lockt sie Schritt für Schritt die Treppe herunter.«

Ausgestattet mit einigen spezifischen Werkzeugen, um unsere förderlichen Gewohnheiten herauszulocken, wenden wir uns also dem Ayurveda zu, um unseren Körper und unser Leben in einen Rhythmus zu bringen. Sobald du verstehst, wie sich deine Gewohnheiten weiterentwickeln lassen, ist Fortschritt eine logische Folge und lässt sich leicht herbeiführen. Wir beginnen mit den grundlegendsten Strategien und bauen anschließend auf diesen weiter auf. Wenn du später nach einer geeigneten Strategie suchst, um deine Entwicklung zu beschleunigen, kannst du auf dieses Kapitel jederzeit zurückgreifen.

Identitätsentwicklung und deine persönliche Heldenreise

Mit Joseph Campbell möchte ich sagen: Du trittst deine eigene Heldenreise an. Der Ruf des Abenteuers, Initiation und Heimkehr mit dem Heiltrank gehören auch Body-Thrive-Programm. Dein roter Faden in diesem Abenteuer ist die Aufgabe, nicht zu bleiben, wie du bist: Mit der Initiation in gesündere Gewohnheiten wirst du dich verändern. Deine Identität muss ein neues Level erreichen. James Clear, Experte für Gewohnheiten und Potenzial des Menschen, erläutert: »Der Schlüssel zu dauerhaft stabilen Gewohnheiten liegt darin, sich zunächst auf die Bildung einer neuen Identität zu fokussieren. Deine gegenwärtigen Gewohnheiten reflektieren ganz einfach deine gegenwärtige Identität. Was du gegenwärtig tust, zeigt das Spiegelbild der Person, für die du dich hältst (ob bewusst oder unbewusst). Um dein Verhalten endgültig zu verändern, musst du anfangen, neuen Annahmen über dich selbst Vertrauen zu schenken.«[1]

Rechne mit jeder Art von Prüfung, Verzweiflung und Falle, die zu einer Heldenreise gehört. Stelle fest, wer du bisher warst, wer du im Begriff bist zu werden, und das Abenteuer wird dich durch eine bereichernde Heimreise zu einer besseren Version deiner selbst machen. Verwende zur Reflexion das Arbeitsblatt zur Identitätsfindung im *Body-Thrive-Workbook*, das du auf bodythrive.com/workbook gratis herunterladen kannst.

Zunächst musst du dir absolut klar darüber werden, was *du* möchtest. Sei präzise hinsichtlich Energie, Gewicht, Flexibilität und Kraft sowie in Hinblick auf das körperliche Altern. Es gibt so vieles, was du willentlich beeinflussen kannst. Kreuze alle Ziele der Liste an, die auf dich zutreffen, und ergänze eigene Vorschläge:

- ✪ anhaltende Energie
- ✪ besserer Schlaf
- ✪ ein kraftvoller, flexibler Körper
- ✪ erholt, erfrischt und mit klarem Kopf aufwachen
- ✪ reibungslose Verdauung
- ✪ mühelose Entleerung
- ✪ mühelose Bewegung
- ✪ optimistisch fröhliche, gelassene Grundhaltung
- ✪ ein besser organisierter Haushalt
- ✪ gesunde, schnelle Zubereitung der Mahlzeiten
- ✪ weniger Stress, Angst oder Depression
- ✪ würdevolles Altern
- ✪ gesunde Bedürfnisse
- ✪ mehr Zeit

Nun kreise das Ziel ein, das dir am wichtigsten ist. Du hast das Potenzial, es zu erreichen. Mit diesem Buch machst du dich auf den Weg zu genau der Art ganzheitlicher Gesundheit, die wir *Thrive* (Aufblühen) nennen und die dir außerdem dies verleiht:

- ✪ ein robustes Immunsystem
- ✪ innige Vertrautheit in Beziehungen
- ✪ Klarheit über den Sinn deines Lebens
- ✪ einen offenen, weiten Blick
- ✪ angeregte, beglückende Träume
- ✪ ein klügeres Körperbewusstsein im Alter
- ✪ die Bestärkung deiner Person als Inspiration und Hilfe für andere
- ✪ eine Sprache, die deine Tiefe, Umsicht und Verbundenheit reflektiert

Kreuze auch hier alle Resultate an, die du dir wünschst, und füge eigene hinzu. Werde dir darüber klar, was genau du anstrebst. Ohne dein Ziel, dein *Was* zu kennen, wirst du es verfehlen. Mit den folgenden drei Schritten präzisierst du dein Ziel nun weiter:

1. **Konkret und messbar.** Dein Ziel muss spezifisch, konkret und messbar sein. Eine Empfindung, z. B. weniger Stress, musst du beziffern: Nimm dir einen Moment und mach dir bewusst, wie das Resultat in Echtzeit aussehen wird. Weniger Stress könnte etwa bedeuten, nach dem Abendessen nicht mehr zu arbeiten, vor 22 Uhr im Bett zu sein, eine Haushaltshilfe zu engagieren, für die Morgenmeditation den Wecker zu stellen oder das Arbeitspensum im Voraus auf 40 Stunden pro Woche zu begrenzen.

2. **Reality Check.** Bist du dir absolut sicher, dass das Ergebnis deinen Wünschen entspricht? Oder musst du nachjustieren? Gestalte dein Vorhaben immer mit dem Ziel vor Augen.

3. **Zeitrahmen.** Terminiere dein Vorhaben. Dein *Was* muss an ein *Wann* gebunden sein. Wann ist dein gewünschtes Fertigstellungsdatum? Analysiere dein zukünftiges Ich, um den Weg dorthin rekonstruieren zu können.

Kenne dein Warum

Nun, da du dein *Was* und *Wann* bestimmt hast, was ist dein *Warum*? Warum genau willst du einen strahlenden, gesunden Körper?

Dein *Warum* muss messerscharf sein und auf einen Punkt konzentriert. Im Yoga heißt dies *ekagrata*. Nimm dir einen Moment Zeit, bevor du fortfährst. Welches *Warum* steht hinter deinem Wunsch? Schreibe es auf. Ist mein *Was* zum Beispiel »Ich möchte sechs Kilo in zehn Wochen abnehmen«, dann kann mein *Warum* lauten: »… damit ich mehr Energie für meine Kinder habe, damit die Kleidung besser passt, damit das Work-out leichter fällt.«

Werde dir klar über dein *Warum*, dann dient es dir als Raketenantrieb, der dich auch durch Widerstände trägt. Widerstände sind die Impulse überholter Muster. Widerstand kann im Laufe dieses Prozesses jederzeit aufflackern und dich hinter die Startlinie zurückwerfen. Bist du dir aber im Klaren über dein *Warum*, dann kann deine Rakete durchstarten.

Vertraue deinem *Warum*. Lass jenen Teil von dir, der deinem Potenzial einen Riegel vorschieben will, gar nicht erst an die Oberfläche. Nimm deinen Vorsatz an wie das Geschenk eines Weisen, der dir damit entgegenkommt.

Verwende einen Leitsatz

Ein Leitsatz verankert dein großes *Warum*, reduziert es auf wenige Worte, zentriert dich darauf. Im Yoga wurden die ersten Leitsätze *mahavakya* genannt und sind seit Jahrtausenden im Gebrauch, um die Perspektive der Menschen in ihren essenziellsten Begabungen zu verankern. Mahavakyas sind beispielsweise:

- ✻ Ich bin die Liebe selbst.
- ✻ Ich bin dem Kosmos gleich.
- ✻ Alle Weisheit ist mir zugänglich.

Mit einem Leitsatz kannst du ein Mahavakya in dein persönliches Wachstum einbringen:

- ✿ Ich bin gesund, schlank und stark.
- ✿ Ich bin geerdet und gefestigt.
- ✿ Ich erhebe mich und strahle.
- ✿ Ich bin bewegte Energie.
- ✿ Ich nähre/pflege mich.
- ✿ Ich bin lieber zufrieden als gestresst.

Nimm dir Zeit, dein *Warum* in einen Leitsatz zu gießen: eine prägnante, kurze Reflexion des Gefühls, das du anstrebst. Du hast entschieden. Nach Paulo Coelho schließt sich der ganze Kosmos zu deinen Gunsten zusammen, wann immer du einen Beschluss gefasst hast. Schreibe dein *Warum* auf einen Notizzettel und hefte ihn an deinen Badezimmerspiegel. So wird er jeden Morgen deine Absicht (*sankalpa*) untermauern. Jetzt fährst du mit Fernlicht auf dein Ziel zu und vermeidest Unfälle auf dem Weg. Ohne dein *Warum* zu kennen, wirst du dagegen kurzsichtig sein.

Du besitzt dein Mantra. Worte kristallisieren aus, nehmen Form an. Sprich sie aus, dann werden sie zu dir selbst. Sag dir vor, was du verstärken willst. William James, Philosoph und Psychologe des 19. Jahrhunderts, fand dafür diese Erklärung:

> Nach jedem deiner Beschlüsse ergreife die erste mögliche Gelegenheit, danach zu handeln, und nach jedem emotionalen Impuls, der in die Richtung jener Gewohnheiten geht, die du dir anzueignen wünschst.[2]

In dem du die Macht der Wörter anrufst, richtest du deine zelluläre Schwingung in die Richtung aus, in die du gehen willst. Machst du dies wiederholt, begibst du dich auf die Zielgerade. Verwende das Arbeitsblatt »Dein Was, dein Warum & dein Anker« aus dem kostenfreien *Workbook* auf bodythrive. com/workbook.

Nutze Kaizen für deine Gewohnheiten

Kaizen ist japanisch, bedeutet »Wandel zum Besseren« und bezieht sich auf die Philosophie, täglich und stetig kleine Verbesserungen einzubringen. Kaizen wurde in den USA während des Zweiten Weltkrieges eingesetzt (wenn auch damals nicht unter diesem Namen), um die Produktionsbetriebe effektiv an die Umstände in Kriegszeiten anzupassen. Schließlich wurde die Methode mit beachtlichem Erfolg von führenden Kräften der Personal- und Gewohnheitsentwicklung übernommen. Das Prinzip Kaizen ist uns allen schon in der einen oder anderen Form begegnet, denn es ist Teil volksmedizinischer Weisheiten wie dieser:

- ✿ *Täglich einen Apfel essen und den Arzt kannst du vergessen.*
- ✿ *Morgenstund hat Gold im Mund.*

Kaizen ist jenes eine Prozent Verbesserung am Tag, das den aus der Wirtschaft bekannten Zinseszins-Effekt in Gang setzt, eine Verstärkungsschleife. Betrachte den Rat mit dem täglichen Apfel, der den Doktor fernhält: Äpfel sind voller Pektin, ein pflegender, beruhigender Balsam für den Darm. Die im saftigen Fruchtfleisch eingebetteten wasserlöslichen Fasern winden sich durch unseren Darm, stimulieren die Peristaltik und lassen den Darminhalt besser rutschen. Täglich gegessen, fördern Äpfel ein Leben lang unkomplizierten Stuhlgang und beugen damit den schrecklichen Krankheiten vor, die auf zu harten und auch zu weichen Stuhl zurückgehen.

Deine persönliche Verhaltensentwicklung kannst du zusätzlich befeuern, indem du den schwarzen Gürtel im Kaizen anstrebst. Welches einfache Upgrade – die kleinste Verbesserungsstufe, ein Baby-Schritt – kannst du heute erreichen, um dein Morgen ein bisschen besser, ein bisschen einfacher zu machen? Notiere es verbindlich als heutige Aufgabe. Dieser Schritt, diese neue Gewohnheit sollte dich *unterfordern*.

Das Problem mit Kaizen ist für die meisten von uns, dass es schlicht zu einfach erscheint. Du erwartest einen großen Ertrag, wenn du voller Elan für eine neue Änderung oder eine verbesserte Gewohnheit bist. Du nimmst größere Bissen, als du kauen kannst, und scheiterst garantiert. Der Kaizen-Ansatz macht aus Bissen Häppchen, die klein genug sind, um dich kaum merklich in die gewünschte Richtung zu stupsen.

Modell des menschlichen Verhaltens nach B. J. Fogg

B. J. Fogg ist Direktor des Stanford Behavior Design Lab, Brutstätte revolutionärer Erkenntnisse der Verhaltensforschung. Foggs Durchbruch auf der Suche nach dem, was uns unser Verhalten ändern lässt, zeigt auf, dass Motivation, Befähigung und ein Trigger (Auslöser) zur selben Zeit zusammentreffen müssen. Seine 3-Schritte-Methode zu gesünderem Verhalten ist folgende:

1. **Sei spezifisch.** Welches Verhalten genau bringt mich dem angestrebten Ziel näher?

2. **Mach es einfach.** Wie gestalte ich mein Verhalten so, dass es mir leicht fällt?

3. **Den Auslöser finden.** Wodurch lässt sich solches Verhalten zuverlässig auslösen?[3]

Einen passenden Auslöser für verbessertes Verhalten findest du mit diesem einfachen Satz von Fogg: »*Gleich nachdem ich* _____, *werde ich* _____.«

Hier sind zwei Beispiele: »Gleich nach dem Aufwachen werde ich meine Zunge schaben.« Oder abends: »Gleich nach dem Abwaschen werde ich meine Zähne putzen und mit Zahnseide reinigen.« (So neigst du weniger dazu, vor dem Zubettgehen noch etwas zu essen.)

Siehst du, wie simpel und konkret diese Verhaltensweise ist? Überprüfe lieber zweimal, ob es zutrifft: Eine einfache, klare, zielgerichtete Verhaltensänderung. Der Hintergrund ist, dass möglichst wenig Motivation erforderlich sein sollte. Beim Zahnputz-Beispiel hast du nicht gesagt: »Iss nicht mehr nach dem Abwasch.« Wenn du nämlich einen Auslöser für eine ganz bestimmte Handlung setzt, brauchst du keine besondere Motivation. Als zuverlässigste Auslöser hat Fogg ermittelt:

- ✪ Ort
- ✪ Zeit
- ✪ emotionale Verfassung
- ✪ andere Menschen
- ✪ eine unmittelbar vorangegangene Handlung

B. J. Fogg ermuntert uns, das Geheimnis menschlicher Verhaltensänderung nicht zu vergessen: Halte sowohl die angestrebte Verhaltensweise als auch den Auslöser einfach. So eine Aussage bedeutet viel für jemanden mit Doktortitel, der ein Verhaltenslabor in Stanford leitet. Doch »Einfachheit ändert Verhalten«, wie Fogg selbst sagt.

Auslöser, Gewohnheit, Belohnung

Eine weitere Lektion aus der Verhaltenswissenschaft, mit der du dich befassen solltest, betrifft das Automatisieren von Gewohnheiten und stammt von Charles Duhigg, einem Journalisten, der über Gewohnheitsforschung berichtet. In seinem Bestseller, *Die Macht der Gewohnheit*, identifiziert er drei Kernelemente, die sich zu einem geschlossenen Kreis, einem Loop, verbinden:

1. Ein bestimmtes Verhalten oder Auslöser (erinnere dich an Foggs fünf allgemeine Auslöser: Ort, Zeit, emotionale Verfassung, andere Menschen, unmittelbar vorangegangene Handlung)

2. Eine Routine oder spezifische Handlung

3. Eine Belohnung oder die Befriedigung eines Bedürfnisses[4]

Duhigg räumt ein, dass die Umgestaltung unserer Gewohnheiten mit einem gewissen Aufwand verbunden ist. Detektivisch sind die derzeitigen unerwünschten Verhaltensweisen auf ihre Auslöser und Belohnungen hin zu untersuchen: Zur Änderung deines Verhaltens musst du den aktuellen Reiz erkennen, der das alte Verhalten und die zugehörige Belohnung markiert. Zunächst aber musst du eine bessere Belohnung finden.

»Durch Experimente mit verschiedenen Belohnungen kannst du dein *tatsächliches* Verlangen ermitteln. Das ist unerlässlich für die Verhaltensänderung«, erklärt Duhigg. Ist diese Frage geklärt, mach dich auf die Suche nach deinem Auslöser und finde zu einem guten Plan. Duhigg liefert dazu einen Rahmen mit vier Schritten:

1. Identifiziere die Routine.

2. Experimentiere mit Belohnungen.

3. Ermittle den Auslöser.

4. Mache einen Plan.

Du erkennst die Übereinstimmungen von Duhiggs und Foggs Forschung und deren Ergebnissen. Mache aus einer automatisierten, unbewussten Gewohnheit eine bewusste. Nimm deine Gewohnheiten wahr. Beginne mit einer Zeitlupen-Betrachtung, um herauszufinden, was bei deinen Entscheidungsfindungen eigentlich abläuft. Identifiziere die Gewohnheit. Je raffinierter und fortgeschrittener du wirst, umso besser erkennst du den Auslöser oder Reiz deiner Gewohnheit. Zur Überprüfung verlangsame das Geschehen, wenn du eine erwünschte oder unerwünschte Gewohnheit ausübst. Mache aus deinen unbewussten Auslösern und Routinen bewusste. Sobald du diese Zusammenhänge ermittelt hast, kannst du einen besseren Plan schmieden.

Nach der Überzeugung von B. J. Fogg, dem Vater der »Tiny Habits« oder »Mikro-Gewohnheiten«, sollte der Plan ein sehr kleiner sein. Denke dir deinen Mikro-Plan – deinen Kaizen-Loop – als eine Serie kleiner, machbarer Experimente. So erhältst du mehr Informationen, und dieses Feedback wird deinen nächsten Plan oder Mikro-Versuch und damit dein Verhalten inspirieren.

Die Arbeit an unseren Gewohnheiten kann Spaß machen, wenn wir unser Verhalten mithilfe von Auslösern und Belohnungen bewusst gestalten.

»Ja, und«

Die »Ja, und«-Idee basiert auf einer Regel des Improvisationstheaters, die die Akteure verpflichtet, mit einem »Ja« auf jede Anregung, die sie erhalten, zu reagieren und sie in die sich entwickelnde Erzählung einzubauen. »Ja, und« ist das Gegenteil von »Nein, aber«. Diese Regel ähnelt dem yogischen Prinzip, das shri zu sehen, das Gute, Wahre oder Schöne in jeder gegebenen Situation zu erkennen.

Während du die Übungsschritte in diesem Buch durchgehst, wird deine innere Stimme manchen Gewohnheitsänderungen natürlich widersprechen wollen. Sie wird vielleicht sagen: »Also, das kann ich nicht. Ich kann nicht früher schlafen gehen, dazu habe ich zu viel zu tun.« Ein klassisches »Nein, aber«.

Wer weiß? Vielleicht kannst du doch das eine oder andere »Nein, aber« in ein »Ja, und« verwandeln: »Ja, mehr Schlaf klingt wunderbar. Ich werde wohl diese fünf Minuten früher zu Bett gehen können.« Wenn du Kinder erziehst, erkläre ihnen, was es mit »Nein, aber« und »Ja, und« auf sich hat. Lass daraus ein Spiel werden zwischen dir und denjenigen, mit denen du dein Leben und deine Gewohnheiten teilst.

»Schmiede« deine Möglichkeiten, gestalte deine Umgebung

Richte deine äußere Umgebung so ein, dass sie die angehende Gewohnheit unterstützt. Die »Möglichkeiten-Schmiede« ist die sorgfältige Gestaltung der Umgebung, in der du deine Entscheidungen fällst. Du willst deine neuen Muster zum Standard machen. Du willst es den alten Mustern erschweren, wieder Oberhand zu gewinnen. Wie kannst du deine Umgebung so gestalten, dass das möglich ist? Schreibe zehn Ideen dazu auf. Dann leg los. Deine Umgebung ist formbar. Dein Zuhause sollte kontinuierlich die positiven Veränderungen deiner neuen Gewohnheiten reflektieren. Hier sind ein paar Beispiele, wie du deine Entscheidungen entwirfst, um neue Gewohnheiten zu stabilisieren:

- Willst du gesund essen, halte im Kühlschrank frisch aufgeschnittenes Gemüse genussfertig greifbar. Kompostiere oder verschenke alle industriell verarbeiteten Produkte.
- Willst du anfangen, morgens regelmäßig zu joggen, lege Sportkleidung und -schuhe schon am Abend vorher bereit.
- Willst du vom gewohnten Kaffee zu Kräutertees wechseln, stelle schon am Vorabend Tee und Kanne bereit. Erträgst du den Abschied vom Kaffee nicht, lagere ihn in der Garage – so verschaffst du dir genug Abstand, um zu erwägen, ob du ihn *wirklich* willst: Auf dem Weg, ihn zu holen, änderst du eventuell deine Meinung und entscheidest dich doch für Tee.
- Willst du anfangen zu meditieren, schaffe dir einen geeigneten Platz und übe dort das Sitzen zunächst nur für jeweils eine Minute. Gestalte diesen Bereich so, dass er dich zum Sitzen in Stille einlädt.
- Wünschst du dir mehr Platz und Zeit in deinem Leben, entrümple deine Räume ein für alle Mal mit Marie Kondos berühmter Methode aus ihrem Bestseller *Magic Cleaning – Wie richtiges Aufräumen Ihr Leben verändert*. Dein Besitz beeinflusst deine Gewohnheiten. Zu viel Krempel hält dich leicht in überholten Verhaltensweisen gefangen. Deine Umgebung zu verbessern verschafft dir dagegen den Raum, den du brauchst, um die Person zu werden, die du zukünftig sein willst. Marie Kondos Buch zeigt dir, wie du deine Wohnung aufräumen und alles Unnötige aus Kleiderschränken, Ablagen, Bücher- und Küchengerätesammlung eliminierst, bis hin zur letzten Büroklammer. In meinem als nächstens geplanten Buch, *Awake Living* (Bewusst leben), steige ich tief in das Thema ein, wie man Wohn- und Lebensräume im Einklang mit einem zielgerichteten Leben (*dharma*) strukturiert.

In einer Umgebung, die deiner neuen Gewohnheit Barrieren in den Weg stellt, wirst du scheitern. Auch deine Wohnräume sollten deinen Antrieb unterstützen. Notiere dir zehn Ideen zur Gestaltung deiner Umgebung, die deinem neuen Verhalten zum Erfolg verhelfen. Dann setze sie um.

Auf Automatisierung der Gewohnheiten hinarbeiten

Irgendwann auf deiner Heldenreise wird dir klar, dass die Gewohnheiten, deren Etablierung du dir so ersehnt hast, tatsächlich Routine geworden sind. Du führst sie effizient aus, ohne Widerstände und ohne jeweils Einzelentscheidungen treffen zu müssen.

Zu viele Entscheidungen zu treffen ruft auf Dauer Entscheidungsmüdigkeit hervor. Das Schöne an der Automatisierung von Gewohnheiten ist, dass du nur einmal entscheiden brauchst: »Ich werde vor 18 Uhr zu Abend essen.« Du entscheidest über deinen Auslöser. Schließlich wird aus Arbeit ein Tagesrhythmus.

Sobald gesunde Gewohnheiten deine automatische Grundeinstellung sind, setzt du enorme Energie für Kreativität frei. Indem du auf einen automatischen Tagesrhythmus hinarbeitest, glättest du den steinigen Weg der Gewohnheitsevolution.

Gruppenpower

Gemeinschaften können uns beflügeln oder untergraben. Auf deinem Weg zu den höheren Levels der Lebensführung solltest du deine Begleiter klug wählen. Knüpfe Kontakt zu Gleichgesinnten auf einer Wellenlänge, die du selbst auch erreichen willst. Für mich bedeutete dies, bewusst nach bestehenden Gruppen zu suchen (ähnlich der Body-Thrive-Online-Gruppe), Coaches zu engagieren und an Kursen teilzunehmen. Du kannst aber auch ins kalte Wasser springen und zum Beispiel selbst einen örtlichen Body-Thrive-Buch-Club gründen (s. Anleitung am Ende dieses Buches).

Solltest du zu irgendeinem Zeitpunkt im Entwicklungsprozess deiner Gewohnheiten den Eindruck haben, festgefahren oder überfordert zu sein, wirst du die Power deiner Gruppe wahrscheinlich brauchen. Andernfalls könnte es dich frustrieren und auslaugen, in Unterhaltungen immer wieder »auf der Stelle zu treten«. Denn es ist zehnmal schwerer, wenn du versuchst, dich isoliert oder gar entgegen der Dynamik deiner derzeitigen Gemeinschaft zu entwickeln.

Ich selbst begebe mich gezielt in bestimmte Situationen – z. B. in Coaching- oder Trainingsgruppen –, wo ich zwangsläufig auf inspirierende Menschen treffe. Freundschaften sind dort schnell geschlossen und bieten viele Möglichkeiten, einander zu unterstützen. Mir gefällt, wie der Großinvestor Warren Buffet diese grundlegende Einsicht beschreibt: »Es ist besser, mit Leuten abzuhängen, die besser sind als man selbst. Wählen Sie Verbündete aus, deren Verhalten besser ist als Ihr eigenes, dann werden Sie sich auch in diese Richtung entwickeln.«[5] So wirst du eventuell feststellen, dass dein Wachstumspfad mit neuen Freunden eher im Einklang steht als mit den Menschen, die du dein ganzes Leben lang kanntest.

Entdecke deine Schlüsselgewohnheit

Für diejenigen, die weder Maurer noch Architekturliebhaber sind: Der Schlussstein ist der zentrale Stein am höchsten Punkt eines Torbogens, der erst durch ihn alles tragen kann, was auf ihm lastet, selbst das Dach oder ein weiteres Stockwerk. Es ist dieser Stein, der das größte Gewicht aufnimmt und den Einsturz des Bogens verhindert.

Dein persönlicher Schlussstein ist jene Schlüsselgewohnheit, die, wenn du sie praktizierst, automatisch eine Verbindung zu einigen deiner anderen gesunden Verhaltensweisen herstellt. Kraftvoll überspannt sie alle anderen und hat auch für sich genommen die größte Stärke. Dürftest du an einem Tag nur eine Gewohnheit auswählen, dann wäre dies dein Schlussstein, bei ihm zahlt sich dein Einsatz immer aus. Auf der vor dir liegenden Reise musst du auf diese eine Gewohnheit fokussieren können, die dein Universum zusammenhält, sodass du die Last des Lebens tragen kannst. Welches ist dein Schlussstein, deine Schlüsselgewohnheit, die dir ermöglicht, eine bessere Version deiner selbst zu sein?

Meine Schlüsselgewohnheit ist, früher und leichter zu Abend zu essen. Durch ein zeitiges, leichtes Abendessen werde ich früher müde. So bekomme ich einen wunderbaren Nachtschlaf, wache früh wieder auf und habe viel Zeit für mich selbst, für Meditation und ein Work-out, noch bevor der Tag offiziell beginnt. Auf diese Weise ist mein Körper mit Sauerstoff versorgt, mein Geist ist während des ganzen Tages zentriert und ich habe Appetit auf gesundes Essen.

Ein zeitiges, leichtes Abendessen ist der Schlussstein, der meine Body-Thrive-Routine aufrechterhält. Schlage ich ihn in den Wind, ist der nächste Tag eine unsichere, riskante Angelegenheit – der sprichwörtliche Schuss ins Blaue. Priorisiere ich aber diese eine Gewohnheit, kann ich täglich Berge versetzen. Verwende das Arbeitsblatt »Schlüsselgewohnheit« aus dem *Workbook*, während du dich durch die Übungen arbeitest.

TEIL 2

Die 10 Übungsschritte des Body-Thrive-Programms

ÜBUNG 1

ABENDS FRÜHER UND LEICHTER ESSEN

WAS ES BRINGT

Nimm die letzte Mahlzeit des Tages bis 18 oder 19 Uhr zu dir, spätestens aber drei Stunden vor dem Zubettgehen. Statt fester Nahrung wähle abends Suppen und Salate, da diese mehr Wasser enthalten und leichter zu verdauen sind. Iss vorzugsweise grünes Gemüse und Wurzeln mit geringem Stärkegehalt, weniger Getreide, Hülsenfrüchte, Fleisch und Molkereiprodukte. Schließe nach dem Abendessen die Küche und verzichte auf Snacks.

WARUM MAN ES TUN SOLLTE

Das Abendessen sollte eine Ergänzung sein, ein kleines Extra – nicht die Hauptattraktion. Du wirst dich beim Aufwachen am nächsten Tag leichter und energiegeladener fühlen, wenn du mäßig zu Abend isst. Du nimmst deinem Körper damit Arbeit ab. Du wirst unter den Wehwehchen des Alterns weniger leiden, nicht dick und träge werden und dich nicht überfordert fühlen – ein großer Lohn für ein kleines Mahl.

WIE MAN BEGINNT

Iss zu Mittag vernünftig. Dazu gehören Proteine und Fette, auch ein Nachtisch, wenn du magst. Das Abendessen ziehst du schrittweise um 15 Minuten vor, bis du die letzte Mahlzeit des Tages um 18 Uhr beginnst. Baue deinen Tagesplan vom Ziel her auf, damit es gelingt. Den Nachtisch solltest du unmittelbar im Anschluss essen und danach die Zähne mit Bürste und Zahnseide reinigen. Das wirkt Wunder.

»Das Gewicht war mir egal. Mein Körper verträgt etwas mehr Gewicht, ich hab darin kein Problem gesehen. Mein Problem war eher meine sonstige Verfassung. Morgens wachte ich müde und wie verkatert auf«, erzählt Ginger, eins der vielen Body-Thrive-Mitglieder, die ich gecoacht habe. »Jetzt wache ich klar und leicht und frisch auf. Mein Körper ist glücklicher. Deshalb esse ich abends früher und leichter.«

Ginger wollte ein früheres, leichteres Abendessen einführen, wusste aber nicht, wie das funktionieren sollte. Ihre Kinder kamen nicht vor 18.45 Uhr nach Hause und die Familie aß gewöhnlich nicht vor 19 oder 19.30 Uhr. Sie handelte in dem überholten Glauben, dass es für sie als Mutter unangemessen sei, abends nicht mit der Familie zusammen zu essen.

Ob du diesen Glauben für dumm oder vernünftig hältst, ist hier nicht der Punkt. Der Punkt ist, dass durch Gingers Glaube eine Barriere gewachsen ist zwischen ihrem Körpergefühl, wie sie es erlebte, und dem Körpergefühl, das sie sich *wünschte*.

Ich bat Ginger zu experimentieren. Aus dem Detox-Coaching hatte ich gelernt, dass die Ermunterung zum Experimentieren mit Ernährung und Gewohnheiten bei den Klienten und Klientinnen eine neugierige Sichtweise eröffnet. *Was hilft mir zu gedeihen?* Das ist die Frage.

Ich fragte Ginger, wann und auch was sie denn gerne zu Abend essen würde, wenn sie keine familiären Verpflichtungen hätte. Nachdem sie in ihren Körper hineingehorcht hatte, erlaubte sie sich die Freiheit, nur an sich selbst zu denken, und antwortete: »Ich komme um 17 Uhr von der Arbeit nach Hause. Wäre ich allein, würde ich zwei bis fünfzehn Minuten meditieren oder Tiefenatmung üben und danach ein schlichtes Abendessen für mich selbst zubereiten.« Als sie nun wusste, was sie eigentlich wollte, konnte sie ihre familiären Aufgaben um ihre eigenen Bedürfnisse herum arrangieren statt umgekehrt. Sie kehrte die Reihenfolge ihrer abendlichen Tätigkeiten um, um sie ihren Langzeitzielen anpassen zu können.

Ginger wusste, dass dies eine einschneidende Veränderung bedeutete. Das Familienessen am Abend war ein altes Erziehungsmuster von Mutter und Großmutter. Muster mit solcher Erblast wirken eher hart wie Beton als formbar wie Lehm. Ich schlug Ginger vor, mit ihrer Familie über ihre Bedürfnisse und ihren Wunsch zu sprechen, etwas früher und für sich allein zu essen, sich dafür mit einer Tasse Kräutertee zu ihnen zu setzen, wenn sie später aßen. Wir wussten beide, dass dies für sie und ihre Familie ein massiver Umbruch sein würde.

Ginger entschied sich für einen Zeit-Auslöser (von der Arbeit kommen), um das aktualisierte Verhalten einzuführen. Sie legte sich darauf fest, zu Hause als Erstes zwei bis fünfzehn Minuten mit bewusster Atemarbeit zu verbringen. Als Yoga-Schülerin wusste Ginger, dass ihr Gehirn schon nach wenigen Minuten bewusster Atemübungen aus dem reaktiven Modus in den proaktiven Modus umschalten würde – von Stress zu Gelassenheit – und das selbst dann, wenn sie mit nur zwei Minuten beginnen würde. Ein ruhigeres, zentriertes Erleben würde den Weg zu gesünderen Entscheidungen rund um das Thema Essen ebnen. Gingers neue Routine sah dann so aus:

1. Von der Arbeit nach Hause kommen; die Tasche abstellen; Gesicht, Hände und Füße waschen; direkt zum Meditationskissen gehen.

2. Die Audio-Anleitung für Atembewusstsein vom Smartphone abspielen.

3. Mit klarem Geist und erfrischtem Körper sich selbst eine schnelle, schöne, leichte Mahlzeit zubereiten.

4. Sich zu Tisch setzen und in Stille essen, die Zeit für sich allein genießend.

5. Genährt und entspannt das Abendessen für die Familie fertig zubereiten.

6. Sich hinsetzen, Tee trinken, der Familie während des Abendessens Gesellschaft leisten.

Es störte Ginger nun nicht länger, zwischendurch aufzustehen, etwa um der Familie Wünsche zu erfüllen, wie sie während des Essens aufkommen können, obwohl dies sie früher aufgeregt hatte, da sie ja gleichzeitig versuchte, sich selbst zu versorgen. Störte es die Familie, dass sie ihren Tee schlürfte, während die anderen aßen? Nein. »Meine Kinder haben sich angepasst«, sagte sie. »Sicher, zuerst war es seltsam, aber wir alle haben uns nach einer Woche daran gewöhnt. Ich kenne jetzt die Konsequenzen, die mein Verhalten auf alle Lebensbereiche hat. Dadurch, wie ich mich jetzt fühle, bekomme ich alle Motivation, die ich brauche, um diesen neuen Weg mit Elan weiterzugehen.«

Das ist die Kraft der frühen, leichten Abendmahlzeit. Mit der Zeit merkte Ginger, dass auch der Zeitplan ihrer Familie zu einem früheren, leichteren Abendessen hinschwenken könnte; doch ehe sie sie zu dieser Veränderung einlud, nahm sie die Macht über ihren Körper wieder in ihre eigenen Hände. Sie änderte ihr Verhalten und mit der Veränderung ihrer Abendroutine veränderten sich auch ihre Ergebnisse. Sehen wir uns genauer an, warum diese neue Gewohnheit für Ginger Wunder bewirkt hat.

Auf die Reihenfolge kommt es an

Die Reihenfolge, das *Was tue ich wann*, heißt *krama*. Es ist die Sequenz, die Bewusstsein und Energie fließen lässt und dadurch optimales Wohlergehen ermöglicht. Jeder wirkliche Yoga-Lehrer ist wochenlang in der Sequenzierung oder Anordnung von Haltungen unterrichtet worden, damit das gewünschte Ergebnis erzielt werden kann: die feinstofflichen Kanäle des Körpers dem Fluss zu öffnen und sie für mehr Leistungs- und Schwingungsvermögen und einen höheren Grad an Bewusstheit zu stärken. So, wie ein Software-Coder genau weiß, in welcher Reihenfolge er die Symbole anordnen muss, um das gewünschte Ergebnis zu bewirken.

Kommst du nicht zu den Ergebnissen, die du in deinem Leben anstrebst, untersuche, was du tust und in welcher Reihenfolge du es tust. Ist der Input richtig, die Abfolge aber falsch, wirst du nicht erreichen, was du dir vorgenommen hast.

Lass uns dies auf Nahrung anwenden. Wenn du nährstoffreiches Essen zur falschen Zeit zu dir nimmst, kann dein Körper die Nährstoffe nicht aufnehmen. Am Vorabend eines Tages, an dem du körperlich, geistig und seelisch superfit sein willst, iss also früher und leichter zu Abend.

Die Anordnung der Dinge, die du tagtäglich verrichtest, bestimmt, wer du wirst. Isst du regelmäßig schwere Abendmahlzeiten und versuchst, für Gymnastik oder Yoga dennoch früh aufzustehen, werden deine Übungen wenig Fortschritt zeigen. Dein Körper verhält sich eher schlapp wie der einer Katze nach dem Verspeisen einer Maus. Trittst du aber mit leerem Magen oder nach einem großen frischen grünen Smoothie auf die Matte, kann sich dein Körper über Beugen, Drehungen und Umkehrhaltungen geradezu freuen.

Die Reihenfolge ist entscheidend. Beginne am Abend *vor* dem Tag, an dem du dich wie neugeboren fühlen willst. Pfuschst du abends mit dem Krama, reicht es am nächsten Tag nur für den Schlendrian. Die Ordnung nicht einzuhalten ist, als rollte man einen Felsen den Berg hinauf: Viel Energie wird aufgewandt und nichts gewonnen. Stattdessen geht etwas verloren.

Akrama, das Angehen gegen den Rhythmus, erinnert mich an den vierten Kreis in Dantes *Inferno*: Männer, die Geld (oder Energie) verschwendet hatten, müssen Felsbrocken herumwälzen, für immer und ohne Ziel. Energie gesammelt, Energie verbraucht, nichts gewonnen. Isst du abends zu schwer, verursachst du mehr Arbeit für deinen Körper und missbrauchst seine Ressourcen.

Ich weiß das aus eigener Erfahrung. In der ersten Hälfte meines Lebens habe ich abends späte, schwere Mahlzeiten gegessen. Ich bin in einem Vorort in Massachusetts aufgewachsen. Mein Vater, Gott segne ihn, pendelte an fünf Tagen in der Woche durch den Verkehr nach Cambridge. Wenn er nach Hause kam, gewöhnlich zehn oder zwölf Stunden, nachdem er das Haus verlassen hatte, schmiss er genüsslich seine Schuhe von sich und ließ sich von meiner Schwester oder mir einen starken Drink einschenken.

Für meine Geschwister und mich war das Warten eine Qual. Wir waren Sportschüler. Wir warteten bis nach 19 Uhr auf das Abendessen, unser nährstoffreichstes Essen. Zu diesem Zeitpunkt war unser Blutzucker schon zusammengebrochen, wir waren erschöpft und jenseits des Moments, in dem wir reichhaltiges Essen noch hätten verdauen können. Unser Stoffwechsel war schon dabei, sich zur Nacht zu drosseln, und wollte nicht noch einmal hochfahren.

Einmal in Gang gebracht, läuft so ein Muster einfach weiter. Ahnungslos habe ich selbst dieses Spätessen-Muster bis Mitte zwanzig fortgesetzt und dann fünf Jahre darauf verwendet, meine Mahlzeiten mit dem zu vereinbaren, was ich aus Ayurveda und Yoga lernte. Späte Mahlzeiten führen wegen der Verdauung zu späten Schlafenszeiten und diese zu einem lethargischen Start am Morgen. Wenn dein Zeitplan für deinen Körper ungeeignet ist, wirst du dich immer verspätet fühlen – als hätte der Tag nicht genug Stunden für all das, was du zu tun hast. Tauchen wir ein in das Warum.

Agni und Ama

Ayurveda ist brillant, wenn es um das Verständnis der Kraft des Verdauungsfeuers geht – die Gallenflüssigkeit und die Enzyme, die das Essen in Energie umwandeln. Die Instanz, die Stoffwechsel und Verdauung, Resorption und Assimilation steuert, heißt *agni*. Agnis Aufgabe ist die Umwandlung von Nahrung in Energie und Körpergewebe.

Agni besitzt einen eigenen Krama im 24-Stunden-Tag: Anschüren am Vormittag, Lodern zu Mittag, Abkühlen mit Sonnenuntergang.

Nach Sonnenuntergang schwere Nahrung in Energie und Gewebe umbauen zu wollen ist ein waghalsiger Anspruch an unsere Physiologie. Nicht nur das äußere, auch unser inneres Ökosystem gehorcht dem natürlichen Gesetz »Gleiches verstärkt Gleiches«. Zu leicht wird vergessen, dass die menschliche Physiologie, die Konstruktion des menschlichen Verdauungsapparates eingeschlossen, sich über Jahrtausende entwickelt hat, geformt durch die Naturgesetze, wie sie hier auf der Erde gelten.

Anders als unsere Katzen und Hunde ist *Homo sapiens* eine tagaktive Spezies. In der Vergangenheit haben wir Menschen bei Tageslicht gegessen, wenn wir sehen konnten. Unsere Augen sehen strahlendere Farben als die unseres Katers, dessen Augen für Dämmerlicht und Nachtsicht konzipiert sind. Ihn interessiert es nicht, ob er die Maus sehen kann, wenn er ihr den Kopf abbeißt. Wir aber sehen gern, was wir essen.

Unser Gallenkreislauf ist auf eine gute Verdauung zwischen 10 und 14 Uhr optimiert, wenn das Sonnenlicht unsere Welt in die schönsten Farben taucht. Essen wir um diese Zeit eine reichliche Mahlzeit, dann verbleibt der restliche Tag für die Verdauung und die Nutzung der daraus gewonnenen Energie. Nehmen wir aber den Großteil unserer Nährstoffe später am Tag, dann erschweren wir Agnis Aufgabe, da wir den Verdauungstrakt zu einer Zeit mit Nahrung füllen, zu der er lieber abkühlen würde, als erneut angeheizt zu werden. Zu spät zu viel zu essen kommt für ihn einer Provokation gleich. Geschieht dies gewohnheitsmäßig, sammelt sich unverdaute Nahrung im Darm – eine energetische Belastung des gesamten physiologischen Systems durch eine degenerative Gewohnheit. Wer sein System im Alterungsprozess schweren und späten Abendmahlzeiten unterwirft, wird abbauen. Selbst für mich als Kind waren die Konsequenzen unseres üppigen, späten Essens Kopfschmerzen, verschleimte Nebenhöhlen, zu viel Körpergewicht und eine gestörte Körperintegrität (oder ein gestörtes Selbstwertgefühl bezogen auf den Körper).

Alle Abschnitte des Verdauungstraktes sollten abwechselnd dynamische und erholsame Phasen durchlaufen können – hat etwa der Magen seine Arbeit abgeschlossen, sollte er ruhen, während der Dünndarm die seine aufnimmt. Ein gesunder, rhythmischer Verdauungsapparat nimmt die Nahrung bis in die Tiefe auf. Eine tief wirkende Ernährung aber tankt unseren Geist und unseren Energiekörper auf und regeneriert unser Körpergewebe. Ist dein Agni stark und ausbalanciert, dann fühlst du dich nach dem Essen gesättigt und entspannt, zwischen den Mahlzeiten dynamisch und strahlend, und das selbst auf langen Strecken, etwa zwischen der letzten Mahlzeit des Tages und dem Fastenbrechen am nächsten Tag. Von langen Verdauungspausen hast du vielleicht unter dem Namen *intermittierendes* oder *Intervall-Fasten* schon gehört. Verdauung liebt den Wechsel zwischen Arbeit und Ruhe. In der Chinesischen Medizin wird der Verdauungsapparat als »maskulin« beschrieben: Er arbeitet, dann ruht er. Lunge und Herz dagegen sind »feminin«: Sie verkörpern den stetig andauernden Rhythmus. Bist du im Einklang mit deinem Agni, wird mit deiner Verdauung auch deine Energie ausgeglichen und entspannt sein. Keine Blähungen, keine Verstopfung, keine verstopfte Nase am Morgen.

Das Sanskrit-Wort für »unverdaut« ist *ama*. Es bezeichnet den Sand im Schmierstoff des Getriebes. Ama ist der unappetitliche Bodensatz schlecht verdauter Nahrung. Ama führt zu energetischer Unwirtschaftlichkeit, aus der Krankheit folgt. Ist dein Essverhalten asynchron (*akrama*), störst du den Rhythmus deines Verdauungstrakts. Werden schwere Abendmahlzeiten zur Gewohnheit, wandert Ama aus dem Darm ins Blut und in die Gelenke und lässt den Körper bis zum Morgen lethargisch und steif werden.

Am nächsten Tag spürst du, wie träge dein Organismus ist, wie verschleimt deine Nase und wie pessimistisch dein Geist. Solcher Stress führt zu Entzündungen. Rechnen wir jetzt noch den Verstärkungseffekt hinzu, wird aus einem Verhaltensmuster eine chronische Infektion. Kein Spaß. Falls du dich wiedererkennst, solltest du wissen: Du kannst diese Gegebenheiten ändern und schon innerhalb ungefähr einer Woche am Morgen mit mehr Gelassenheit, Energie und Flexibilität aufwachen.

Die Lösung ist simpel: Bringe deine Mahlzeiten in Einklang mit dem menschlichen Agni-Zyklus. Agni ist in der Tagesmitte am stärksten. Passe deine Tagesplanung dem an und nimm die nährstoffreichste, kräftigste Mahlzeit zu dir, wenn die Sonne hoch am Himmel steht.

Es gab eine Zeit, da wussten wir das alle. Doch mit dem Übergang von der landwirtschaftlichen zur Fabrikarbeit wurde die (mittägliche) Hauptmahlzeit auf den Abend verschoben. Die neuerdings aufkommenden Kombinationen von Mittag- und Abendessen sind ganz offensichtlich eine epidemische Gefahr für unsere Gesundheit.

Das englische Wort *supper* hat tatsächlich mit Suppe zu tun, einer Schlürf- und Tunkspeise, die in bäuerlichen Haushalten häufig den ganzen Tag auf dem Herd stand, um am frühen Abend gelöffelt und getrunken zu werden. Dagegen stellt das Abendessen heute das große Finale unter den drei Mahlzeiten des Tages dar. Betrachte einmal die Leute auf Fotos aus den 1970er-Jahren mit ihren starken, geschmeidigen Körpern. Das sollte Anlass genug sein, unsere neumodischen Essgewohnheiten im Zeitalter der überreichlichen Mahlzeiten genauer zu hinterfragen.

Platz schaffen, um Schritt zu halten

Unser Magen ist dazu konzipiert, gefüllt und geleert zu werden wie ein Tank. Doch anders als ein Tank dehnt er sich aus und zieht sich wieder zusammen. Wenn du diese Funktion nicht durch eine tägliche Fastenphase bis zur ersten Mahlzeit des Tages aktiv unterstützt, erzeugst du unabsichtlich einen endlosen Expansionsvorgang. Ein Blick in die Statistiken zum Taillenumfang bei Amerikanern zeigt: Die durchschnittliche Bundweite beträgt inzwischen ca. 102 cm bei Männern und 96 cm bei Frauen. In Deutschland liegen hier die Werte bei etwa 94–102 cm bei Männern und 80–88 cm bei Frauen.[1] 2015–2016 wurden fast 40 Prozent der Erwachsenen in den USA als übergewichtig eingestuft. In Deutschland sind laut einer Erhebung aus den Jahren 2008–2011 etwa zwei Drittel der Männer und etwa die Hälfte der Frauen übergewichtig.[2]

Wir sind die Kultur der Vollgestopften. Wir expandieren, kontrahieren aber nicht. Wir gewähren unserem Verdauungszyklus keine Ruhephase mehr. Das ist vergleichbar mit schnellen Atemzügen bei kurzer Ausatmung. Eine lang gezogene Kontraktionsphase im Atemzyklus erlaubt Ruhe, Erneuerung und Raum, um mit dem nächsten Atemzug wieder Luft aufzunehmen. Ist die Frequenz, das Pulsieren zwischen diesen Polen, aber zu schnell, hyperventilieren wir.

Der Verdauungszyklus funktioniert ebenso. Der lang gezogenen Ausatmung entspricht der geleerte Magen. Gewähre deinem Körper eine Fastenphase zwischen Abendmahlzeit und Frühstück. Dreizehn Stunden solltest du schon erreichen: Abendessen gegen 18 Uhr, zu Bett gegen 21.30 Uhr, Frühstück zwischen 7 und 8 Uhr, Mittagessen gegen 12 Uhr. Keine Zwischenmahlzeiten (Snacks). Tief wirkende Erholung und innere Heilung erfordern Platz im Magen. Gehst du mit einem Bleimagen zu Bett oder unbeschwert?

Eine gute Verdauung verlangt Schwerkraft.[3] Unsere zentrale Körperachse verläuft in Nord-Süd-Richtung und wenn wir mit vollem Magen ungern liegen, liegt es daran, dass die zentrale Achse nicht aufrecht ist. Hinzu kommt, dass der Atem während der gesamten Nacht nicht frei und tief fließen kann.

Mit aufgeblähtem Bauch ist die Einatmung flach, was das Nervensystem unter Druck setzt, der Körper gerät in einen Stresskreislauf.[4] Gehst du mit vollem Magen zu Bett, wachst du mit weniger Sauerstoff im Blut und weniger Lebenskraft (*prana*) in deinen Zellen auf.

Und wenn früh essen unmöglich ist?

Im Laufe eines Jahrzehnts klinischer Arbeit als Ayurveda-Praktikerin habe ich im Überfluss nachvollziehbare Gründe dafür gehört, warum ein früheres, leichteres Abendessen nicht möglich ist. Die meisten klingen ganz vernünftig:

- Ein umfangreiches Mittagessen macht mich müde.
- Meine Kinder sind vor 19 Uhr nicht vom Sport zurück.
- Ein schönes Abendessen vorzubereiten braucht Zeit, also essen wir um 20 Uhr.
- Ich gehe zum (oder gebe einen) Yoga- oder Fitness-Kurs nach 19 Uhr.
- Mein Mann und ich essen lieber nach dem Work-out. Das ist unsere einzige gemeinsame Zeit am Tag.

Viele von uns essen späte, schwere Mahlzeiten aus sozialer Gewohnheit. Wir sind damit aufgewachsen, dass das gemeinsame Abendessen der Inbegriff von Familienzeit ist. Und doch hat unsere Kultur Probleme in epidemischem Ausmaß mit Gemütslagen (Angst und Depression), unzureichendem Schlaf und übermäßigem Körpergewicht. Unser kulturelles Verhalten missachtet unsere grundlegendsten körperlichen Bedürfnisse. Biologisch betrachtet ist spätes, schweres Essen ein frühes, langsames, dramatisches Todesurteil.

Im maßgeblichen historischen Text über Ayurveda, der *Charaka Samhita*, lesen wir: »Gesundheit, Glück und ein langes Leben sind die natürliche Folge von *sama agni*, dem ausgeglichenen Agni. Ist der Agni einer Person jedoch beeinträchtigt, ruft der gestörte Stoffwechsel schlechte Gesundheit und Leid hervor. Daher heißt es, dass Agni die Grundlage (*mool*) des Lebens ist.«[5]

Wenn du also bedenkst, dass Agni der Ursprung deines Wohlergehens ist, solltest du deinen Tagesablauf doch so gestalten, dass du mittags eine vollwertige Mahlzeit zu dir nimmst und dich später am Tag mit einer Suppe oder einem Salat begnügst.

Und was gibt's zum Abendessen?

Wenn du ein vollständiges Mittagessen hattest, brauchst du abends nicht mehr als eine Suppe und/ oder einen Salat. Diese sind schnell zubereitet und aufgrund ihres hohen Wasser- und Gemüseanteils leicht verdaulich. Salate und Suppen verbinden unterschiedliche Nahrungsmittel nicht erst im Körper, sodass deren Verdauung weniger Energie kostet.

Die meisten meiner Gerichte für den Abend erfordern weniger als 20 Minuten Vorbereitungszeit und auch nur 20 Minuten, um sie zu essen. Ich nenne das Abendessen »das größte Nicht-Event« meines Haushalts. Gemüse aus unserem Garten oder von lokalen Produzenten sind die wichtigste Zutat unserer Salate und Suppen. Weil unsere Abendmahlzeit mit wenig Energieaufwand verdaut ist, sind wir anschließend unternehmungslustig und verbrennen sogar noch ein paar Kalorien, bevor es ins Bett geht.

Statt nach der Arbeit noch eine aufwändige Mahlzeit vorzubereiten und einzunehmen, die mein Darm gar nicht angemessen verdauen kann, habe ich lieber Zeit zum Spielen, für Aufgaben im Haushalt oder um sie entspannt mit Freunden und Familie zu verbringen. Wir gehen spazieren, drehen mit den Rädern eine Runde durch unser Viertel oder treffen uns für Gemeinschaftsaufgaben in Haus und Garten.

Nach einer Abendmahlzeit fühlt sich leichte Bewegung großartig an, unterstützt die Verdauung und hilft unserem Organismus, in den abendlichen Entspannungsmodus zu wechseln. Unser Sonntagsessen bildet die Ausnahme von dieser Regel. Einmal in der Woche bereite ich ein aufwändigeres Essen zu. Wir tafeln entspannt und genießen unser Beisammensein. Wir räumen zusammen auf, bis 17 Uhr sind wir mit allem fertig. Dies sind einige Beispiel aus unseren Menüs:

- Miso-Suppe und grüner Salat mit frischem Gemüse und Ingwer-Miso-Dressing
- Französische Zwiebelsuppe mit Bäckerbrot aus der Region
- Vegetarisches Chili
- Griechischer Salat
- Minestrone
- Grüner Salat mit Kartoffeln und grünen Bohnen
- Möhrensuppe mit Kokos und Curry, Avocado auf Reisgebäck
- Tostadas mit Avocado und Sauerkraut (super für unterwegs)
- Rohe Tomatensuppe
- Deftige Linsensuppe mit Crème fraiche
- Salade Niçoise
- Geröstete Süßkartoffeln, Rosenkohl und Parmesan
- Asiatischer Krautsalat
- Rucola mit gerösteten Rüben und Ziegenkäse
- Kimchi und süß-saure Suppe

Also Suppen und Salate, wie du siehst. Das Abendessen sollte einfach zuzubereiten und leicht verdaulich sein. Wenn du nicht gern kochst, iss mittags außer Haus. Auf diese Weise bist du am Abend mit einem schlichten grünen Blattsalat oder einer Suppe zufrieden. Lerne die Rezepte für ein paar einfache Suppen, dann bist du bestens gerüstet. Anregungen findest du auch im kostenfreien *Workbook* auf bodythrive.com/workbook.

Wochenplaner für die Küche

Wenn man Gewohnheiten ändert, ist es normal, durch Phasen höherer und auch geringerer Motivation zu gehen. Vielleicht bist du jetzt gerade inspiriert. Du bist begeistert. Du willst Ergebnisse sehen. Du bis hoch motiviert und bereit zum Gefecht. Nutze diese Motivation und lege einen Speiseplan an.

Der Wochenspeiseplan ist zunächst eine leere Tabelle, die dir hilft, die Mahlzeiten der aktuellen Woche zu planen. (Du findest eine Vorlage im *Body-Thrive-Workbook* zum Download auf bodythrive.com/workbook.) Mit dem Wochenspeiseplan konkretisierst du dein *sankalpa*, deine Willensentscheidung über deine Nahrung. Planung ebnet den Weg für gerichtetes Handeln.

Geh dabei vor wie bei jeder Gewohnheitsänderung: Beginne mit einem konkret formulierten Eintrag auf deiner Zeitachse oder im Kalender. Lege eine Stunde für die Erstellung deines Speiseplans fest. Wenn es so weit ist, steigst du in die neun Schritte zum Wochenspeiseplan ein:

1. Drucke die Vorlage viermal aus. Halte die Vordrucke in einem Schnellhefter in der Küche bereit, z. B. bei deinen Kochbüchern. Auch schon umgesetzte Pläne solltest du hier zur wiederholten Verwendung aufbewahren.

2. Kontrolliere deine Vorräte, auch den Kühlschrank, den Garten, alles, wo du Essen lagerst, und stelle fest, was schon griffbereit ist.

3. Nimm ein paar Kochbücher aus dem Regal, was immer dich anspricht, oder öffne deinen Laptop und starte eine Suche entsprechend deiner Vorlieben, ob Ayurveda, Paleo, Rohkost, vegan, regional oder was auch immer du sonst kochen möchtest. Lege in deinem Browser einen Lesezeichen-Ordner nur für Rezepte an.

4. Nimm deinen Kalender zur Hand. Passt die tägliche Essenszubereitung in deinen bereits bestehenden Tagesablauf? Nimm gegebenenfalls Anpassungen vor.

5. Fülle deinen Wochenspeiseplan für die aktuelle Woche aus. Unterfordere dich. Alles soll einfach zu handhaben sein. Falls du außer Haus isst, trage ein, was du bestellen möchtest, um nicht vom Weg zu deinem Wunschkörper abzukommen. Du kannst dir deine Bestellung zur Übung vorab auch laut vorsprechen.

6. Aktualisiere deine Tagesplanung. Notiere dir für deine tägliche Essensvorbereitung konkrete Handlungen. Trage ein, wann du einkaufst oder ernten wirst.

7. Lege eine Einkaufsliste an.

8. Hefte deinen Speiseplan an die Kühlschranktür. Die ist schon übervoll? Räum auf.

9. Schau täglich auf deinen Plan.

Der Anfang ist bei jeder neuen Gewohnheit schwer, es wird aber mühelos, sobald sie sich automatisiert hat. Du kannst zum Rationalisierungsprofi in der Küche werden. Im Kapitel »Küchen-Sadhana« (ab S. 187) findest du Anregungen.

Konkret vorgehen und wiederholen

Wenn du änderst, *wann* du isst, lege einen Zeitpunkt sowie die gewünschte Gewohnheitsänderung fest. Meine Klientin Ginger nutzte als Zeit-Auslöser beispielsweise »um 17 Uhr von der Arbeit zu Hause sein«, um ihre neue Meditationsroutine zu beginnen. Das reichte aus, um auch ein leichtes, früheres Abendessen anzustoßen.

Wenn du änderst, *was* du isst, verwende den 9-Schritte-Wochenspeiseplan auf Seite 51. Sobald Ginger bestimmt hatte, wann sie essen wollte, wünschte sie sich auch abwechslungsreichere Kost. Da es sie nach mehr saisonalen und regionalen Lebensmitteln verlangte, nahm sie sich die Zeit für Planung, Einkauf und Vorbereitungen.

Werde nicht übermütig. Übermut tut selten gut. Wähle nur ein oder zwei neue Rezepte pro Woche aus. Eine leichte Variation der Mittagsmahlzeit funktioniert auch zum Abendessen und spart Zeit, Geld und Energie für den Stoffwechsel. Vielleicht klingt es in deinen Ohren eintönig, mittags und abends das Gleiche zu essen. Vielleicht ist es das auch. Doch gerade die minimale Variation ist es, die Raum schafft, damit der Rest deines Lebens spannender ist, als Zeiten in der Küche oder mit schlechter Verdauung zu verbringen.

Kleine Schritte

Wusstest du, dass wir abnehmen, wenn wir von kleineren Tellern essen? Schau dir mal Tafelgeschirr aus den 1970er-Jahren an: Die Teller sind etwa ein Drittel kleiner. Kürzlich wurden in einer Studie 30-cm-Teller gegen 25-cm-Teller ausgetauscht. Die Probanden nahmen 22 Prozent weniger Kalorien zu sich.[6] Ganz ohne Willensstärke.

Beginne dort, wo du jetzt bist, und gehe in winzigen Schritten auf dein Ziel zu. Gingers Wandlung geschah, indem sie sich vornahm, was sie wollte – sich morgens besser fühlen –, und dieses Vorhaben in kleine, machbare, vernünftige Handlungen herunterbrach. Sie begann mit zwei Minuten Atemarbeit, nachdem sie von der Arbeit nach Hause gekommen war.

Identifiziere die Schritte, die dir im Rahmen dessen, was dein Leben derzeit bestimmt, machbar und frei von Fallstricken erscheinen. Du musst deine Mahlzeiten nicht gleich um anderthalb Stunden verschieben. Du musst keine Verabredung absagen. Du musst fortan nicht ausschließlich Suppen, Salate und Sauerkraut essen. Das würde nur deinen inneren Rebellen wachrufen. Du musst keine strengen Verhaltensregularien aufsetzen. Unnötige Spannungen zu schaffen würde deinen Erfolg nur untergraben. Wenn du rebellisch veranlagt bist und Regeln gern brichst, würdest du ohnehin selbst deine eigenen Regeln brechen. Und solltest du eine Perfektionistin sein und dich doch nicht an die eigenen Regeln halten, wirst du dich nur selbst enttäuschen und dein Muster psychosomatischer Selbstgeißelung auslösen. Beginne mit einem konkreten Verhalten, das zwar einfach, aber effektiv erscheint, und beobachte über einige Zeit, ob es funktioniert. Am Ende dieses Kapitels findest du Tipps für den Anfang.

Vergiss nicht: Du bist an kleinen Erfolgserlebnissen mehr interessiert als an einem perfekten Bild. Lobe dich für Fortschritte. Wiederhole deinen Leitsatz. Nimm die Unterschiede wahr und lasse dich von ihrer aufkeimenden Dynamik tragen. Unerwünschte Gewohnheiten werden ganz natürlich von dir abfallen wie das Herbstlaub vom Baum. Leichtere, frühere Abendmahlzeiten bedeuten weder antisozial noch dogmatisch zu sein. Ihre Bedeutung liegt in langsamen, steten Veränderungen, die deine Physiologie stärken. Es wird dich überraschen, aber dein soziales Leben wird sich anpassen. Und man weiß ja nie – vielleicht ist gerade dies dein Schlüssel zu einem erstrahlenden Körper.

Deinen Erfolg von hinten aufrollen

Zwischen deinem derzeitigen Leben und dem, das du anstrebst, kann durchaus eine große Schlucht klaffen, zu breit, um sie mit einem Satz zu überspringen – probiere es nicht. Schlage stattdessen von dem Punkt aus, den du erreichen willst, eine Brücke zurück in die Gegenwart. Sind andere Menschen beteiligt, ist der Exkurs »Wie du deine Gewohnheiten in Beziehungen weiterentwickelst« (ab Seite 107) entscheidend für deinen Fortschritt. Für den Moment beginnst du mit einer kleinen Veränderung, die dir ganz allein aus dem Stegreif gelingen kann: Iss abends entweder etwas früher oder etwas leichter. Schreibe dir diese Änderung jetzt direkt auf und notiere sie mehrfach in deinem Kalender. Oder wie man unter Architekten sagt: »Was geplant ist, wird gebaut!«

Im Laufe der Jahre habe ich mit Dutzenden Yoga-Lehrenden gearbeitet, die abends unterrichten. Während sie mit mir den Ayurveda studierten, fingen sie an, jeden Abend zu bedauern, den sie nicht zu Hause verbrachten. Ihr Muster sah Abendessen nach dem Unterricht vor, also nach 21 Uhr, was ihre Schlafenszeit nach hinten verschob und den Spaß an Meditation und dem eigenen Üben am frühen Morgen verdarb. Sie wollten nach den Lehren leben, doch die Abendkurse auf vormittags zu verschieben kam kurzfristig nicht infrage.

Ich wandte das Prinzip der kleinen Schritte an und schlug den Yoga-Lehrenden vor, ein leichtes Abendessen vor dem Unterricht einzunehmen. Viele aßen dann ohnehin einen Snack. Eine halbe Avocado zusätzlich vor dem Kurs und eine Tasse Brühe, Miso-Suppe oder Kräutertee mit Milch nachher war häufig schon ausreichend, um es ohne echten Hunger an den Kursabenden bis zum Frühstück am nächsten Tag zu schaffen. Ein warmes Getränk vor dem Schlafen bewirkt ein Sättigungsgefühl, ohne davon belastet zu werden. Eine andere Möglichkeit ist, von drei Mahlzeiten pro Tag auf zwei zu reduzieren – eine gegen 10, die andere gegen 16 Uhr.

Mit dem Satz »Die Küche ist geschlossen!« verkündete meine Mutter regelmäßig das Verbot, Kühlschrank und Schubladen nach Essbarem abzugrasen. Bei uns gab es ordentliche Mahlzeiten, anschließend war die Küche geschlossen. Meine Schüler haben dieses Mantra übernommen, um sich nach dem Abendessen vom Naschen abzuhalten. Schon eine Handvoll Rosinen, jedes Stückchen Schokolade verlangt vom Verdauungsapparat Überstunden. Denke an das Atembeispiel oben: Wenn du abends nicht aufhörst zu essen, ist es, als blockiertest du vor dem nächsten Atemzug die Ausatmung.

Falls du gern Desserts isst, mach daraus vielleicht eine kleine Belohnung für das Aufräumen, aber schließe danach die Küche. Falls du in einer Gemeinschaft lebst, schließe die Küche eben für dich selbst, indem du deine Zähne unmittelbar nach der letzten Mahlzeit des Tages mit Bürste und Zahnseide reinigst.

Abhilfe bei Nachtarbeit

Vielen Menschen bleibt der traumhafte Luxus verwehrt, nachts schlafen zu dürfen und tagsüber zu arbeiten. Zu ihnen zählen Pfleger, Ärztinnen, Wachleute, Polizistinnen, Köche, Barkeeper, Kellnerinnen, Musiker und viele andere.

Das Problem ist, dass übermäßige Nachtarbeit verheerende Schäden in deinem System anrichtet. Unter solch ungünstigen Bedingungen ist es notwendig, dass du Gewohnheiten annimmst, die deinen Körper stärken. Ob du an vier Nächten in der Woche kellnerst oder zwei Nachtschichten im Krankenhaus arbeitest, du musst aus den wenigen Nächten zu Hause für dich das Beste machen. Du brauchst ein sehr stabiles Immunsystem, um regelmäßig nachts zu arbeiten.

Einerseits bewegst du dich gegen die mächtige Dynamik des zyklischen Rhythmus; andererseits sind wir als Spezies erstaunlich widerstandsfähig. Um nachts zu arbeiten und gleichzeitig dein Immunsystem vor Schaden zu bewahren, brauchst du Rhythmen der Fürsorge für deinen Körper. Verteidige deine freien Abende, als hinge all deine Lebensenergie davon ab, denn das tut sie. Schaffe friedliche Abende zu Hause, damit du früh genug zur Ruhe kommen kannst – selbst wenn du Mitte zwanzig bist und es gern wie ein Rockstar krachen lässt: Sieh dein eigenes Ganzes und räume ihm höhere Priorität ein. Eine Partynacht in der Woche oder alle 14 Tage, in Ordnung, aber nicht bei jeder Gelegenheit. Gehe früh schlafen. Steh früh auf und verbinde deine Aufmerksamkeit mit deinen langfristigen Zielen.

An den Abenden vor Nachtschichten solltest du so früh wie möglich essen; dann kommst du bis zur Schlafenszeit besser über die Runden. Iss vollwertige Lebensmittel und nahrhafte Fette, um deinen Blutzucker stabil zu halten. Wenn du in den frühen Morgenstunden nach Hause kommst, nimm eine Tasse Kräutertee mit Süßholzwurzel und Fenchelsamen zu dir. Reibe deine Füße mit ätherischen Ölen von Lavendel und Zedernholz ein, bevor du in die Federn kriechst. Iss nicht spät in der Nacht oder vor dem Schlafen. Optimiere diese Entschleunigungsroutine so, dass sie schnell und effektiv ist.

Wenn deine nächtliche Arbeit mit dem erhöhten Konsum von Koffein und raffiniertem Zucker als Energielieferanten einhergeht, leistest du tiefen inneren Verletzungen Vorschub. Deine Haut wird schneller altern. Du wirst aus dem Lot geraten, und deine Träume zu verfolgen wird zu einer immer größeren Herausforderung. Mach eine kurze Detox-Kur, um den Bedarf an Muntermachern zu reduzieren. Das Leben gegen den natürlichen Zyklus bedeutet für deinen Körper schon genug harte Arbeit. Mit der Reinigung wirst du eine tiefe, authentische Energiequelle freilegen.

Falls dein Immunsystem schon geschwächt ist und deine Energie erschöpft, falls du dich festgefahren fühlst, neben der Spur deines Lebens, beginne Pläne zu schmieden: Wie sollen deine täglichen

Routinen in der Zukunft nach deinen Wünschen aussehen? Verwende jede Woche etwas Zeit darauf, deinen Plan B oder deine Ausstiegsstrategie entsprechend dem ersehnten Ruhe-Rhythmus deines Körpers weiterzuentwickeln.

Bist du vollgestopft oder satt?

Während du die Gewohnheit, leichter und früher zu Abend zu essen, stetig übst, überprüfe anhand der folgenden Aussagen, ob du sie auch wichtig genug nimmst:

- Du fühlst dich großartig mit deinem Körpergewicht.
- Beim Aufwachen fühlst du dich leicht und energiegeladen.
- Nach dem Abendessen hast du ein Bedürfnis nach Bewegung, handelst danach und machst einen Spaziergang, erledigst Hausarbeiten oder tobst an der frischen Luft.
- Nach dem Abendessen fühlst du dich nicht vollgestopft, sondern zufrieden.
- Am Ende des Tages verspürst du eine natürliche Müdigkeit, jedoch keine Erschöpfung.
- Wenn du zu Bett gehst, fühlt sich dein Bauch leer und leicht an, jedoch bist du nicht hungrig.

Diese Zeichen deuten darauf hin, dass deine Abendmahlzeit leicht und früh genug ist. Hast du diese frühen, leichten Mahlzeiten einmal in deinen Alltag integriert, bist du bereit für die nächsten beiden Übungsschritte, in denen du dich mit den gesunden Zeiten für Schlaf und Aufwachen befassen wirst. So gewinnst du drei gesunde Gewohnheiten mit dem Aufwand für eine.

TIPPS FÜR EIN FRÜHES, LEICHTES ABENDESSEN

- Iss etwas, das in einem Topf oder einer Schüssel zubereitet wurde – Suppe oder Salat.
- Verwende Schälchen oder Frühstücksteller.
- Setze den Wochenspeiseplan ein.
- Plane deine Einkäufe.
- Iss abends eine Variante des Mittagessens, wenn du wenig Zeit zum Kochen hast.
- Iss regionale und saisonale Produkte in Hülle und Fülle.
- Bereite dein Abendessen schon mit dem Frühstück zusammen vor.
- Röste Wurzelgemüse morgens, um es abends aufzuwärmen.
- Verwende einen Schongarer.
- Plane vorausschauend.
- Versuche, zwei Minuten Tiefenatmung zu üben, bevor du in die Küche gehst.

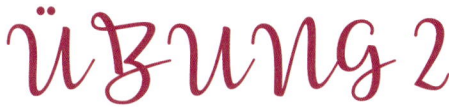

ÜBUNG 2

FRÜH ZU BETT GEHEN

WAS ES BRINGT

Werte deine Bettzeit-Routine durch gesunde Gewohnheiten auf, die dich zur Ruhe kommen lassen. Vor 22 Uhr solltest du dich schlafen gelegt und das Licht ausgeschaltet haben. Leidest du unter chronischer Müdigkeit, Verspannungen, Problemen mit dem Immunsystem oder einem ausgezehrten Nervenkostüm, dann strebe besser 21 Uhr als Zubettgehzeit an. Ziehe den Moment des Zubettgehens wöchentlich um eine Viertelstunde oder monatlich um eine Stunde vor, bis du das Ziel erreicht hast. Selbst Nachteulen profitieren davon, Lerchen zu werden.

WARUM DU ES TUN SOLLTEST

Du willst möglichst viele Tage morgens frisch aufgetankt und voller Energie beginnen. Wenn du nach 22 Uhr zu Bett gehst, verbrauchst du die Energie für morgen schon am Vortag – das heißt, du nimmst ständig ein Minus in Kauf. Gehst du aber rechtzeitig schlafen, kannst du früher aufstehen und erlebst die Herrlichkeit des Tagesanbruchs mit Vorfreude und wachen Augen. Willst du zur Bestform auflaufen – oder nur hinterherhecheln?

WIE MAN BEGINNT

Denke wieder vom Ziel her und lege die Schlafenszeit fünfzehn Minuten früher als sonst in deinem Tagesplan fest. Wiederhole diesen Schritt, bis du dich morgens durchweg ausgeruht fühlst. Lass dich mithilfe der Alarmfunktion deines Smartphones an den Kickstart deiner neuen Routine erinnern: runterfahren, ausklinken und ab ins Bett. Am Ende eines gesund gelebten Tages ist deine Belohnung eine effektive, entschleunigende Wohlfühl-Routine und wohlverdiente Erholung. Wenn du in die Federn schlüpfst, entspannst du deinen Körper und spürst den Empfindungen deiner physischen und mentalen Ermüdung oder Unrast nach. Lass los. Breite dich aus. Heiße die Ruhepause und Heilung willkommen.

»Morgenstund hat Gold im Mund« ist eine Weisheit, nach der schon unsere Großeltern erzogen wurden. Statistisch stehen die Chancen gut, dass du dich so verhältst, als wärest du davon ausgenommen. Doch was ist der Preis dafür, den Heilungszyklus deines Körpers zu vernachlässigen?

Unsere Kultur lässt kaum zu, dass wir erkennen, wie müde wir wirklich sind. Unsere Erschöpfung hat sich in unsere Physiologie eingewoben und zerstört allmählich unser Immunsystem. Dessen Aufgabe ist es, deinen Kosmos zusammenzuhalten, integer, geerdet und stark. Wenn du ehrlich bist, kannst du spüren, wie tief dein unangemessenes Schlafverhalten dich schon in den Abgrund der Verzweiflung getrieben hat – es ist die kulturell bedingte Überstimulation und Überforderung, die solche persönliche Erschöpfung hervorruft. Und meistens steht es dir nicht nur bis zum Hals.

In unserer modernen Zeit verfügen wir über die coolsten High-Tech-Kommunikationsgeräte, das Kommunikationsmodul unseres Körpers aber – unser Schutz- oder Immunsystem – liegt in Fetzen. Die bekannten Autoimmunerkrankungen treten immer häufiger auf, und es kommen neue hinzu. Ich wette, du kennst fünf Menschen, die unter einer der folgenden Krankheiten einer zusammengebrochenen Immunabwehr leiden:

- Gelenkrheumatismus
- Hashimoto-Thyreoiditis
- Morbus Basedow
- Diabetes Typ 1
- Multiple Sklerose
- Lupus erythematodes
- Fibromyalgie
- Psoriasis (Schuppenflechte)
- Chronisch-entzündliche Darmerkrankung

Die aktuelle Liste der Autoimmunerkrankungen verzeichnet über achtzig Krankheiten. Das ist nicht gut. Darüber hinaus leiden nach Schätzungen der Asthma and Allergy Foundation of America jährlich 50 Millionen Amerikaner unter Allergien – eine lediglich weniger heftige Manifestation entgleister Immunreaktion. Demnach sind Allergien die sechstgrößte Ursache chronischer Erkrankungen in den USA. In Deutschland sind ca. 20 bis 30 Millionen Menschen betroffen.[1] Wenn wir über das Immunsystem reden, reden wir auch über Körperintegrität, also den Zustand, unversehrt zu sein und sich ganz zu fühlen. Wenn du immunologische Integrität besitzt, besitzt du eine innere Stärke gegen Krankheit. Du stellst sozusagen deine eigene Abwehr. Bist du aber immer müde, dann verlieren deine Abwehrkräfte an Stärke und Einheit.

Sehr viele Kinder und Teenager sind müde, die meisten Erwachsenen ausgepowert. Das US Center for Disease Control (CDC) nennt unzureichenden Schlaf eine Volkskrankheit.[2] Insgesamt scheint die Schlafdauer im Laufe der zweiten Hälfte des 20. Jahrhunderts um 1,5 bis 2 Stunden pro Nacht abgenommen zu haben (um rund 25 Prozent).[3] Als Kultur missachten wir unsere Energie-Integrität, was unsere Immunabwehr stört.

Unser Schlafzyklus ist mit dem Rhythmus von Tag und Nacht, Licht und Dunkel außerhalb unseres Körpers synchronisiert. Aus dem Einklang mit diesem zirkadian genannten Rhythmus entspringt Gesundheit. Entwickelst du jedoch davon abweichende Rhythmen, sind sie von Fettleibigkeit, Diabetes, Depression, bipolaren und saisonal-affektiven Störungen bedroht (um nur einige der nachgewiesenen Risiken zu nennen).[4] Zu wenig Schlaf lässt auch die Wahrscheinlichkeit steigen, an Krebs zu erkranken.[5] Wenn du nach 22 Uhr vor elektronischen Spielen oder sonstigen Bildschirmen sitzt, spielst du mit dem Feuer.

Tiefer, regelmäßiger Schlaf von Sonnenuntergang bis kurz vor Sonnenaufgang ist das Lebenselixier deiner Immunabwehr. Wenn du deine Energiereserven regelmäßig über Nacht verbrennst, brennst du dich selbst aus. Ayurveda erklärt dies so: Die vorherrschende Energie zwischen 22 Uhr und 2 Uhr nachts wird von der feinstofflichen metabolischen (umbauenden) Energie *pitta* gesteuert, der Energie von Verdauung, Stoffwechsel und Entgiftung (s. Abb. auf Seite 60). Bist du nicht früh genug im Bett, kann dein Körper nicht unschädlich machen, was sich über den Tag an mentalem und physischem Stress angesammelt hat.

Die Stunden vor 22 Uhr gehören der langsamen, anabolischen (aufbauenden) und füllenden Energie *kapha*, der Energie von Verbindung und Zusammenhalt, die Zufriedenheit und Entspannung hervorruft. Schläfst du vor 22 Uhr ein, wirst du durch Kapha auf ruhige, tröstende Weise sozusagen neu eingestellt. Die Energie, mit der du einschläfst, wird zur dominanten Energie in deiner Schlafphase.

Diese milde, besinnliche Energie des frühen Abends richtet auf und erneuert. Stimmst du dich auf die Kapha-Natur dieser Tageszeit ein, wirst du merken, wie gut die Schwingungen sind, wie leicht und fließend das Gespräch. Dies ist der besinnliche Moment des Bewusstseinszyklus, in dem du auf deinen Tag und auf dein Leben zurückblicken kannst. Aus dieser Gestimmtheit erwächst Versöhnung. Die Atmosphäre verdichtet sich, deine Augenlider werden schwer. Im Einklang mit dieser Stimmung weißt du, dass es Zeit ist, ins Bett zu gehen.

Wenn du nach 22 Uhr noch aufbleibst, irritierst du dein System der inneren Ordnung, das nur mit gutem Schlaf gut funktioniert. Als Nachteule machst du es deinem Körper schwer, das Haus in Ordnung zu halten. Das wird dein Immunsystem mit der Zeit überfordern. Bei einer heruntergewirtschafteten Immunabwehr sprechen wir im Ayurveda von einem Mangel an *ojas* (Lebensfrische).

Nachteulen, hütet euch vor dem verhängnisvollen »zweiten Schub«

Vielleicht bist du es gewohnt, die besänftigenden Botschaften deines Körpers am Ende des Tages zu ignorieren. Bist du in einer Familie von Nachteulen aufgewachsen, in der die zyklische Entschleunigung missachtet wurde – jener Übergang in die langsame, schlaftrunkene, kosmische, anabolische Energie von Kapha –, dann weißt du vielleicht gar nicht, dass dieser Zustand existiert. Falls du jemals zelten warst, kannst du dir dieses Gefühl trotzdem erschließen: Die Sonne geht unter, du wirst schläfrig und gehst früh zu Bett. Ist dir aufgefallen, dass du deine Schläfrigkeit ohne elektrisches Licht besser wahrnimmst?

Viele Eltern kleiner Kinder erzeugen diese Stimmung, indem Sie das Licht dimmen, wenn sie Gute-Nacht-Geschichten vorlesen. Während sie ihre Kinder zur Ruhe kommen lassen, spüren sie auch ihre eigene Müdigkeit. Vergleiche dies einmal damit, wie du nach dem Abendessen den Fernseher einschaltest oder dein Tablet anmachst. Fällt dir dabei auf, dass du zu Beginn dieser Bildschirmzeit müde bist, aber noch bevor du dies bemerkst, schon einen Energieschub bekommst?

Das ist der verhängnisvolle »zweite Schub«. Wärst du früher zu Bett gegangen, hättest du ihn einfach verschlafen. Diese ansteigende Energie ist dazu gedacht, dein Inneres, dein körperliches Gehäuse aufzuräumen, während du auf Traumreise durch die Wogen ätherischer Gefilde gehst. Wenn du aber »Nächste Folge« anklickst oder die nächste E-Mail öffnest, werden dein Geist und deine Seele noch mehr neue Informationen aufnehmen, statt den Tag zu verarbeiten, den du gerade gelebt hast. Das entspricht dem Nachschlag, den du dir nimmst, obwohl du schon satt bist. Mentale Verdauung und Reflexion sind die Schlüssel zum Aufbau von Ojas.

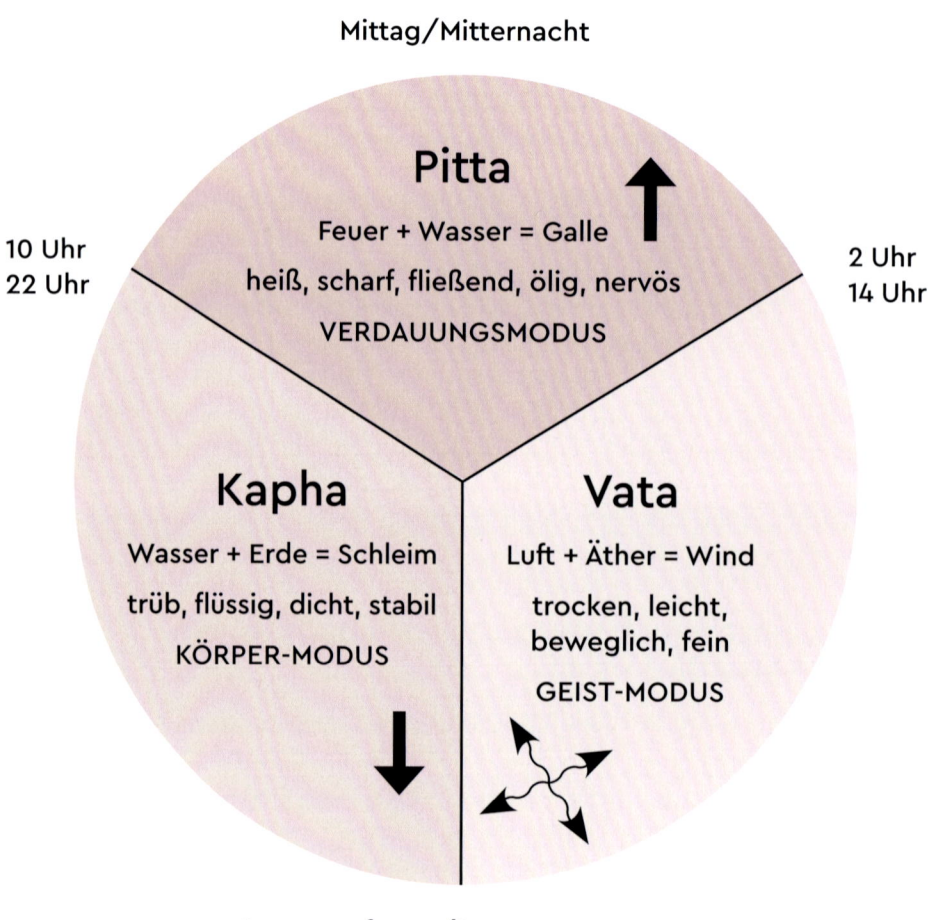

Die drei Energien in Körper und Geist des Menschen

Wenn du dich auf den verhängnisvollen zweiten Schub einlässt, beleihst du dein Morgen und gerätst in ein Defizit. Dieses Defizit durchzieht deine tiefsten Energiespeicher und dringt in dein Immunsystem ein. Du musst nun deinen Biorhythmus optimieren, indem du auf die subtilen, feinstofflichen Botschaften deines Körpers hörst und sie anerkennst. Achte besonders auf die Art, wie dein Körper seine Abendmüdigkeit mitteilt. In der Kapha-Phase solltest du den Impuls verspüren, loszulassen und zur Ruhe zu kommen. Folgst du dem nicht, bist du aufgedreht, wenn du zu Bett gehst, und dein Schlaf wird von dieser Energie beeinflusst. Gleiches verstärkt Gleiches. Spüre stattdessen, wie die Schwerkraft dich nach unten zieht. Ergib dich deiner natürlichen Körper-Uhr, nach der deine Organe und Systeme arbeiten, dann erlangst du eine bessere Gesundheit, wahre Energie und immunologische Integrität.

Forschungen zeigen, dass du deinen Körper auf die Produktion von Cortisol gegen 20 Uhr trainierst, wenn du spät zu Bett gehst und zu wenig schläfst.[6] Dieses stimulierende Hormon verhindert, dass du zur Ruhe kommst. So wirst du in eine negative Rückmeldungsschleife hineingezogen, die zu erheblichen endokrinen Störungen führt. Mit einer Schlafentzug-Studie haben Forscher herausgefunden, dass »der Anstieg des abendlichen Cortisol-Spiegels durch chronischen Schlafverzicht dazu geeignet ist, die Entwicklung einer Insulin-Resistenz zu fördern und damit das Risiko für Fettleibigkeit und Diabetes«.[7] Darüber hinaus regt Schlafverlust den Appetit stärker an, als notwendig wäre, um die durch das Aufbleiben verbrauchten Kalorien zu ersetzen. Kurz gesagt: Du musst gegen 20 Uhr zur Ruhe kommen, um tiefen Schlaf und eine gründliche Fettverbrennung zu ermöglichen und dein Hormonsystem wieder ins Gleichgewicht zu bringen. Tust du dies nicht, greifst du in dein Hormonsystem ein, zu dem neben dem Stresshormon Cortisol unter anderem auch das Thyreoidea-stimulierende Hormon (TSH) und deine Wachstumshormone gehören. Schlafforscher haben eine Verbindung zwischen Schlafentzug und Übergewicht festgestellt:

> Während der zweiten Hälfte des 20. Jahrhunderts haben sich die Fälle von Fettleibigkeit nahezu verdoppelt, und mit diesem Trend korreliert der Rückgang der nach Selbsteinschätzungen ermittelten Schlafdauer. Die Entdeckung profunder Veränderungen der neuro-endokrinen Appetitkontrolle unter dem Einfluss von Schlafmangel stimmt mit den Ergebnissen mehrerer epidemiologischer Studien überein, die einen negativen Zusammenhang zwischen Schlafdauer (laut Selbsteinschätzung) und Body-Mass-Index aufgedeckt haben. Zusammengenommen legen die derzeitigen Nachweise eine mögliche Rolle von chronischem Schlafmangel im Zusammenhang mit der aktuellen Epidemie von Fettleibigkeit nahe.[8]

Liegt deine durchschnittliche Schlafdauer bei sechs bis sieben Stunden, lebst du eindeutig gefährlich. Laut dieser CDC-Berichte führt die Reduzierung deines Schlafes auf lange Sicht zu jeder nur denkbaren Schieflage oder Krankheit und selbst zu Unfällen.[9] Addierst du dein Schlafdefizit weiterhin Nacht für Nacht auf, musst du mit unerwünschten kostspieligen und langfristigen Problemen rechnen.

Ojas und Immunintegrität verstehen

Ojas könnte man als das bezeichnen, was unser Immunsystem zusammenhält. Es ist unsere subtile, vergeistigte Energie. Ojas ist das Endprodukt von exzellenter Verdauung und Gewebebildung. Daher spiegelt die Qualität unseres Ojas auch unser Bewusstsein und unsere Entscheidungen wider. Ojas schafft und schützt die funktionierende Kommunikation unter all den Zellen und Systemen in unserem Körper. Integrität zeigt Zusammenhalt, gemeinsame Identität, Vereinigung an, aber auch Stabilität, Robustheit und Langlebigkeit. Zellen sind für vieles zuständig, etwa die Einkäufe rein- und den Müll rauszutragen, mit den Nachbarn zu reden und natürlich für ihren Job im jeweiligen System des Körpers. Je besser deine Zellen als ein intelligentes, einheitliches Ganzes zusammenarbeiten, umso mehr erlebst du exzellente Gesundheit und starke Immunität.

Obwohl die regelmäßige Missachtung einer der 10 Body-Thrive-Übungen dein Ojas zerstören kann, so geschieht dies doch auf schnellstem Wege durch spätes Aufbleiben. Wenn du weiterhin Raubbau an deinem Körper treibst, weil du den Posteingang aufräumst, die Lieblingsserie oder -Mannschaft sehen willst, wirst du dein Ojas allmählich zerstören. Zu einem Ojas-zersetzenden Lebensstil gehört typischerweise:

- ✱ Schlafmangel
- ✱ bei Erschöpfung durchhalten, statt Pause zu machen
- ✱ zu enge Termintaktung und Überforderung
- ✱ Koffein, Zucker oder Schokolade (auch Desserts) für den ersten, zweiten oder dritten Energieschub
- ✱ gewohnheitsmäßiges Grübeln, Ängste schüren
- ✱ wahllos und zufällig essen, statt gesund und geregelt
- ✱ Aufrechterhalten ungesunder Beziehungen
- ✱ Mangel an Selbstvertrauen und Sich-Ergehen in negativen Selbstgesprächen
- ✱ Stagnation der Körperflüssigkeiten aufgrund fehlender täglicher Bewegung
- ✱ flache Atmung

Bist du dir einmal dieser Faktoren bewusst, wirst du leicht feststellen können, wo du das Rad anhalten solltest. Dann kannst du eine Sequenz gesünderer Gewohnheiten einführen und die Selbstzerstörung beenden.

Kaizen am Abend, um Ojas aufzubauen

Eine friedliche, entspannende Abendroutine ist die schnellste Methode, Ojas aufzubauen. Ein frühes, leichtes Abendessen bringt dich auf den richtigen Dampfer. Isst du zu spät und zu schwer, legt das Schiff ohne dich ab.

Eine schlichte, frühe Mahlzeit am Abend lässt dir Zeit für Aktivitäten vor dem Zubettgehen. Das reguliert deine Verdauung, verbrennt ein paar Kalorien und du fühlst dich wohl in deinem Körper.

Meine Familie unternimmt gern einen Spaziergang, erledigt etwas Haus- oder Gartenarbeit oder springt auf dem Trampolin. Wenn du dich in deinem Leben festgefahren fühlst oder so, als arbeite die Zeit gegen dich, solltest du die Kaizen-Methode einsetzen, um dein Leben mit deinem Biorhythmus zu synchronisieren.

Was sind die kleinen Gewohnheiten, die dir zu Abenden verhelfen könnten, wie du sie dir wünschst? Was verhilft dir zu dem, was dein Körper sonst noch braucht? Nimm dir einen Moment Zeit und deine typische Abendroutine unter die Lupe – und zwar die, auf die du zurückfällst, wenn du dein Muster nicht durchbrichst. Genau, diese.

Was läuft gut für dich? Was gefällt dir daran? Wo ist Luft nach oben? Erinnere dich an die grundlegendste Regel der Gewohnheitsevolution: Ein kleiner Bissen und gründlich kauen. Schlucken. Und von vorn.

Hier wäre so ein kleiner Bissen für eine überarbeitete Abendroutine: Gleich nachdem du die Küche »geschlossen« hast, machst du zwei Minuten Pause auf der Couch und gehst entspannt in eine tiefe, bewusste Atmung. Atme die Anstrengungen des Tages aus. Atme Erfrischung ein. Lass dich in deinen Körper fallen. Falls du dich lieber hinlegen und für zwei Minuten die Augen schließen möchtest, tu das. Bist du erschöpft, spüre dem Gefühl nach, lass dich hineinfallen, statt ihm auszuweichen. Tritt in Kontakt mit deinem Körper. Anhand dessen, was dein Körper braucht und verlangt, *visualisiere* nach zwei Minuten den Rest deines Abends. Eine solche Kurz-Evaluation in Form eines Zwei-Minuten-Checks strukturiert deinen Abend neu, macht ihn entspannt und fließend. Vielleicht verlangt dein Körper nach einem Spaziergang, einem Bad, einer Umarmung oder nach Schlaf. Indem du dir die Bedürfnisse deines Körpers vor Augen führst, säst du die Saat für dein künftiges Verhalten aus.

Sollte es sich als schwierig erweisen, deine Zubettgehzeit auch nur in 15-Minuten-Schritten vorzuziehen, füge diesen kurzen Body-Check vor oder nach dem Abendessen in deinen Ablauf ein. Wähle einen Zeitpunkt bewusster Entscheidungen, z.B. nachdem der Abwasch getan und die Küche geschlossen ist: Das Schließen der Küche eignet sich als Auslöser in Form einer vorausgegangenen Handlung. Füge an dieser Stelle deine neue Gewohnheit ein.

Die Bedingungen für einen tiefen Schlaf schaffen

Die »Früh-zu-Bett«-Gewohnheit beginnt und endet nicht mit dem Moment, in dem du dich ins Bett legst. Eine nächtliche Ruhepause von besserer Qualität, eine tiefe Energetisierung und eine entspannte Geisteshaltung musst du vorbereiten. Am Ende eines Tages hast du Erlebnisse, Empfindungen, Gedanken und Ideen angesammelt. Gönne dir ein wenig Zeit, deine Aufmerksamkeit nach innen zu richten, das Tagesgeschehen zu verarbeiten und dessen Spuren zu beseitigen, bevor du dich hinlegst. Kombiniere dies mit einem früheren, leichteren Abendessen und dem Verzicht auf Snacks zwischen den Mahlzeiten und erlebe den Unterschied zwischen dem Hochschrecken um 2 Uhr nachts auf der einen Seite, wenn neue Projektideen oder Sorgen dich wecken, und dem friedlichen Durchschlafen bis zu einem Morgen voll neuer Frische und Energie auf der anderen. Kurz, du solltest mit klarem Kopf zu Bett gehen.

Wenn dein Verstand ein Muskel ist, den du stärken kannst, ist deine Psyche wie eine formbare, sumpfige Unterwelt, die deine Gedanken, Gefühle und Gewohnheiten manipuliert. Nutze dies zu deinem Vorteil, sonst könntest du von einem Monster in den Sumpf gezogen werden. Sieh vor deinem geistigen Auge den Weg, den dein Unterbewusstsein am nächsten Tag nehmen soll. Gehe vorab im Geiste durch, wann und wie du aufstehen und den Tag beginnen wirst, was du isst und trinkst, woran du arbeitest, wann und wie du trainieren und entspannen wirst. Das erfordert weniger als eine Minute und lässt günstigere neuronale Pfade entstehen. Beim Einschlafen und beim ersten Aufwachen ist dein Geist am formbarsten – und damit auch die Muster deiner Gewohnheiten. Dieser Tipp beschreibt die einfachste Methode, mit geringem Aufwand Ordnung in die geheimnisvolle Unterwelt zu bringen und dein Leben neu auszurichten.

Verbessere deine Schlafgewohnheiten und deine Umgebung

Falls du einen leichten Schlaf hast und während der Nacht aufwachst, behebe die Ursachen. Liegt es daran, dass du chronisch Stress empfindest, musst du dein Nervensystem darauf trainieren, zur Ruhe zu kommen. Liegt es an der Umgebung, bringe sie in Ordnung.

Das Schlafzimmer ist zum Schlafen da. Ist es zu hell oder zu laut? Fühlst du dich durch eine andere Person gestört? Wenn du dir Klarheit und Ruhe für deinen Schlaf wünschst, sollte deine Schlafumgebung klar und ruhig sein. Gleiches verstärkt Gleiches. Klarheit verstärkt Klarheit. Halte den Raum, in dem du schläfst, frei von Krempel und Anregungen. Halte diesen Raum heilig, sammle Herumliegendes jeden Morgen auf. Wenn du Schlafprobleme hast, lies nicht im Bett. Trainiere dich darauf, im Bett nur zu schlafen.

Ich selbst verwende eine lichtdichte Schlafmaske, denn ich bin geradezu lachhaft empfindlich gegen Licht. Reagierst du empfindlich auf Geräusche, probiere einmal, ob ein kleiner Wattebausch hilft, den du mit einem kleinen Spritzer Sesamöl benetzt und mit der öligen Seite in dein Ohr steckst. Dies dämpft nicht nur die Geräusche, sondern lenkt deine Wahrnehmung nach innen und beruhigt deine empfindlichen Sinne.

Zudem solltest du möglichst gerade ausgerichtet schlafen. Leite deine Schlafphase zunächst so ein, wie du es vom Ende einer Yoga-Stunde kennst, wenn du *Savasana* praktizierst, die Totenstellung, um die Übungen in dich aufzunehmen: Liege ohne Kissen flach auf dem Rücken und nimm einfach den Tag in dich auf. Lege in deinem Unterbewusstsein die mentalen Pfade für den morgigen Tag an. Erlaube dir, dass die Müdigkeit in Körper und Geist einsetzt. Falls du anschließend deine Haltung ändern möchtest, tu dies mit Achtsamkeit. Auf der Seite oder auf dem Rücken zu liegen ist am besten. Falls du ein Seitenschläfer bist, lege ein Kissen zwischen deine Knie, um Wirbelsäule und Hüften gerade auszurichten. Lege deine Knöchel aufeinander. Mit dem Kopfkissen richtest du den Kopf so aus, dass auch die Halswirbelsäule in einer gerade Linie liegt. Schläfst du lieber auf dem Rücken, entwöhne dich aus dem gleichen Grund allmählich vom Kopfkissen, damit dein Hals nicht nach vorn gekrümmt wird. Wenn du deine Schlafposition verändern willst, halte dich an die Methode der kleinen Schritte, um deinen Schlaf nicht zu stören.

Falls du zu Schlaflosigkeit oder Schlafunterbrechungen neigst, bediene dich einer Entspannungsstrategie. Wenn ich mitten in der Nacht aufwache, atme ich einen Moment lang tief und meditiere dann in Rückenlage. Die Atemzüge zu zählen und jedes Mal bei Null zu beginnen, wenn man den Faden verloren hat, ist zum Beispiel eine einfache, effektive Strategie, das Feuer geistiger Stimulation zu umschiffen, statt es versehentlich anzufachen. Falls du Mantren singst, tu dies leise. Erlaube deiner Wahrnehmung, in einer beruhigenden Übung Zuflucht zu finden, das verschafft dir schon ähnliche Wohltat wie der Schlaf. Falls Schlaflosigkeit ein sich wiederholendes Muster ist, gewöhne dir den regelmäßigen Genuss von Koffein und Alkohol ab, wähle entkoffeinierten Kaffee und Mineralwasser. Oder mache dir vor dem Schlafen einen Tee oder eine goldene Milch (tierische oder pflanzliche Milch, die mit Kurkuma und Gewürzen aufgekocht wird: Ingwer macht die Milch leichter verdaulich, Muskatnuss beruhigt die Nerven) mit Honig, falls gewünscht.

Runterkommen mit der »Ah-Atmung«

Als Mutter mit einem fordernden Beruf bin ich durchaus nicht gegen den Impuls gefeit, aus jedem Tag mehr herauszupressen. Doch inzwischen bin ich so weit, dass ich mich selten von der Versuchung leiten lasse, mehr zu erledigen. Der Trick sind die eingebauten Auslöser und Gewohnheiten, um sich nicht auf dem Pfad unbeabsichtigter Selbstzerstörung zu verlieren.

Als meine Tochter noch ein Baby war, begannen wir mit dieser simplen Routine: Ich machte sie bettfertig, wie es für Mütter mit Babys typisch ist – Bad, Ölmassage und Pyjama, dann dimmten wir das Licht, lasen ein paar Geschichten, kuschelten uns ins Bett und übten die »Ah-Atmung«.

Die Kraft der »Ah-Atmung« lernte ich bei der bezaubernden Meditationsmeisterin Sally Kempton kennen. »Ah« ist der elementarste Laut – der Laut des Kosmos. Er entsteht aus der Quelle und trägt uns zur Quelle zurück.[10] Er bildet den Anfang des dreiteiligen Lautzyklus *Aum* und den Klang des Göttlichen in jeder Sprache. Er ist unsere Intonation der großen offenen Weite von Raum und Zeit. Probiere es und beobachte, was mit deinem Mund geschieht. Sprich den Namen deiner bevorzugten Gottheit und lausche nach dem »aahhh«-Klang in ihrem Namen, zum Beispiel in Gott, Buddha, Gaia, Allah, Abba Yahweh, Jehovah, Inanna, Shiva, Shakti, Rama, Atman.

Meine Tochter Indy und ich liegen zusammen im Bett und ich sage: »Lass uns auf ›Ah‹ ausatmen. Jetzt lassen wir einen tiefen Atem hereinfließen. Siehst du, wie sich dein Bauch hebt? Und jetzt lassen wir einen Riesen-Laut aus unserem Riesen-Bauch kommen: ›Aaahhhh‹.« Und so geht es weiter für zehn langsame, tönende Atemzüge.

Mein Kind und ich haben diese Routine beibehalten. Indy ist in der Regel ein sehr aktives und geselliges Kind und noch recht aufgedreht, wenn sie zu Bett geht. Zu unserem Entschleunigungsritual gehört das »Aahhhtmen«. Da sie durch stetes Üben (*abhyasa*) an nahezu jedem Abend ihres Lebens geschult ist, überlässt sie sich dem Muster. Sie gähnt – ohne Ausnahme – nach dem dritten oder vierten »Aahhh«, einen Moment später reibt sie sich die Augen, fasst sich ins Gesicht oder zieht sich ihre geliebte braune Kuscheldecke an den Hals und gleitet in die schöne Tiefe friedvollen Schlafes.

Was hat all das damit zu tun, wie du die Erschöpfungssignale deines Körpers am Ende des Tages anerkennst? Nun, ganz zu Beginn unserer abendlichen »Ah«-Atmung fiel mir auf, dass ich – wie eine Fliege, die vom Staubsauger erfasst wird – auch selbst in tiefe Schläfrigkeit verfiel. Mit dem »Ah«-Laut vertieft sich mein Ausatmen. Ich atme Spannungen und Mikro-Stress des Tages aus. Falls ich müde bin, komme ich so in Kontakt mit ehrlicher Erschöpfung. Wenn man nicht dagegen ankämpft, ist Erschöpfung köstlich. Ich atme meine Nerven in eine Entspannungsreaktion. Dann probe ich im Geiste ein nährendes, erfrischendes Programm für den Abend. An manchen Abenden gehe ich zur selben Zeit zu Bett wie meine Siebenjährige, an anderen entspanne ich, reflektiere und regeneriere mich durch eine ausgedehnte Bettzeit-Routine.

Eine aromatische Liebesbeziehung

Bei meiner »Früh-zu-Bett«-Routine liebe ich es, hochwertige ätherische Öle zu benutzen. Die reinen, potenten Pflanzenaromen restrukturieren meinen Geist, indem sie meine Emotionen und meine Biochemie positiv beeinflussen. Wenn ich mich nach etwas Leicht-Luftigem sehne, verwende ich mit Lavendel aromatisiertes Kokos-Öl, um mir Füße und Nacken einzureiben. Ist aber mein Geist schon leicht und luftig und ich möchte ihn vor dem Schlafen einfangen, dann nehme ich Zedernöl. Wenn ich schon dabei bin, massiere ich den Bereich auf Höhe meiner Eierstöcke mit Muskat-Salbei, den Bereich der Lungen mit Eukalyptus oder nutze, wenn die Muskeln nach einem anspruchsvollen Workout schmerzen, eine Mischung aus Wintergrün und Pfefferminze für das Gesäß. Zur Verdünnung der ätherischen Öle verwende ich ein Basisöl (Kokos oder Sesam) oder Shea-Butter.

Wichtiger als diese Details ist das Konzept – ich habe sozusagen eine aromatische Affäre mit meinem Körper und meinen Sinnen, bevor ich zu Bett gehe. Die ätherischen Öle regen Theta-Gehirnwellen an, bringen mein Gehirn in einen Zustand tiefer Entspannung und stimmen es auf tiefe Erneuerung und Heilung während der Nacht ein.[11]

Mir helfen ätherische Öle. Dir mag diese oder aber eine andere bewusste, den Körper liebevoll pflegende Routine helfen. Wichtig ist nur die Erforschung: Welches Abendritual verleiht dir in deiner augenblicklichen Lebensphase die tiefste Ruhe? Ein Bad? Ein Spaziergang? Yin Yoga? Meditation? Stille Kontemplation? Tagebuch schreiben? Spirituelle Lektüre? Finde eine Praxis, die dir hilft, den Tag zu reflektieren und zu sortieren, und dich auf einen tiefen, erholsamen Schlaf vorbereitet.

Um dich leichter daran zu halten, visualisiere künftige Handlungen vor deinem geistigen Auge. Sieh dich eine gesündere Bettzeit-Routine durchlaufen. Du baust so einen enormen Energievorrat in dir auf. Dein Immunsystem wird kongruent, stark und stabil. Du wirst weniger anfällig für Stress, Unfälle, Beziehungsdramen und gedankenlose Entscheidungen.

Sei brutal ehrlich zu dir selbst, denn das Bewusstsein funktioniert mit brutaler Ehrlichkeit – oder subtiler Transparenz. Falls dein Kosmos bereits großartig funktioniert, wirst du sicher Ideen haben, wie es noch besser laufen könnte. Und funktioniert er nicht, wirst du wissen warum. Übe diese Gewohnheiten, bis du herausgefunden hast, was dich dahin bringt, dich so zu fühlen, wie du es dir wünschst.

Regeln, Rigidität und Flexibilität

Musst du jeden Tag um 22 Uhr schlafen gehen? Das hängt von deiner Gesundheit, deinem Alter, deinen Zielen und Wünschen ab. In gewissen Phasen deines Lebens kann dir diese Regel helfen, in anderen mag sie unmöglich umzusetzen sein. Betrachte deine täglichen Gewohnheiten in einem größeren Kontext, statt Fehlschläge vorzuprogrammieren. Und blockiere dich nicht durch Regeln und Versprechungen, die du nicht einhalten kannst.

Wie die meisten von uns komme ich mit strikten Regeln nicht gut zurecht. Regeln breche ich allein schon, um Autoritäten herauszufordern. Doch im Laufe der Zeit habe ich gelernt, dass es klüger ist, den Regeln der Natur zu gehorchen, wenigstens meistens. Die Regeln der Natur sind allgegenwärtig und allgemeingültig. Man kann sich nicht von dem abspalten, woraus man erwachsen ist. Allerdings kann man sich entscheiden, sein Leben besser oder schlechter für sich selbst zu gestalten. Wir sind alle frei, uns für Erschöpfung und Überforderung zu entscheiden. Wieder und wieder.

Nimm dir einen Moment zum Reflektieren: Was wäre für dich im Moment ein Mittelweg? Welche Uhrzeit ist aktuell angemessen, um zu Bett zu gehen? Und wie häufig kannst du deine maßvolle Regel brechen, um einerseits das wilde Leben zu genießen, andererseits auf der Spur deiner Ziele zu bleiben? Wir wissen nicht, welche kluge Person gesagt hat: »Alles in Maßen, auch das Maßvolle«, aber sie hat damit den Nagel auf den Kopf getroffen.

»Alles in Maßen, auch das Maßvolle.« Für meine Ojas-Bildung, meine »Früh-zu-Bett«-Routine bedeutet maßvoll, dass ich an etwa sechs Abenden in der Woche den Schalter zwischen 21 und 22 Uhr umlege.

Ich habe meine Zubettgehzeit über die Jahre allmählich vorgezogen. Besonders wenn ich auf einen Abgabetermin zusteuere oder sonst einige Turbulenzen erwarte, drehe ich meine Bettzeituhr auf 20.30 Uhr zurück und stehe um 4.30 Uhr auf. Ernsthaft. Je dynamischer und stringenter du dir dein Leben wünschst, je simpler sollten deine Regeln sein. Wenn ich ein Retreat leite oder auf einem großen Familientreffen bin, stehe ich zugunsten der Gemeinschaft mit den anderen für ein paar Tage etwas später auf. Doch direkt anschließend kehre ich zu meinen strikten Routinen zurück, die meinem Körper und meinen langfristigen Zielen förderlich sind.

Ein »Früh-zu-Bett«-Selbstbild entwickeln

Als Nachteule könntest du dir einreden, dass dies nun mal deine Art ist zu leben – du kannst dich nicht ändern, und du willst es auch gar nicht. Aber kennst du die Forschung dazu? Nachteulen machen weniger Sport.[12] Nachteulen sind deutlich schlechtere Fahrer.[13] Nachteulen trinken und rauchen mehr.[14] Weitere Studien zeigen, dass Nachteulen eher von Depressionen bedroht sind, schlechter schlafen und tagsüber müder sind – ein Erleben, dass Wissenschaftler mit einer chronischen Form von Jetlag vergleichen.[15] Chronischer Jetlag? Nein, danke.

Ist nun aber dein Schlafmuster verantwortlich für deine Speckröllchen und Schlafstörungen? Wir brauchen Cortisol, um in Notfällen handeln zu können, aber nicht, um nach 21 Uhr auf E-Mails zu antworten. Steht die Cortisolausschüttung im Einklang mit dem zyklischen Rhythmus, erreicht sie ihre Spitze gegen 8.30 Uhr: Du wirst für den Tag aktiviert. Um Mitternacht, wenn du in einen tiefen Schlafzyklus fallen sollst, fällt das Cortisol auf seinen tiefsten Punkt. Um den Cortisolspiegel dem zyklischen Rhythmus entsprechend auszutarieren, musst du deine Bettzeituhr zurückdrehen und beruhigende Praktiken einführen. Pfuschst du an deinem Cortisol herum, bezahlst du mit Speckröllchen, denn das wissen wir inzwischen: Ein erhöhter Cortisolspiegel führt zu hässlichen Fettpolstern, besonders an der Hüfte.[16]

Das Problem ist, dass du es als typische Nachteule vermutlich vorziehst, eben eine Nachteule zu sein, statt eine aufgeweckte Lerche mit leuchtenden Augen. Dein Ich-Bewusstsein, oder *ahamkara*, identifiziert sich mit dem Nachteulendasein – und hält diese Morgenleute für Trottel, die einfach keinen Zugang zu den Mysterien der Nacht haben. Verstehe.

Genau das bringt die meisten Nachteulen dazu, ihr Muster ins Unendliche zu wiederholen: Sie identifizieren sich als Nachteulen, ob bewusst oder unbewusst. Diese Lebensweise, meinen sie, ist Ausdruck ihrer Unabhängigkeit, ihrer Reife, Kreativität oder rebellischen Natur. Heilige, Weise und Gutmenschen gehen schlafen; Künstler und Rebellen schwelgen bis in den frühen Morgen.

Ein Geheimtipp zur Änderung von Gewohnheiten ist, der eigenen Identität ein Update zu verpassen, um dich für das nächste Level zu rüsten, das du für dich erreichen willst. Eventuell musst du deine Geschichte von denen, die früh zu Bett gehen, jetzt korrigieren: Erfolgreiche Leute gehen früh zu Bett. Gesunde Leute gehen früh zu Bett. Sieh dich selbst als erfolgreiche, gesunde Person. Ändere deine Identität, sodass sie dich zu den Zielen führt, die sich für dich herauskristallisieren. Um das zu erreichen, erstelle eine aktualisierte Version deiner Identität.

Kläre für dich, was an deiner Identität überholt werden muss, um die Verbesserung deiner Gewohnheiten auf Touren zu bringen, mithilfe des Arbeitsblatts zur Identitätsfindung im *Body-Thrive-Workbook* unter bodythrive.com/workbook.

Sobald du dir über deine neue Identität im Klaren bist, suche dir Begleiter, die auch früh zu Bett gehen. Erzähle ein oder zwei befreundeten frühen Vögeln von deinen Plänen. Bitte um Rat und Ermunterung. Verstärke, wer du bist, indem du einen Tribe Gleichgesinnter aufbaust, die auf dich abfärben können.

TIPPS ZUM OJAS-AUFBAU VOR DEM SCHLAFEN

- Nach dem Abendessen einen Spaziergang machen; die entspannte Gemeinschaft von Familienzeit genießen; ein Spiel spielen oder ruhige Hausarbeiten erledigen wie Wäsche oder Gärtnern; zukünftige Projekte planen. Bis 20 Uhr zum Schluss kommen.
- Eine Erinnerung an die Bettzeit-Routine im Handy einrichten.
- Das Licht nach dem Essen gedimmt lassen.
- Einmal in der Woche bei Kerzenschein essen.
- Die Veränderungen am Himmel beobachten.
- Bei zu leichtem Schlaf: Koffein und Alkohol weglassen, zu entkoffeiniertem Kaffee, Kräutertee und alkoholfreien Schorlen wechseln.
- Die Bettzeituhr stufenweise um 15 Minuten pro Woche zurückdrehen, bis acht Stunden Schlaf pro Nacht erreicht sind.
- Für manche oder alle Abende eine Sperrzeit verhängen und alle Laptops, Handys, Fernseher, Tablets (oder was auch immer als Nächstes erfunden wird) abschalten.
- Meditieren. Atem-Übungen oder Yin Yoga praktizieren.
- Ein Bad nehmen oder im Whirlpool sitzen (das Wasser möglichst enzymatisch aufbereiten).
- Beruhigende ätherische Öle wie Lavendel oder Zedernholz verwenden, in Basisöl aus Kokos, Sesam oder Sonnenblumen.
- Vor dem Schlafen Tagebuch führen.
- Das Licht löschen und fünf Minuten in Stille sitzen oder in Savasana liegen. Vor dem Einschlafen den Geist herunterfahren und die Hirnaktivität still werden lassen. Falls das nicht hilft, es mit Yoga Nidra versuchen (über YouTube oder im Yoga-Unterricht in deiner Nähe).
- Nach Reisen und Besuchen zur Routine zurückkehren.

ÜBUNG 3

DEN TAG RICHTIG BEGINNEN

WAS ES BRINGT

Bevor du aufstehst, nimm dir zwei Minuten Zeit, um den beginnenden Tag wertzuschätzen, dein Leben in einem größeren Kontext zu betrachten und im Geiste deine gesunden Gewohnheiten zu proben. Nach dem Aufstehen trinke ausreichend Wasser, um eine vollständige Entleerung herbeizuführen.

WARUM MAN ES TUN SOLLTE

Übe den Blick auf die größeren Zusammenhänge deines Lebens, so wirst du mehr Verbundenheit, Dankbarkeit, Chancen und Gestaltungsfreiheit in deinem Leben genießen. Gib deinem Leben Bedeutung.

Vor dem Zubettgehen und nach dem Aufstehen besitzt unser Geist die größte Neuroplastizität. Gelegenheit, sich für einen Tag ganz nach deinen Wünschen zu rüsten, bevor Äußeres dich einholt: Präge dir die Entscheidungen und Gewohnheiten im Geiste ein, die im Einklang mit der Person stehen, die du jetzt werden möchtest.

Ablagerungen in deinen inneren Kanälen werden deinen ganzen Tag verstopfen und dich herunterziehen. Ausreichend Wasser zu trinken stimuliert deinen Darm, sich zu entleeren – anschließend kannst du fließend, leicht und klar in den Tag starten. Du wirst mehr Energie, Klarheit und Flexibilität verspüren.

WIE MAN BEGINNT

Sobald du aufwachst, weite zunächst deinen Blick und gehe den vor dir liegenden Tag in Gedanken durch. Der Tag beginnt nach dem Aufstehen mit einer Tasse Wasser, wärmer als Raumtemperatur, aber nicht heiß. Mit der Zeit solltest du auf einen Viertelliter kommen oder genug, um deine Peristaltik zu stimulieren.

Stelle dir dich selbst polar vor: Der Nordpol ist der Scheitel deines Kopfes, deine Krone. Der Südpol, am Ende deiner Wirbelsäule gelegen, ist deine Wurzel. Wir sind sowohl physisch als auch feinstofflich um diese nord-südliche Gravitationsachse herum organisiert. Der wichtigste Energiekanal des feinstofflichen Körpers ist *sushumna nadi*, der Kanal, der das Bewusstsein durch das feinstoffliche Nervensystem entlang dieser Gravitationsachse zusammenhält. Entleert sich der physische Kanal nicht gründlich, kannst du sowohl mit Problemen im feinstofflichen Kanal rechnen, also auch mit Problemen deiner inneren Verfassung (Geist, Gedanken und Emotionen), was sich wiederum auf deine Beziehungen auswirkt.

Auf den Hauptkanal des physischen Körpers werden wir nun unseren Fokus legen: *maha vaha srota* ist der Kanal, der Mund und After verbindet. *Maha* bedeutet »groß, mächtig«, *vaha* »tragen, bewegen«, *srota* »Kanal«. Dieser Kanal ist der *raja* (König) der physischen Kanäle. Als Mensch ist es deine Pflicht, deinen Großen Kanal zu spülen, bevor du Neues in deinen Tag eintreten lässt oder Unverdauliches in deinen Bauch, es sei denn, es handelt sich um Wasser.

Spüle deine innere Toilette

Wenn wir wollen, können wir jeden Tag mit einem Neustart beginnen. Neustart heißt, so viel Wasser zu trinken, dass es bis ins Gewebe dringt und es dir erlaubt, ganz groß auf die Toilette zu gehen. Ungefähr 45 cm ausgeschiedener Kot innerhalb einer Stunde nach dem Aufstehen (und ohne Nachhilfe durch Koffein) ist das, wo wir hinwollen. Viel Wasser ist die Voraussetzung für eine gesunde Entleerung, diese ist wiederum die Voraussetzung für körperliche Gesundheit. Sobald du aufgestanden und klar bist, trinke in kleinen oder großen Schlucken einen Viertelliter warmes Wasser, die Temperatur sollte zwischen Raumtemperatur und Teewasser liegen. Auf diese Weise spülst du deine innere Toilette.

Ich litt unter Verstopfung, bis ich diese Gewohnheit, mich morgens bis tief ins Gewebe zu hydrieren und mich regelmäßig früh zu entleeren, angewendet habe. Sollte ein Viertelliter warmes Wasser nicht ausreichen, um die Spülung auszulösen, trinke ich noch einen halben Liter hinterher. Ernsthaft. Ich brauchte ein bisschen, um mich daran zu gewöhnen, aber dann wurde aus mir, die ich so oft mit Verstopfung zu tun hatte, eine respektable Klo-Königin.

Es ist wichtig, dass du den Inhalt sowohl des absteigenden als auch des querliegenden Dickdarms (der Teil, der quer über dem Bauch verläuft) entleerst. Eine hockende Haltung richtet deinen Darm günstig für die Entleerung aus. Vollständige Entleerung setzt *apana vayu* frei, die herabfließende Energie, und ruft Prana hervor, die aufsteigende Energie. Mit der Freisetzung von Apana Vayu wirst du den Strom von Prana oder Lebensenergie wie einen Lichtblitz in deinem Darm spüren.

Wenn du in diesem Moment eine Pause einlegst, kannst du die Verbindung zwischen den physischen und den feinstofflichen Kanälen deines Körpers wahrnehmen. Du wirst dich wie ein Held fühlen – als der Rockstar, der du bist – voller Raum, voller Potenzial. Der Tag liegt dir zu Füßen.

An diesem Punkt könnte es sein, dass du erkennst, wie Krama (auch den Stuhlgang betreffend) dich für ein bewussteres Leben bereit macht – oder ob du dir mit deinen Gewohnheiten ins eigene Fleisch schneidest. Nimmst du deine Abfälle mit in den Tag, verschlackst du von innen heraus.

Kumari, eine Teilnehmerin meines Living-Ayurveda-Kurses, litt seit ihrer Kindheit an Verstopfung. So lange sie zurückdenken konnte, hatte Kumari Verstopfung. Die Toilette war ihre Kampfarena. Nahrung schien in ihrem System stecken zu bleiben und es kamen nur Hasenköttel heraus. Sie fühlte sich aufgedunsen und unwohl und brauchte Hilfe.

Nachdem Kumari ein paar Mal gehört hatte, wie ich über das Spülen des inneren Toilette gesprochen hatte, steigerte sie die Menge Wasser, die sie morgens trank, und hielt sich an die unten stehenden Tipps zur Abhilfe. Ihr Fortschritt war langsam, aber es ging voran.

Wenn man an die Wurzel eines tief liegenden Ungleichgewichts geht, ist das, als wolle man einen Baum entwurzeln. Leg die Kettensäge beiseite und nimm dir Zeit, an den Wurzeln der Dysbalance zu graben.

Nach sechs Monaten berichtete Kumari, dass sie sich nun wie ein Profi entleerte. Zuverlässig wie ein Schweizer Uhrwerk. Ich hieß sie im Club der »Klo-Königinnen, die einmal verstopft waren« willkommen.

Um dich zu motivieren, dir das frühe Ausscheiden zur Gewohnheit zu machen, hier sechs Vorteile davon:

- ❂ Dein Darm nimmt Nährstoffe besser auf.
- ❂ Dein Stoffwechsel ist stärker und dein Körpergewicht bleibt müheloser ausgewogen.
- ❂ Deine Zellen nehmen Sauerstoff schneller auf, was die Bildung von neuen Blut- und Muskelzellen unterstützt.
- ❂ Du verfügst über einen funktionierenden Ausgang für Ama.
- ❂ Deine Haut kann strahlen, weil in deinem Kreislauf weniger Abfälle zirkulieren.
- ❂ Dein Lymph-Kreislauf profitiert und damit deine Immunabwehr.

Was stimmt nicht mit deinem Stuhl?

Wenn du Stuhldrang verspürst, aber dein Darm ist verstopft oder launenhaft und schlaff, betreibe Ursachenforschung. Hast du dich bereits an ein frühes, leichtes Abendessen und das morgendliche warme Wasser gewöhnt, brauchst du genauere Hinweise auf mögliche Ursachen. Untersuche deine täglichen Gewohnheiten darauf, ob etwas aus dieser Reihe nicht erfüllt ist:

- ❂ Ist deine Ernährung einwandfrei und vollwertig, mit viel grünem Blatt- und anderem stärkearmen Gemüse?
- ❂ Trinkst du nahezu ausschließlich Wasser? (Die gewohnheitsmäßige Einnahme von Kaffee und Alkohol dehydriert deinen Darm.)
- ❂ Isst du vorzugsweise flüssige und breiige Speisen wie grüne Smoothies, Suppen und Eintöpfe, um deinen Stuhl weich zu halten?
- ❂ Überbrückst du die Zeit zwischen deinen zwei oder drei täglichen Mahlzeiten lediglich mit Wasser?
- ❂ Gehört fermentierte Nahrung zu deiner üblichen Ernährung?

Falls du seit Jahrzehnten Probleme mit deiner Verdauung hast, ist diese Unausgewogenheit eventuell schwer zu beheben. Ein Ayurveda-Lehrer sagte mir einmal, jedes Jahr im Ungleichgewicht kann einen Monat erfordern, um das von Grund auf wieder in Ordnung zu bringen. Wenn du ein Jahrzehnt unter unregelmäßigem Stuhlgang gelitten hast, ergibt sich daraus für dich, dass du vielleicht ein knappes Jahr brauchen wirst, um dein Inneres wieder zu regulieren. Doch auch die hartnäckigsten Fälle von Verstopfung können durch die notwendige Reinigung und Verjüngung des Darms mittels Detox, *panchakarma* (ayurvedische Reinigung), Einläufen, Darmspülungen, Kräuterrezepturen, durch eine an die Konstitution und Verdauungsweise angepasste Ernährung sowie durch Yoga gelindert werden. Hier sind einige einfache Ratschläge bei Verstopfung:

- ❁ Stelle dir einen Fußhocker vor dein WC, ähnlich wie für kleine Kinder. So vermeidet man einen Knick im Darm beim Sitzen auf der Toilette.
- ❁ Iss flüssigere Nahrung wie etwa grüne Säfte und Smoothies, Suppen und Eintöpfe. Vermeide Cracker, Brot und stärkereiche Lebensmittel – selbst stärkereiches Gemüse erfordert viel Wasser, um ausgeschieden zu werden.
- ❁ Wenn du keinen Stuhlgang hattest, bevor du wieder hungrig wirst, bereite dir einen frischen Saft oder Smoothie aus Wurzelgemüse, Gurke, Äpfeln, Sellerie und Petersilie zu.
- ❁ Probiere gedünstete Äpfel als Dessert oder zum Frühstück.
- ❁ Iss regelmäßig geröstete, gedünstete oder eingelegte Wurzelgemüse.
- ❁ Weiche in einem Schraubglas Chia-Samen ein, bewahre diese im Kühlschrank auf und füge sie morgens deinen Frühstücksflocken oder deinem Smoothie zu.
- ❁ Wechsle zu koffeinarmem Kaffee oder verzichte ganz auf Koffein: Es schwächt mit der Zeit die natürliche Peristaltik.
- ❁ Probiere Magnesium als Nahrungsergänzung vor dem Schlafengehen.
- ❁ Nimm das ayurvedische Heilmittel Triphala ein, entweder pur oder in Rizinusöl. Es ist sehr effektiv bei hartnäckiger Verstopfung.

Hier folgen einige einfache Ratschläge bei dünnem Stuhl:

- ❁ Gib den Saft einer halben Zitrone zu deinem morgendlichen Wasser.
- ❁ Mische Bilva (Bengalische Quitte), Rot-Ulme, Süßholz und Triphala und nimm es vor dem Schlafen ein. Oder probiere die Kräutermischung »Elim 2« (von LifeSpa.com).
- ❁ Vermische eine ¼ Tasse Naturjoghurt mit ebenso viel Wasser und ⅛ TL Muskatnuss. Gib je nach Geschmack eine Prise Salz oder Süßungsmittel hinzu. Das nimmst du nach den Mahlzeiten ein. Alternativ kannst du auch Muskatnuss über dein Essen reiben.
- ❁ Iss unreife Bananen.

Beobachte, was funktioniert, und mach damit weiter, während du gezielt an Nährstoffaufnahme und Ausscheidung arbeitest.

Die Perlenkette reißen lassen

Als ich in der zweijährigen Ausbildung zur Iyengar-Yoga-Lehrerin *pranayama* lernte, betonte unser Lehrer die Wichtigkeit täglichen Übens. Tägliches Wiederholen über einen gewissen Zeitraum ist, wie Perlen für eine Kette aufzuziehen. Lässt du einen Tag aus, reißt die Kette ab. Dann musst du von vorne beginnen, Dynamik aufzubauen. Reisen, Stress und Übergänge jeder Art verschlimmern Darmträgheit. Aufgrund dieser Erkenntnis solltest du gewissenhaft daran arbeiten, Weltklasse in deinen Verdauungsgewohnheiten zu erlangen, um das Fadenknäuel nicht fallen zu lassen – die Weisheit aus William James' Text über Gewohnheiten von 1890 trifft nach wie vor zu:

> Dulde keine Ausnahme, bis die neue Gewohnheit tief in deinem Leben verwurzelt ist. Jeder Ausrutscher ist, als ließe man das Fadenknäuel fallen, das man doch sorgfältig aufwickeln wollte; ein einziger Ausrutscher macht mehr zunichte, als viele Windungen wieder aufspulen können. Kontinuität im Üben ist das beste Mittel, das Nervensystem dazu zu bringen, fehlerfrei zu arbeiten.[1]

Die ersten Stunden des Tages – die Zeit vor Sonnenaufgang – bieten einzigartige Möglichkeiten. Die Yogis haben diese kostbare, gnadenreiche Tageszeit *brahmamuhurta* genannt. Im 24-Stunden-Zyklus ist dies die Zeit größten Friedens, größter Gelassenheit, mit dem einfachsten Zugang zum Heiligen. Es sind die herrlichen, ruhigen frühen Morgenstunden. Wenn du jetzt aufwachst und dich auf den Tag einstimmst, sind deine Nervenbahnen besonders formbar. Auch in der Vergangenheit sind spirituell orientierte Menschen ihrem grundlegenden Bedürfnis, sich mit dem Sein und dem Selbst jenseits von Zeit und Raum zu verbinden, während dieser Stunden nachgekommen.

Im alten ayurvedischen Text *Ashtanga Hridayam* heißt es: »Um sein Leben zu schützen, sollte der gesunde Mensch während Brahmamuhurta aufstehen.«[2] Diese Aussage steht am Anfang des Textes, ihr wird oberste Priorität eingeräumt und man nimmt hier kein Blatt vor den Mund: frühes Erwachen rettet Leben.

Die frühesten Stunden deines Tages machen dir das einzigartige Angebot, durch die Ausrichtung deiner Geisteshaltung die Ausrichtung deines gesamten Lebens zu bestimmen. Verschläfst du den Tagesanbruch, wirst du geistig wie körperlich schwerfälliger sein und in dieser Form kaum in Kontakt mit deiner Spiritualität kommen. Kabir, ein indischer Mystiker des 15. Jahrhunderts drückte dies poetisch so aus:

> Wach auf, o Freundin, und schlafe nicht länger!
> Vorüber ist die Nacht, willst du auch den Tag verlieren?
> Andere, die wachten, haben Juwelen erhalten.[3]

Kabir begräbt das Argument, das viele kreative Nachteulen pflegen. Er teilt uns in Gewinner und Verlierer auf: die, die früh aufwachen und belohnt werden, gegen die, die verschlafen und verlieren. Diese Entweder-oder-Sicht auf den richtigen Tagesbeginn entwickelt sich mit fortschreitender Automatisierung von Gewohnheiten.

Brahmamuhurta ist eine demütige, weise Zeit. Zahllose Menschen überall auf der Welt beginnen den Tag im Gebet. Eine weltumspannende Familie von Meditierenden neigt ihre Häupter, bevor sie in ihre Übungen einsteigt. Sie verneigen sich, damit ihr Kopf sich Herzen hin öffnen kann und ihre Vereinzelung sich in Einheit auflöst. Kabir erinnert an das Erwachen, das Öffnen der Augen und die spirituelle Versenkung.

Der Schlüssel zur Gewohnheit »Den Tag richtig beginnen« liegt darin, dass du deine Aufmerksamkeit durch eine bestimmte Übung oder Handlung einstimmst, dass du deine Körper-Geist-Seele gezielt in das kosmozentrische Bewusstsein hineinfließen lässt. Dies ist der Lehrmeister, der höhere Wille, die kosmische Intelligenz, zu der wir den besten Zugang zu einer ganz bestimmten Zeit haben: in der Morgendämmerung. Probiere es aus. Du wirst nicht nur mehr Flow-Erlebnisse im Laufe des Tages haben, sondern auch im Einklang mit deinem Potenzial leben. Zu verschiedenen Zeiten meines Lebens habe ich verschiedene Übungen als hilfreich empfunden. Im Laufe der Jahre habe ich die unterschiedlichsten Übungen praktiziert, um mich auf Brahmamuhurta einzustimmen – Meditation, Pranayama, Gebete, Gesänge, Schreiben, Yoga und Befragungspraktiken. Ich fühle mich nicht an eine bestimmte Übung als solche gebunden, sondern vielmehr an die Selbstverpflichtung zu täglichen Übungen, die meine Perspektive weit öffnen, meine Verbindungsfähigkeit steigern oder mir höhere Einsichten zugänglich machen.

Dich mit etwas Höherem verbinden

Um zu begreifen, wie wichtig der gesunde Start in den Tag ist, wollen wir Jasmine kennenlernen, eine Mutter von vier Kindern. Sie hatte sich für das Body-Thrive-Coaching entschlossen, weil sie den Eindruck hatte, ihr Leben rausche an ihr vorbei, ohne dass sie das Steuer in der Hand hatte. Da zwei der Kinder kurz davor waren, das Nest zu verlassen, veränderte sich Jasmines Rolle in der Familie bereits. Über die Jahre hatte sie den Kontakt zu ihren tieferen Wünschen verloren, zu dem, was sie von ihrem Leben wollte. Sie fühlte sich leicht depressiv, leicht übergewichtig und schaffte das tägliche Einerlei gerade so.

Als ich Jasmine nach ihren Bettzeit- und Morgenroutinen fragte, erzählte sie die typische moderne Geschichte vom spätabendlichen Abarbeiten der E-Mails, Surfen im Internet oder dem Versammeln der Familie vor dem Fernseher. Bis nach 23 Uhr »puzzle sie im Haus herum«, räume auf. Um 6 Uhr morgens reiße sie der Wecker aus dem Tiefschlaf. Der Tag beginne mit einer Reihe hektischer Aktionen, bis die Familie und sie selbst zur Tür hinaus seien. Sie litt unter Schlafmangel. Sie würde früher zu Bett gehen müssen, wenn sie jemals von der Kraft des Brahmamuhurta profitieren wollte.

Ich bat Jasmine, früher zu Bett zu gehen. Sie war zur Veränderung entschlossen, daher empfahl ich, das Licht um 21.30 Uhr zu löschen und zwischen 5 und 5.30 Uhr wieder aufzuwachen. Sie hätte sich Zeit nehmen können, um ihren Tagesrhythmus entsprechend anzupassen, war aber bereit für drastische Veränderungen. Wir konstruierten eine sehr einfache Routine für sie, die sie nach dem Aufstehen praktizieren sollte: Wasser trinken, entleeren, eine Bewegungsübung für Körper und Geist. Zunächst bestand ihre Übung aus fünf Wiederholungen des Sonnengrußes und fünf Minuten Gebet, was sie schon als Kind geliebt hatte.

Nach zwei Wochen, in denen sie sich strikt an ihre neue Routine gehalten hatte, verlangte es Jasmine regelrecht nach ihrem Morgenritual. Sie wünschte sich mehr von dieser, wie sie es nannte, »göttlichen Zeit« für sich selbst. Wenn sie sich ihrer göttlichen Zeit überließ, erlebte sie einen inneren Frieden, auf den sie während des ganzen Tages zurückgreifen konnte. In ihrem Innersten wusste sie bereits, dass diese simple Übung sie allmählich auf die nächste Phase ihres Lebens ausrichten würde. Sie begann, sich leicht, wach und vergnügt zu fühlen.

Dann kam die Familie zu Besuch. Jasmine blieb lange auf und verpasste die Zeit für ihr Morgenritual mehrere Tage lang. Die Depression und das Schweregefühl kehrten mit voller Kraft zurück. Die Tiefe ihrer Sehnsucht nach Wiederaufnahme ihrer neuen Routine überraschte sie.

So geschieht es oft. Wer sich einmal auch nur für einen kurzen Zeitraum in natürliche Balance gebracht hat und dann zurückfällt, nimmt die Auswirkungen ungesunder Entscheidungen klarer wahr. Es ist, als wollte das erleuchtete Ich kurz anmerken: »Hab ich dir doch gesagt!«

Mit der Gewohnheit, Brahmamuhurta ausgeruht und wach zu begrüßen, verbindest du dich mit etwas Höherem. Was genau du dann tust, ist zweitrangig gegenüber der Art und Weise, wie du auf diese Tageszeit zugehst. Diese kurze Periode im 24-Stunden-Zyklus ist die deiner größten Nachgiebigkeit, Freiheit, Ausdehnung und Bereitschaft, in die Spiritualität einzutauchen. Präge dein Bewusstsein durch einen weiten Blickwinkel auf dein Leben und erfasse das Wichtigste darin. Richte dich dann vom Gesamtbild auf die konkreten Aufgaben des Tages aus, lass dir Zeit, während du genau darauf schaust, was an diesem einen Tag geschehen soll. Und vergiss nicht: Wenn du mehr Schlaf bekommen willst, dann geh früher ins Bett. Auszuschlafen stellt dich nur darauf ein, am nächsten Abend wieder zu spät ins Bett zu gehen.

Der frühe Morgen und deine Stimmung

Wenn ich mit depressiven Leuten arbeite, ist meine erste Frage: »Wann gehst du schlafen und wann wachst du auf?« Mit wenigen Ausnahmen ist die betreffende Person eine Nachteule oder hat unregelmäßige Schlafzeiten. Typischerweise beginnt ihr Morgen mit Kaffee und geistigen, wenig physischen Aktivitäten wie Nachrichten oder E-Mails checken. Das ist nicht gut.

Es gibt eine grundlegende ayurvedische Übung gegen Depressionen, die auf Brahmamuhurta basiert: »Mach einen Spaziergang und geh der Sonne entgegen.« Warum das funktioniert, ist leicht zu verstehen: Wenn du dich aufmachst, der Sonne zu begegnen, wirst du Zeuge eines Wunders, nämlich des Erwachens eines neuen Tages. Diese Metapher erweckt auf subtile Weise alle Möglichkeiten deines Lebens. Indem du dein inneres Licht entzündest, vertreibst du die Nebel der Depression.

Außerdem bewegst du dich, was erwiesenermaßen Depressionen lindert, die Hirnfunktion verbessert und das Wachstum von Hirnzellen anregt.[4] Dies alles geschieht vor allem anderen und füllt deinen emotionalen Tag mit der natürlichen, lebensbejahenden Grundeinstellung, die aus einem Leben in Harmonie erwächst. Praktiziere dies täglich und deine negativen Gefühle werden dich nicht länger überwältigen.

Auch gegenüber Klienten und Klientinnen mit Angststörungen betone ich das Thema Zubettgehzeit und Aufstehzeit. Immer wieder stelle ich fest, dass ihr Schlaf-Wach-Rhythmus nicht dem vom

Ayurveda empfohlenen Tagesrhythmus entspricht. Ihr Tagesbeginn kennt keine Zeit für Meditation und Atmung, doch sobald sie ihre Zubettgeh- und Aufstehzeiten auf der Uhr zurückstellen, werden Raum und Zeit frei. Sie lernen, ein friedvolles Morgenritual einzubinden, das heiteren Gleichmut in ihrer Hirnchemie verankert. Sie verdrahten Perspektive und Haltung neu und erden sie in ihrem Körper, in Raum und Zeit. Die Angst zerstreut sich. Zuverlässig kehrt Ruhe ein.

Verpflichte dich selbst, wach und gut ausgeruht zu sein für das tägliche Wunder deines Lebens: der Übergang vom Dunkel zum Licht. Praktiziere ein Ritual, das deinen Schalter umlegt, welche Übung oder Gewohnheit das auch sein mag. Probiere Dankbarkeitsübungen, Gebet, Meditation, Mantras – was immer dein Auslöser sein mag. Gehe hin, wo immer du deinen Nektar findest. Diese Gewohnheit ist nicht nur Voraussetzung für ein Leben im Einklang, sondern auch noch völlig kostenfrei.

Aus dem Vollen schöpfen

Nach vielen Monaten meldete sich Jasmine wieder bei mir. Mit Freundinnen, die im selben Boot gesessen hatten, sich neben der Spur und unerfüllt gefühlt hatten, hatte sie einen kleinen Club gegründet, dessen Mitglieder sich dazu verpflichten, früh zu Bett zu gehen, früh aufzustehen und ihre Morgenübungen zu praktizieren, jede bei sich zu Hause. Einmal in der Woche treffen sie sich zum Mittagessen, um zu besprechen, wie sie ihren nächsten Lebensabschnitt – einen Tag nach dem anderen – gestalten wollen. Sie hören einander aufmerksam zu, ermuntern und beraten sich, nehmen sich gegenseitig in die Pflicht.

Jasmine erzählte mir, dass sie sich für ein professionelles Ausbildungsprogramm eingeschrieben hatte, das ihr Freude mache. Sie baue sich eine neue Karriere auf. Ihre Augen leuchteten, als sich ihr diese Leidenschaft offenbarte. Sie bedaure die vielen Jahre, die sie sich ziellos durch ihr Leben habe treiben lassen. Es verblüffe sie, wie eine einzige Gewohnheit sie so zielsicher auf der Spur zu ihrer Bestimmung halten könne. Betrachten wir einmal, warum diese einfache Änderung täglicher Rhythmen und Übungen Jasmins Leben so aufwertete.

Verbringst du dein Leben in einem einzigen, wie die Yogis es nennen, Wachzustand, also in der grobstofflichen Realität, verpasst du das dahinter verborgene, stets schon sich erhebende, feinstoffliche tiefe Geheimnis des Lebens. Der weltliche Alltag hält dich gefangen. Sogar deine Lebensgrundlagen wirst du für alltägliche Selbstverständlichkeiten halten: Wasser, Essen, Unterkunft, saubere Luft, Elektrizität, Autos, asphaltierte Straßen, grüne Smoothies, deinen Körper und Geist, deine Emotionen und Beziehungen – die Liste lässt sich fortsetzen.

Wie der Poet Rumi schrieb: »Dunkelheit ist deine Kerze. / Deine Grenzen sind deine Aufgabe.«[5] Jede religiöse Tradition verweist auf unsere unsterbliche Natur – unser Selbst jenseits von Raum und Zeit. Bist du zu Brahmamuhurta wach, befindest du dich zwischen diesen Welten. Die Schleier zwischen dem Feinstofflichen und dem Physischen lüften sich. Die Wahrnehmung von Ganzheit und Perfektion, Fülle und Erfüllung ist in greifbarer Nähe.

Die eigene Tasse zuerst füllen

Im Yoga lautet das Wort für die Erfahrung tiefer Erfüllung *purnima* oder *purna* und beschreibt die runde Fülle des Vollmonds. Die Yogis lehren uns über Purna, dass unsere wahre Natur in sich selbst zutiefst zufrieden, zutiefst erfüllt ist. Purna umfasst unsere Begrenzungen, unsere Widersprüche und selbst unser endloses Streben nach mehr. Doch die Natur unseres Seins ist bereits perfekt und vollständig. Diese optionale Realität des Seins selbst zu erfahren wird dein Nervensystem in eine entspannte, offene Grundstimmung mit Blick auf den neuen Tag versetzen. So füllst du also zunächst deine eigene innere Tasse und kannst dann aus dieser inneren Ganzheit heraus aktiv werden.

Wenn die Erfahrung von Purna auch immer schon gegenwärtig ist, genau jetzt, so bleibt sie vielen von uns doch verschlossen. Das bedeutet, dass dein Tag auf die Flugbahn endloser Erledigungen abhebt und deine Nerven auf Stressreaktionen geprägt sind. Wie bei allem, was außer Reichweite liegt, brauchst du auch hier lediglich einen Plan kleiner Schritte, um dich anzunähern. Frage dich: Wie beginne ich meinen Tag richtig? Wie springe ich vom Stresszug ab und gehe dem Ziel entgegen?

Die meisten von uns wachen mit jener egozentrischen Haltung auf, die George Harrison so eloquent im Beatles-Song »I Me Mine« zum Ausdruck gebracht hat. Die heilige Morgenübung, mit der du dich mit dem Göttlichen in Einklang bringst, trainiert deine Haltung darauf, die Fülle des Kosmos, der Tiefen von Zeit und Raum wahrzunehmen. Übe eine Haltung der Dankbarkeit für deinen Körper, für den Planeten, für die Luft, die du zu Beginn eines jeden Tages einatmest. Übe eine Haltung, die mit der natürlichen expansiven Energie schwingt, die in den Stunden vor Sonnenaufgang vorherrscht. Das Element Äther, Bestandteil der *vata*-Energie vor Sonnenaufgang, dominiert diese Phase des 24-Stunden-Zyklus. Wenn du dich vor der Sonne erhebst, wird sich deine Achtsamkeit auf natürliche Weise darauf einstimmen und öffnen. Du wirst bemerken, wie sich die Zeit ausdehnt. Du wirst an diesem Tag weniger überlastet, hektisch oder chaotisch sein. Dein früher Morgen bringt tiefere Erfüllung und einen Fluss der Gelassenheit in deinem Alltag hervor. Daher schrieb Kabir, dass belohnt wird, wer erwacht. Und im Gegensatz dazu: »Alles hast du verloren, weil du schliefst.«

Um sich eine größere Perspektive, einem größeren Dharma und einem größeren Leben zu eröffnen – um deine unbegrenzten Möglichkeiten auszuschöpfen –, praktiziere deine Übungen vor oder gegen 6 Uhr morgens.

Richte deinen Tag an einer Perspektive und einer Haltung aus, die deine gegenwärtige Realität in einen unglaublichen Kontext stellt: in den von der absoluten Perfektion der Unvollkommenheit des Jetzt. Nimm wahr, wer du wirst.

TIPPS FÜR EINEN GESUNDEN START IN DEN TAG

- ✿ Gehe früher zu Bett, damit du früher aufwachst. Riskiere deine natürliche Veranlagung zu Bewusstheit, Verbundenheit und Gesundheit nicht, die dir als Mensch gegeben ist.
- ✿ Bete und danke oder praktiziere eine Meditation, die deinen Blickwinkel über das »Ich, mir, meins« hinaus weitet, zu dem unser Denken neigt.
- ✿ Male dir den vor dir liegenden Tag aus. Visualisiere konkrete Tätigkeiten, die dich zu der Person führen, die du zu werden wünschst.
- ✿ Trinke nach dem Aufstehen frisches Wasser – es sollte wenigstens Raumtemperatur haben, aber nicht brühend heiß sein –, falls du zu Darmträgheit neigst.
- ✿ Trainiere deinen Verdauungstrakt darauf, sich am frühen Morgen zu entleeren. Räume dir selbst Zeit dazu ein, bevor der Tag Fahrt aufnimmt. Benutze einen Fußhocker am WC.
- ✿ Gib die Hoffnung auf regelmäßige Entleerung am Morgen nicht auf. Meine Yoga-Health-Coaches hören jeden Tag davon, dass dieses Wunder selbst in den unwahrscheinlichsten Fällen eintritt.

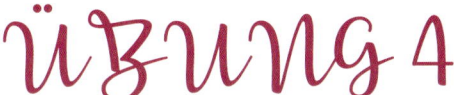

ÜBUNG 4
KÖRPER- UND ATEMPRAXIS

WAS ES BRINGT

Nach der morgendlichen Entleerung nimmst du dir zwanzig Minuten, um deinen Körper durch Bewegung zu öffnen. Fülle deine Zellen mit Sauerstoff, belebe deinen Körper, stärke seine Elastizität und Kraft durch atemgeführte Übungen, bevor du in deinen Arbeitstag startest.

WARUM MAN ES TUN SOLLTE

Nach dem langen Nachtschlaf ist dein Körper noch steif, der Blutsauerstoffspiegel niedrig, der Blutkreislauf träge, und jede Zelle muss sich nun erst einmal schütteln und frisch machen. Glückliche Zellen haben einen dynamischen, integrierten Puls. Doch beim Aufstehen stagniert deine Schwingung noch und ist matt. Schüttle die Stagnation ab und baue ein starkes Schwingungsfeld für den vor dir liegenden Tag auf. Durchlüfte deine Atemwege und gib deinem physischen Körper Starthilfe, indem du deinen Atem koordiniert in Bewegung bringst. Du wirst dich leicht, geerdet, energiegeladen, offen und in deinem Körper zentriert fühlen, statt in deinem Kopf. Im Alterungsprozess solltest du außerdem über vielfältiges Rüstzeug verfügen, um deinen Halte- und Stützapparat (Skelett und Muskulatur) zu stärken.

WIE MAN BEGINNT

Vor dem Frühstück solltest du dich mindestens fünf Minuten bewegen und tiefe Atemzüge nehmen. Beginne mit jeder Form von Bewegung, die du magst, ob gehen, tanzen, dehnen oder Stufen steigen, Hampelmann, Beweglichkeitsübungen oder Liegestütze, Hanteltraining oder Sonnengruß. Kombiniere Verschiedenes. Bewege dich aus deinem Atem heraus, während du tief und voll durch die Nase ein- und ausatmest. Falls du schon eine morgendliche Atem-Bewegungsroutine praktizierst, ergänze zur Unterstützung eines gesunden Alterungsprozesses die unten aufgeführten Übungen.

Am Leben zu sein bedeutet Bewegung. Das Leben schwingt, vibriert und pulsiert. Krankheit ist Stagnation. Stagnation in Atem und Blut bringt die Leiden des Stillstands hervor, wie sie in der westlichen Kultur allgegenwärtig sind. Jede Substanz in deinem Körper, die überschüssig oder bewegungslos ist, wird zum toxischen Nährboden oder gar zur Todeszone, die Energie einsaugt, statt sie zu produzieren. Der östlichen Medizin zufolge ist Stagnation eine Grundursache chronischer und degenerativer Erkrankungen, von Diabetes über Krebs bis hin zu Fettleibigkeit. Stagnation tritt ein, wenn Prana, die kosmische Energie des Körpers, nicht fließen kann. Stagnation geht üblicherweise mit zu viel oder zu häufigem Essen und zu wenig Bewegung einher. In der westlichen Medizin gibt es inzwischen eine neue Kategorie, die »Sitzkrankheit« – eine Stagnationserkrankung. Vom Bett aus mit Kaffee direkt an den Computer, das ist ein sicheres Rezept für Stagnation und Entzündungen.

Gesund ist, aufzuwachen, sich zu entleeren (Übung 3), dann den Puls anzukurbeln und die Stagnation im Blutkreislauf, in den Gelenken und auch im Emotionalkörper zu durchbrechen. Im Ayurveda finden sich Begriffe zur diagnostischen Beschreibung der Energien und ihrer Verwandlung: Wenn du aufwachst, bist du *tamasisch*, d.h. stagnierend. Du nutzt *rajas* in Form wärmender Bewegung und Prana, den Atem der Lebenskraft, um die gedämpfte Schwingung zu beenden und das Blut mit *sattva* anzufüllen, der höheren Schwingung des Lichts. Körper und Geist solltest du in Einklang bringen, sodass du dem Tag mit deinem vollen Potenzial begegnen kannst, statt einen mit Sauerstoff unterversorgten Körper und Geist mit dir herumzuschleppen.

Verknüpfe Übung 4 mit Übung 3 – aufstehen, Wasser trinken, entleeren, bewegen – täglich, ohne Ausnahme. Hast du die Körper- und Atempraxis mit fünf bis zwanzig Minuten Bewegung oder tiefem Atmen erst einmal in deine Frühroutine vor dem Frühstück integriert, wird dein Körper nicht mehr darauf verzichten wollen. Du wirst Appetit auf ein gesundes Frühstück haben und einen klaren Geist, dich inspiriert, entspannt, energiegeladen und in deinem Körper viel wohler fühlen als zuvor.

Als tägliche Körper- und Atempraxis kannst du dein gewohntes Work-out oder körperzentrierte spirituelle Übungen praktizieren. Wichtig ist, dass du:

1. an jedem Tag übst, nachdem du Wasser getrunken hast und bevor du etwas gegessen oder Kaffee zu dir genommen hast;

2. dich an ein tägliches 20-Minuten-Set heranarbeitest;

3. deine Bewegung mit dem Atem verbindest.

Selbst wenn du normalerweise einige Male pro Woche nach der Arbeit zum Training gehst, füge diese 20-Minuten-Routine zu Hause noch hinzu. Diese Übung verlangt, dass du dich an *jedem* Morgen bewegst – bevor du isst, bevor du E-Mails checkst, bevor der Tag Fahrt aufnimmt – und zwar unabhängig davon, ob später am Tag noch sportliche Aktivitäten, Ausflüge oder Reisen, Familientreffen oder ein zeitweiliges Chaos in deinem Leben anstehen. Auf dein Training hast du an manchen Tagen mehr, an anderen weniger Lust. Egal, an jedem Morgen musst du zunächst Tamas in Sattva umwandeln. Für einen gesunden Körper ist frühmorgendliche atemgeführte Bewegung nicht verhandelbar.

Indem du dich mit Sauerstoff auftankst, befähigst du dein Gehirn zu besseren Entscheidungen. Tägliche Entscheidungen – was soll es zu essen geben, mit wem will ich Zeit verbringen, womit beschäftige ich mich – haben drastische, sich aufaddierende Konsequenzen auf dein Leben und deine

Gesundheit. Der Atem (*prana*) transportiert mehr als nur Sauerstoff. Prana transportiert außerdem mit Intelligenz angefülltes Bewusstsein. Die Autoren einer Studie zum Verhältnis von Bewegung und kognitiver Steuerung berichteten 2013: »Schon kurze Bewegungseinheiten steigern die Durchblutung in dem Hirnareal, das für die exekutiven Hirnfunktionen zuständig ist, wie Entscheidungen zu treffen oder vorausschauendes Planen und Ruhe zu bewahren.«[1] Indem du bewusst atmest und dich mit Atem erfüllst, übermittelst du diese Intelligenz an deine Lungen und von dort weiter in dein Blut. Dein Herz pumpt das mit Intelligenz angefüllte Blut durch deinen gesamten Körper, und deine Zellen erfahren mehr Energie, mehr Verbundenheit und bewusste Intuition. Stelle es dir so vor: Prana macht deine Zellen klüger, gesünder und superfunktional. Aus umfangreichen Forschungsergebnissen wissen wir, dass Bewegung für unsere Hirnzellen gesund ist. Um deine Gewohnheiten weiterzuentwickeln, musst du bessere Entscheidungen treffen. Um bessere Entscheidungen zu treffen, musst du dein Gehirn und den Rest deines Körpers mit Sauerstoff, Bewusstsein und Handlungsenergie fluten.

Dazu musst du mit deinem Atem im Team spielen. Zum Yoga gehört die traditionsreiche intensive Beschäftigung mit Atembewusstsein und Atemausdehnung in der *pranayama* genannten Praxis. Pranayama lehrt Atemübungen, die sowohl für sich stehen als auch Teil von Yoga-Stunden sein können (mehr dazu erfährst du unter »Übung 7: In Stille sitzen«). Deine Morgenroutine wird durch die Wohltat des tiefen, bewussten Atems sehr profitieren. Das Kripalu Center for Yoga and Health erklärt auf seiner Website:

> Es ist das Ziel von Yoga im Allgemeinen und von Pranayama im Speziellen, uns so zu fördern, dass wir an der nahezu unbegrenzten Intelligenz der Lebenskraft und ihren Möglichkeiten teilhaben. Statt gegen die Natur zu kämpfen, gewinnen wir nach und nach die Fähigkeit, mit ihr eine Partnerschaft einzugehen. Als die alten Propheten vor Tausenden von Jahren das Potenzial des Menschseins zu erforschen begannen, erkannten sie bald, dass die Arbeit mit dem Atem beeindruckende Ergebnisse hinsichtlich größerer Lebendigkeit, Selbstentfaltung und Kraft hervorbrachte. Der Atem ist einer der einfachsten Zugänge zu den Möglichkeiten des menschlichen Nervensystems, weil er alle Aspekte unseres Seins berührt: physische, physiologische, psycho-emotionale und spirituelle.[2]

Dies bedeutet, dass du im Laufe deines Lebens Meisterschaft über deinen Atem erlangen solltest. Du solltest mit deinem Atem immer besser umgehen können, um deinen persönlichen Weg zu Wohlergehen und Wachstum freizulegen. Du solltest deine Gewohnheiten so trainieren, dass du von der Kraft einer Körper- und Atempraxis vor dem Frühstück profitieren kannst. Mache jeden deiner Tage zu einem wundervollen Tag und werde darin mit den Jahren immer gewandter. Doch sehen wir mal, wie man den Anfang macht.

In der Yoga-Stunde lernst du, tief zu atmen und Bewegung mit dem Atem zu koordinieren. »Der Atemimpuls initiiert die Bewegung«, vielleicht hast du diese effektive Anleitung schon gehört. Experimentiere damit. Gleichgültig, was du am Morgen praktizierst, mit dieser Übung wirst du lernen, zuerst mit der Lebenskraft in Kontakt zu treten. *Möge dein Wille mein Wille sein*, das ist die Erfahrung, wenn du deinen Körper darauf trainierst, seine Bewegung aus dem Atem heraus zu führen. Erlaube deinem Atem, dein Handeln zu initiieren.

Vor Jahren war ich auf einem Ski-Langlauf-Wochenende mit Freunden. Einer der Väter in der Gruppe namens Sage zischte über die hügelige Piste, auf der das US-Cross-Country-Ski-Team trainiert. Niemand von uns konnte mithalten. Für diejenigen, die die Skating-Technik im Langlauf nicht kennen: Es ist ein Ganzkörper-Cardio-Happening. Später am Feuer bat ich Sage zu demonstrieren, wie er beim Skate-Langlauf atmet.

Sage ist ein lebhafter Typ, er blies sofort seine Wangen auf und weitete seine Nasenlöcher. Sein Gesicht hatte einen unbändigen Ausdruck. Er atmete gleichzeitig durch Nase und Mund, so leitete er den Sauerstoff tief in seinen Rumpf. Er sagte: »Ich tue alles, was ich kann, um noch mehr Sauerstoff zu bekommen. Das ist der Trick.« Seitdem praktiziere ich Sages Pranayama-Technik, wenn ich mit dem Mountain-Bike in die Berge fahre oder auf meinem Langstrecken-Paddleboard gegen den Wind ankämpfe.

Reichere dein Blut mit Prana an

Unser Atem öffnet Energie, Bewusstsein und kosmischer Intelligenz den Weg zu unseren Organen. Bei der Körper- und Atempraxis solltest du nicht nur deine Gliedmaßen bewegen. Obwohl das ein passabler Ausgangspunkt ist, geht es vielmehr darum, deine Gliedmaßen vom »Atemkörper« oder »pranischen Körper« her zu bewegen. Tiefes, koordiniertes Atmen verbindet Blut, innere Organe und Glieder zu einem Ganzen und gewährt Zugang zum pranischen Körper. Pulsierende, rhythmische Bewegungsabläufe wie beim Sonnengruß oder Übungen des tiefen Atems erschließen tiefere Ebenen körperlicher Integrität bzw. Integration. Das yogische System der feinstofflichen Anatomie, zu dem die *chakras* (Energiewirbel) und *nadis* (Energiekanäle) gehören, offenbart sich, wird zugänglich und greifbar durch regelmäßige frühmorgendliche Körper- und Atempraxis. Wenn du deinen Körper aus dem Atem heraus bewegst, trittst du in einen Zustand von Flow ein, der sich mit flacher Atmung nicht erreichen lässt. Unsere Zellen verlangen nach atemzentrierter Bewegung, weil sie Körper und Geist zu Partnern im Kampf gegen Stagnation, Krankheit und Entzündung macht.

Noch vor dem Frühstück entfernt diese einfache Übung von rund zwanzig Minuten Stagnation aus deinem Körper, sie flutet deinen Körper mit Energie, deinen Geist mit Klarheit und deine Emotionen mit Gelassenheit für einen unbeschwerten Tag.

Entwickle deine Körper- und Atempraxis

Fasse deinen langfristigen Erfolg fest ins Auge. Falls du dich derzeit nicht bewegst, bevor du in deinen Tag einsteigst oder das Haus am Morgen verlässt, beginne mit fünf Minuten atemkoordinierter Bewegung. Alles, vom strammen Marsch mit tiefen Atemzügen bis zum Sonnengruß, ist hilfreich. Deinen Körper darauf zu trainieren, sich tief atmend aufzurichten, sich aus dem Atem heraus zu bewegen, ist der Schlüssel.

Mache dir den Satz des Verhaltensforschers B. J. Fogg zunutze: »*Gleich nachdem ich* _____, *werde ich* _____.« Zum Beispiel mein Satz von heute Morgen: »Gleich nachdem ich mich entleert habe, werde ich fünfzehn Mal den Sonnengruß üben und dann zehn Minuten die Hanteln schwingen.«

Viele scheitern, indem sie Hinderungsgründe erfinden, die sie von der Körper- und Atempraxis abhalten. Oder sie vergessen die Kaizen-Methode und nehmen größere Bissen, als sie schlucken können. Selbst wenn diese Übung deine persönliche Schlüsselgewohnheit ist, gehe nicht zu hart oder zu lang mit dir ins Gericht. Du wirst auch dann von mehr Energie im Laufe des Tages profitieren, wenn deine Körper- und Atempraxis nur fünf Minuten dauert. Dein Leitsatz kann lauten: »Gleich nachdem ich mich entleert habe, werde ich zwei Sonnengrüße üben und dann drei Minuten lang Seilspringen.«

Du wirst im Laufe des Tages zu besseren Entscheidungen kommen, da dein Körper ohne Stagnation über mehr Intelligenz verfügt. Du wirst das Verlangen nach mehr Bewegung verspüren und häufiger flinke Einheiten intensiver Bewegung einlegen, etwa einen kurzen, frische Energie spendenden Marsch, von dem wir wissen, dass er die kognitive Leistungsfähigkeit optimiert.

Welche Übung oder Form der Atemarbeit du wählst, ist weniger wichtig, als diese Gewohnheit für den Rest deines Lebens zu praktizieren. Es gibt zwei einander widersprechende Strategien für große Veränderungen:

1. Tu, wozu du Lust hast. Dein Gespür ist intelligent und entwickelt sich stets weiter.

2. Tu genau das Gegenteil.

Beides kann funktionieren. Wenn du enthusiastisch bist und weißt, wozu du dich selbst verpflichten willst, ist das dein Ausgangspunkt. Oder mach genau das Gegenteil, wie George in der berühmten gleichnamigen Episode der Serie *Seinfeld* von 1994:

George Es ist mir klar geworden, als ich da draußen gesessen hab, dass jede Entscheidung, die ich in meinem ganzen Leben getroffen hab, falsch war. Mein Leben ist das absolute Gegenteil von dem, was ich mir immer gewünscht habe. Mein Gespür, das ich für alle Lebensbereiche entwickelt habe, zum Beispiel für Klamotten oder für das Essen, es war falsch. Und zwar immer.

Jerry Wenn dein Gespür bisher falsch war, müsste logischerweise das Gegenteil davon richtig sein.[3]

Ayurveda macht sich das universelle Polaritätsprinzip zunutze, nach dem sich Gegenteiliges gegenseitig reduziert. Wenn es dir nicht gut geht, etwa weil du dich nicht ausreichend bewegst, wird dir das Gegenteil helfen: Bewege dich mehr! Je besser es dir geht, umso sicherer leiten dich deine Instinkte zu noch tieferem Wohlbefinden. Der Ayurveda belegt dies mit dem kosmischen Prinzip der Anziehung bzw. Resonanz: »Gleiches verstärkt Gleiches«. Im folgenden Abschnitt erfährst du, wie du die Statur, Ausdauer und Flexibilität erlangst, die du dir wünschst, indem du deine Neigungen in das Gegenteil umwandelst und zusammen mit der gesunden Bewegung, auf die du bereits ausgerichtet bist, wirksam werden lässt.

Festigen, lockern und in Gang kommen

Unsere Körper profitieren von abwechslungsreicher Bewegung. Bisher haben wir gelernt, dass es wichtig ist, wie wir atmen, und dass wir unser Atemvolumen durch Bewegung steigern.

Von vielen Yoga-Meistern habe ich mir beibringen lassen, jeden Morgen eine Stunde Yoga zu praktizieren. Jahrelang habe ich fast jeden Morgen zwanzig bis siebzig Minuten lang *asanas* (Yoga-Haltungen) geübt. Ich hatte Vorurteile gegen Cross- und Krafttraining. Bei meinen Morgenübungen blieb ich dem Yoga treu.

Doch irgendwann bemerkte ich, dass meine Gedanken wanderten, weg von der Yoga-Matte. Ich sehnte mich nach einem Tempowechsel und kam vom Pfad ab, ersetzte Asanas durch Cardio-Cross- und Funktionstraining, Yogablöcke durch Hanteln, Yogagurte durch Gymnastikkeulen. Stellen, an denen Energie stagnierte, lösten sich. Die Cellulite schmolz davon. Mein Körper veränderte sich. Wenn es eng wurde, kam ich zu den Yoga-Übungen zurück, meinen Körper wieder zu öffnen und mit dem Einheitsbewusstsein abzustimmen und meine Seele zu zentrieren. Ich verliebte mich neu in mein Yoga, weil ich es brauchte, um das intensive Cross-Training auszugleichen. Und ich vermisste das koordinierte Bewusstsein. So entwickelte ich intuitiv ein wunderbares Repertoire an Körper- und Atempraxis und Work-outs, die Körper, Geist, Emotionen und meinen Tag so gestalten, wie ich sie wahrnehmen möchte.

Wir können sportliche Betätigung in drei Kategorien unterteilen: in festigende, durchlässigmachende und solche Aktivitäten, die das Herz-Kreislauf-System ankurbeln. Der integrative Mediziner Eric Grasser, ein gern gesehener Gastredner in meinen Living-Ayurveda-Kursen, benennt drei Trainingskategorien: festigend, lockernd und erhaltend. Er empfiehlt »eine Dreierkombination aus Widerstandtraining plus ein langsames, unterstützendes, atemgeleitetes Ausgleichstraining wie Yoga, Tai-Chi, Tanz oder Ähnliches plus Ausdauertraining zur Abrundung.«[4]

Trainingseinheiten, die Muskeln aufbauen oder härten, stärken und festigen den Körper, indem Muskeln unter Druck kontrahiert werden. Lockernde Übungen machen deinen Körper flexibel, offen und durchlässig durch Dehnung der Muskulatur. Cardio- bzw. Konditionstraining bringt in erster Linie den Blutkreislauf in Schwung – und dich vom Sofa runter. Die meisten von uns neigen dazu, das eine oder andere Training vorzuziehen. Welches favorisierst du?

Kampfsport, Pilates und Yoga sind deshalb so gut, weil sie alle drei Kategorien in sich verbinden. Ausschließlich das eine oder das andere zu trainieren führt aber dazu, dass sich bestimmte Lernmuster festsetzen, und damit wiederum zu mentaler Stagnation. Sie gehören außerdem in die »Durchlässig-machen«-Kategorie, weil im Unterschied zu anderen Sportarten hier der Atem im Mittelpunkt steht, der den Körper geschmeidig macht und öffnet.

Wenn du nur deinen Vorlieben folgst, beziehst du in der Regel im Laufe einer Woche nicht alle drei Kategorien mit ein. Damit riskierst du, weniger Energie zu haben, dich eher zu verletzen, schneller zu altern und weniger Ausgeglichenheit zu erleben.

Die folgende kurze Liste verschiedener Work-outs – oder »Work-ins« – soll dir helfen, deine Tendenzen im Training zu beurteilen. Die meisten Aktivitäten beinhalten natürlich schon mehr als eine Kategorie, aber es geht hier zunächst um die Gesamtwirkungen und Nebeneffekte deiner Bewegungsmuster. Welche gehören in die Kategorie, die du häufig ausübst, und welche liegen in dem Bereich, den du bisher eher vermieden hast?

Festigende Aktivitäten

Gewichtheben, Kugelhanteln, Gymnastikkeulen, Krafttraining

CrossFit

Plyometrie oder taktische Eigengewichtübungen (Tabata)

Liegestütze, Rumpfbeugen, Liegestützsprünge und andere Übungen mit Wiederholungen

Laufen und Sportarten mit sich wiederholenden Bewegungsabläufen

Durchlässig-machende Aktivitäten

Atemarbeit, z. B. Pranayama

Mobilitätsübungen

Kampfsport, Tai-Chi oder Qigong

Yoga

Pilates, Barre-Training

Stretching

Tanz

Aktivitäten für das Herz-Kreislauf-System

Dauerlauf

CrossFit

Tanz

Boxen

Plyometrie

Stoffwechseltraining

Basketball, Fußball, Tennis usw.

Surfen, Stand-up-Paddeling, Rad fahren

Seilspringen, Hampelmann, Liegestütze, Rumpfbeugen/Sit-ups, Liegestützsprünge und andere dynamische Übungen

Intensive Bewegung, d. h. alle Sportarten, die Herz- und Atemfrequenz anregen

Die grundlegende Idee ist ein gemischtes Training aus allen drei Kategorien. Arbeit ohne spielerische Elemente ist langweilig und lässt uns abstumpfen, auch körperlich. Reine Körperkraft führt zu Stagnation, blockiert damit die Flexibilität von Körper und Geist, hemmt die Durchblutung und resultiert in Verletzungen.

Flow ohne intensive Arbeit lässt uns schwammig, zu weich und milde werden. Dehnungsübungen allein kann sowohl der tiefe Cardio-Effekt fehlen als auch der Aufbau von Muskelkraft, die dem Körper Statur verleiht. Falsch angewendet, führen Dehnungsübungen zu Überbeweglichkeit und mentaler Richtungslosigkeit.

Cardio-Training allein kann funktionieren, wenn auch nicht besonders gut: Es baut keine tiefe Stärke auf und lässt im Alter den Muskeltonus schwinden. Damit riskieren wir Verletzungen. Das Training zerrt die Muskulatur, verschleißt Gelenke, Sehnen und Bänder, sofern es nicht durch Beweglichkeitsübungen ausgeglichen wird, die die Muskulatur dehnen, Milchsäure abbauen und ein Gegengewicht zu wiederkehrenden Bewegungsabläufen bilden.

Viele Krankheiten, darunter Verdauungsprobleme, Herzprobleme, auch Infarkte, Sportverletzungen wie Muskel- und Sehnenzerrungen, selbst Unfruchtbarkeit, PMS und Ungleichgewichte in den Wechseljahren werden durch Unkenntnis darüber hervorgerufen, wie diese unterschiedlichen Bewegungsformen kombiniert werden müssen, um den Bedürfnissen des Körpers in seiner jeweiligen Lebensphase zu entsprechen. Nimm dir einen Moment Zeit und denke über die folgenden Fragen nach:

- ✺ Wozu tendierst du? Zu Krafttraining, lockernden Übungen oder Cardio-Training?
- ✺ Wovon braucht dein Körper mehr?
- ✺ Wie kannst du das noch in dieser Woche in eine neue Gewohnheit umsetzen?
- ✺ Drucke das Protokollblatt »Trainingstabelle« aus dem *Body-Thrive-Workbook* unter body-thrive.com/workbook aus. Trage ein, an welchen Tagen du Kraft, Durchlässigkeit oder Ausdauer trainieren willst. Kombiniere deine Work-outs strategisch mit Blick auf einen strahlenden, starken und offenen Körper.

Anspruchsvolle, moderate und geringe Intensität

Ein weiteres wesentliches Instrument zur Ausbalancierung deines Trainings ist, die Intensität zu variieren. Plane in deinem Kalender harte, moderate und leichte Work-outs ein. Pro Woche sollten es nicht mehr als zwei oder drei herausfordernde Einheiten sein. Wir alle brauchen Krafttraining, lockernde Übungen und Cardio-Training, und wir alle brauchen fordernde, moderate und leichte Work-outs. Ermittle deine Lücken sowie die Gegensätze zu deinen Neigungen und füge diese deinem Trainingsplan hinzu.

Greife auf den Abschnitt »›Schmiede‹ deine Möglichkeiten, gestalte deine Umgebung« (Seite 36) zurück, um deine neue Gewohnheit effektiv zu starten. Wenn du beispielsweise für morgen früh ein hartes Cardio-Kraft-Training geplant hast, stelle deine Schuhe, Gewichte und auch sonst alles bereit, was du dafür brauchst. Hier spiegelt sich noch einmal das Modell nach B. J. Fogg wider: Handle konkret, halte es einfach und löse das gewünschte Verhalten aus. Lege einen Pfad an, dem deine Füße jeden Tag folgen können, dann wird daraus bald eine Schnellspur für deinen Start in den Tag.

Der Konstitution entsprechend trainieren

Nach dem Ayurveda könnten wir die Komponenten in unserem Trainingsplan noch weiter herunterbrechen und Work-outs entwickeln, die sich an unserer Konstitution orientieren, an den *doshas*: *vata*, *pitta* und *kapha*. Jetzt solltest du zunächst einen Moment darauf verwenden, deine Konstitution mithilfe des ayurvedischen Konstitutionstests zu bestimmen (siehe unter bodythrive.com/quiz; auf Englisch). Wenn du deine ayurvedische Konstitution kennst, kannst du deine Körper- und Atempraxis entsprechend deiner individuellen Erfordernisse verfeinern.

Wir sind alle aus den gleichen Komponenten gebaut, wenn auch in unterschiedlichen Proportionen. Aus ayurvedischer Perspektive besteht jeder von uns zu unterschiedlichen Anteilen aus fünf Elementen (Äther, Luft, Feuer, Wasser und Erde) und den drei genannten energetischen Kräften, die unsere individuelle Konstitution bestimmen (Vata, Pitta, Kapha).

Vatas sind die himmlischen Leichtgewichte. Zerbrechlich und sensibel, bedürfen sie subtilerer Übungen als ihre grob-knochigen Gegenstücke. In dem Versuch, sich anzupassen, riskieren Vatas oft Verletzungen und Erschöpfung, um bei den Mittel- und Schwergewichten mitmachen zu können. Vatas brauchen im Vergleich zu anderen Körpertypen mehr dehnende und ausgleichende Übungen und eher leichte bis moderate Work-outs.

Wenn deine Konstitution im Wesentlichen Vata entspricht – einer hauptsächlich katabolischen (abbauenden) Energie –, dann gestalte deine Körper- und Atempraxis so, dass metabolische (umbauende) und anabolische (aufbauende) Energien gesteigert werden. So vermeidest du, dich zu überfordern oder auszupowern. In die Kategorien Kraft – Beweglichkeit – Ausdauer übersetzt heißt das, dass du als Vata-Mensch deinen Fokus eher auf elastische Beweglichkeit (zum Aufbau von Gewebe) und Ausdauer (zur Stimulation des Stoffwechsels) legen solltest.

Dagegen sind Kaphas, die erdverbundenen Schwergewichte, dazu gebaut, raue Bedingungen zu ertragen und Intensität zu tolerieren. Obwohl schwer zu motivieren, bleiben Kaphas in Bewegung, wenn sie einmal in Schwung sind. Kaphas können ziemlich zufrieden mit ihren schwereren Körpern sein und gleiten leicht ins Land der Couch-Potatos ab. Dieser Typus braucht Cardio- und Krafttrainings und eher moderate bis fordernde Work-outs auf dem Wochenplan. Häufig profitieren Kaphas von einer Verantwortungspartnerschaft (Seite S. 116 f.), die sie aus ihrer Selbstgenügsamkeit locken und zur Aktion motivieren kann.

Pittas wiederum, die hitzigen Mittelgewichte, handeln aufgrund ihrer hohen Ambitionen gern wie Kaphas, können dabei aber Verletzungen oder ein Burn-out erleiden. Pittas brauchen Krafttraining, lockernde Übungen und Cardio-Training in jeweils gleichen Zeiteinheiten. Sind sie durch ein Burn-out aus dem Gleichgewicht geraten, ist ihnen häufig ein eher leichtes, ausgleichendes Training von Nutzen. Dennoch neigen sie dazu, sich durch mentalen Ehrgeiz körperlich zu erschöpfen.

Gehe spielerisch mit deinen Trainingseinheiten um. Finde ein Gleichgewicht zwischen der Stärkung und der Öffnung deines Körpers. Experimentiere, um herauszufinden, welcher Fitness-Plan am besten in deiner derzeitigen Lebensphase funktioniert. Sei neugierig. Nimm die Auswirkungen wahr. Lass dir von deinem Körper zeigen, was wirklich gut für dich ist und was du als Nächstes brauchst.

Falls du immer Yoga machst, probiere CrossFit oder schwinge eine Kugelhantel. Falls du gern läufst, probiere tanzen aus. Falls du tanzt, geh laufen. Falls du Gewichte hebst, probiere Stretching.

Stretcht du, stemme Gewichte. Trainierst du drinnen, gehe raus. Fordere dich. Baue ein Repertoire auf. Wie Joseph Campbell uns noch aus dem Grab zuruft: »*Tu was dich glücklich macht.*« Was möchtest du ergänzen, um deine Fitness noch zu steigern?

Falls du in dem, was du zu deinem Repertoire hinzufügen willst, Unterricht benötigst, sehe dich nach einem Training in deiner Nähe um, schaue dir Trainingsvideos auf YouTube an oder nimm an einem Online-Lehrgang teil. Vielleicht helfen dir auch die »Harte, moderate und einfache Work-outs«-Tipps aus dem *Body-Thrive-Workbook*. Bevor du zu Bett gehst, lege dir bereit, was du für die Morgenübungen brauchst. Bevor du einschläfst, rufe dir vor Augen, wie du dich selbst zu einem frühen Work-out bewegen und loslegen kannst.

Nochmals: Es ist kurz vor Sonnenaufgang. Du wachst auf. Du willst dich noch einmal umdrehen. Du befindest dich an einem Entscheidungspunkt – dem allerersten des Tages. Wirst du Wasser trinken, die Abfälle entsorgen und alle Stagnation aus deinem Körper fegen, um einen wirklich strahlenden Tag zu erleben? Mache kleine Schritte. Mache dich bereit für ein langes Match, dein Körper ist fit, dein Kopf klar. Lass dich davon faszinieren, wonach dein Körper verlangt, wenn er auf einem neuen Level von Kraft, Flexibilität, energetischer Kapazität und Integrität erwacht. Höre nicht auf zu lernen, wie du deinen Körper bewegen und öffnen kannst, damit du nicht verspannst, verkrampfst und alt und kraftlos wirst.

Klüger älter werden

Mit Blick auf den Alterungsprozess solltest du dir ein Repertoire von Anti-Aging-Bewegungen aufbauen. Warte nicht, bis du lernen musst, wie du deine Gelenke heilen und deine Knochen in einer Akutsituation stärken kannst. Warte nicht, bis du nach einer Schwächephase neue Kraft aufbauen musst. Verhalte dich pro-aktiv. Beginne schon jetzt, deine Fähigkeiten und deine physische Kapazität zu entwickeln. Ansonsten kannst du dich mit siebzig, achtzig oder neunzig in einem schwachen, lethargischen, abhängigen, gebrochenen, heruntergekommenen, geschrumpften, fetten und unmotivierten Körper wiederfinden. Indem du eine pro-aktive und experimentierfreudige geistige Haltung einnimmst, machst du jedes Jahrzehnt, das du durchlebst, zu einer Phase des Lernens, erweiterst dadurch laufend deinen Fundus an Kenntnissen über Körperoptimierung und verbesserst dein Selbstheilungsvermögen.

Mach dir klar, wo dir Körperweisheit fehlt, welche Bildungslücken du schließen musst. Organisiere dir einen Coach, um deine Schwächen auszugleichen und dich in Selbsthilfe und Selbstheilung zu unterrichten. Dann wirst du älter, stärker, flexibler, fitter und schlichtweg klüger.

BEISPIELE FÜR EINE KÖRPER- UND ATEMPRAXIS

- ✹ 10 Minuten Stretching; 10 Minuten Übungen wie Hampelmann, Liegestütze oder Hantelschwingen.
- ✹ 5 Minuten Pranayama im Sitzen, 10 Mal den Sonnengruß, 10 stehende Yoga-Haltungen. 20 Minuten zügig gehen, dabei die Arme schwingen, die Gelenke öffnen und tiefes, bewusstes Atmen üben.

TIPPS FÜR DEINE KÖRPER- UND ATEMPRAXIS

- ✹ Lege dir einen Zeitplan fest. Stelle deinen Wecker. Lege alles an Gerätschaften und Ausstattung am Abend vorher bereit, damit deine Entscheidungen auf das ausgerichtet sind, was nach deinem Willen am nächsten Morgen als Erstes geschehen soll.
- ✹ Rufe dir noch im Einschlafen vor Augen, wie du am nächsten Morgen die Übungen praktizierst. Sieh dich selbst, wie du die Bewegungen ausführst. Je genauer du visualisierst, umso geringer wird dein Widerstand sein.
- ✹ Beginne an jedem Tag zur gleichen Zeit am gleichen Ort.
- ✹ Beginne, direkt nachdem du Wasser getrunken und dich entleert hast, mit atemzentrierten Bewegungen. Schiebe es nicht hinaus, dabei riskierst du nur, dich abzulenken.
- ✹ Eine tägliche 20-Minuten-Routine ist um Längen besser als eine 2-Stunden-Einheit zweimal in der Woche. Länger ist nicht besser. Das Ziel heißt Beständigkeit.
- ✹ Setze dir selbst Ziele und verfolge deine Fortschritte. Plane deine Work-outs und Fitness-Routinen eine Woche im Voraus.
- ✹ Halte dich an das, was dich aktuell anspricht.
- ✹ Oder, falls du aus einem alten Trott herauskommen willst, mach genau das Gegenteil.
- ✹ Stelle sicher, dass du gut ausgeruht bist, bevor du die Intensität deines Trainings steigerst. Andernfalls gehe einfach Spazieren statt zum Work-out.
- ✹ Lass Übungen aus den Kategorien Kraft, Beweglichkeit und Ausdauer abwechseln und variiere die Intensität deines Work-outs von fordernd über moderat bis leicht.
- ✹ Informiere dich über weitere Möglichkeiten. Wenn du eine Zeit lang Yoga praktiziert hast, mach jetzt vielleicht Eigengewichtsübungen oder Krafttraining – oder umgekehrt. Erweitere dein Repertoire von Bewegungs-, Fitness-, Geschicklichkeits- und heilenden Übungen, sodass du mit den Jahren und bis ins Alter körperlich immer versierter wirst.
- ✹ Organisiere dir einen Coach oder Lehrer, der dich inspiriert, anleitet und unterrichtet.

ÜBUNG 5

PFLANZLICHE ERNÄHRUNG

WAS ES BRINGT

Wenn du den Reichtum einer tiefgehenden Ernährung empfangen willst, nutze das Bewusstsein der Pflanzen. Nimm ihre Gaben an und gib ihnen dafür Schutz und Pflege. Kehre so in das Netzwerk von Geben und Nehmen zurück. Wechsle vom Konsum zur Ko-Kreation. Eine variantenreiche pflanzliche Ernährung ist ein Festschmaus hochqualitativer Phyto-Nährstoffe, die den Rohstoff deines inneren Kosmos bilden. Schwelge darin. Es stärkt deine Immunabwehr und verbindet dich mit deinem lokalen Ökosystem und allem, was auch auf der Fensterbank gedeiht.

WARUM MAN ES TUN SOLLTE

Tiefes Genährtsein ist wichtig, um deine sensible Biochemie zu entfachen. Karge Ernährung führt Geist und Emotionen von der Unzufriedenheit in die Verzweiflung und den Körper von der Lethargie in den Verfall. Steigere deine Gewohnheiten, dich zu nähren und zu erblühen. Wenn du dein inneres Ökosystem (den Körper) mit dem äußeren (deiner Umgebung) verbindest, indem du eine lokale oder regionale Ernährungsweise pflegst, entwickelst du eine besser geerdete, vielfach eingebundene Präsenz und ein stärkeres Immunsystem. Du wirst selbst zum Segen für die Pflanzen in deiner Umgebung, da dein Ich-Erleben sich auf deine Umgebung ausweitet.

WIE MAN BEGINNT

Achte darauf, welche Gemüse und Früchte dich beim Einkaufen ansprechen. Nimm sie mit nach Hause. Iss sie. (YouTube-Videos können dich über die Zubereitung informieren.) Variiere die Pflanzen in deiner Nahrung, um mehr Nährstoffe zu erhalten und mehr Energie zu erleben. Und informiere dich über eine essbare Pflanze, die in deiner unmittelbaren Umgebung wächst – Löwenzahn zählt auch! Binde Lebensmittel aus deiner Nähe in deine tägliche Ernährung ein.

An dieser Stelle des Body-Thrive-Programms angekommen, solltest du dich bereits im Wandlungsprozess befinden. Du hast höhere Standards für dich selbst eingeführt. Sofern du nicht vom Pfad abgekommen bist, eröffnet dir diese neue Spielwiese, wie gut du dich fühlen kannst, und du weißt, dass es nur noch besser wird. Auf diesem Niveau decken sich deine Bedürfnisse mit der Weisheit der

Natur. An Ballast, der dein Schiff zum Sinken bringen kann, hast du keine Freude mehr. Du bemerkst, dass du darunter leidest, wenn du spät und schwer zu Abend isst oder morgens auf Bewegung verzichtest. Die gesunden Gewohnheiten verfestigen sich und greifen. Sollte das nicht der Fall sein, lies dieses Buch wieder und wieder. Finde Kraft in deinem Tribe. Die Gewohnheiten werden sich einstellen. Jetzt wenden wir uns dem Essen zu. Lecker!

Ernährung bis in die Tiefe ist das, was dein Körper zur Blüte braucht. Betrachten wir die Kernweisheiten der Ernährung. Durch deine Vereinigung mit der Pflanze und dem Abschnitt des Lebenszyklus, in dem sie sich aktuell befindet, nimmst du die ihr innewohnende Energie, Intelligenz und Nahrung intuitiv wahr. Verunreinigst du die Pflanze, ihre Saat oder ihren Boden, wird dir die tiefere Erfahrung von Verbundenheit auf seelischer Ebene ebenso entgehen wie die Tiefennahrung für deinen Körper.

Wie fühlt sich eine sättigendere Ernährung an? Kurz gesagt: Wahrhaft sättigende Ernährung fühlt sich gut an, mehr noch: geradezu opulent. Wir werden gestärkt durch die üppige Fülle der Pflanzen, die schnell heranwachsen, um uns zu versorgen. Wir leihen ihre Energie für unsere großen Lebensziele ebenso wie für den subtilen Dharma eines jeden Tages. Dafür beschützen wir sie, als wären sie unser eigener Körper, denn das sind sie tatsächlich. Bis du diese Perspektive auf deine Ernährung erlangt hast, wirst du dich feinstofflich isoliert, getrennt und nicht wahrhaft genährt erleben. Katrina Blair, die Autorin eines meiner Lieblingsbücher, *The Wild Wisdom of Weeds: 13 Essential Plants for Human Survival* (*Die wilde Weisheit der Gräser – 13 essenzielle Pflanzen für das menschliche Überleben*, bisher nicht auf Deutsch erhältlich; *Anm. d. Verl.*), erklärt, wie es sich verhält:

> Die Pflanze bildet unsere Knochen, Haut und Zellstrukturen. Die Essenz der Pflanze vermischt sich mit unserem Geist/Herzen. Die durch Wind und Wetter, durch Sonne, Mond und Sterne, aus der engen Verbindung zum Ökosystem des Bodens und seinem Wasser in der Pflanze verwurzelte Intelligenz vereinigt sich mit unserem Bewusstsein – daraus erwächst unser expansives Selbstempfinden. Indem wir anerkennen, dass wir einander und unsere gegenseitige Wertschätzung brauchen, erhält sich der Kreislauf des Lebens selbst. Dies ist der heilige Akt wechselseitiger Aneignung.[1]

Wie ein Säugling an der Brust der Mutter, die Augen halb geschlossen, der Körper entspannt – ganz ähnlich empfinden tief genährte Erwachsene. Du empfängst zuerst, dann gibst du etwas zurück. Währenddessen erfährst du Ganzheit, Wechselseitigkeit, Verbundenheit und üppige Fülle. Die elementarste unserer Beziehungen ist die zu unserer Ernährung: Sie spiegelt unsere Beziehung zu unserem Körper wider. Stehst du in dynamischem Austausch mit den Pflanzen, die dich am Leben erhalten, erfährst du einen dynamischen Austausch mit dir selbst.

Auch aus einer analytischeren Perspektive liegen Daten vor. Im Artikel »Nutritional Update for Physicians« (Ernährungs-Update für Mediziner), erschienen in *The Permanente Journal*, heißt es:

> Die Forschung zeigt, dass eine Kost auf pflanzlicher Basis eine kosteneffektive, risikoarme Intervention darstellen kann, um BMI, Blutdruck, HbA1C und Cholesterin zu senken. Sie kann außerdem die Medikation bei chronischen Krankheiten und die Mortalität durch ischä-

mische Herzerkrankungen reduzieren. Ärzte sollten erwägen, generell eine pflanzenbasierte Ernährung zu empfehlen, besonders aber Patienten mit Bluthochdruck, Diabetes, Herz-Kreislauf-Erkrankungen oder Fettleibigkeit.[2]

Wollen wir nicht alle Bluthochdruck, Diabetes, Herz-Kreislauf-Erkrankungen und Fettleibigkeit vermeiden? Das Gegenteil von solchen Stagnationskrankheiten ist ein unblockierter, gut mit Sauerstoff versorgter Blutkreislauf, ein ausbalanciertes Hormonsystem, optimales Körpergewicht und ein starkes, gesundes Herz. Unsere Primaten-Vorfahren gediehen ausgezeichnet und ohne einer dieser Krankheiten anheim zu fallen. Schauen wir doch mal, warum.

Anders als die meisten Diäten definiert eine pflanzenbasierte Kost, was in ihrem Mittelpunkt steht, nicht das, was sie ausschließt. Du maximierst also deinen Konsum nährstoffreicher pflanzlicher Lebensmittel und reduzierst gleichzeitig industriell verarbeitete Produkte, Öle und tierische Fette. Die Grundlage bildet eine große Menge Gemüse (roh, fermentiert, gedämpft, gekocht, geröstet, gegrillt), Obst, Bohnen, Erbsen, Linsen, Saaten und Nüsse (in geringerem Umfang).

Ob du außerdem zu in deiner näheren Umgebung ökologisch produzierten Eiern, Fleisch oder Knochenbrühe greifen darfst, lohnt die Aufregung einer hitzigen Grundsatzdebatte nicht. Würdige deinen Körper, indem du die vollwertige Kost isst, die er verlangt. Gibst du Pflanzen den Vorzug, wird auch dein Gaumen entgiftet und entwickelt einen gesünderen Appetit. Falls du Tiere isst, achte darauf, dass diese natürliches, lokal produziertes Futter bekommen statt importiertes mit Hormonen und Antibiotika versetztes Mastfutter. Versichere dich, dass sie bei der Aufzucht und vor der Schlachtung nicht gequält werden. Das Leben dieser Tiere wird zu deinem Körpergewebe, deinen Gefühlen und Denkmustern. Genieße eine Kost reich an Blättern und Stielen, stärkearmen Knollen, dazu auch Obst, Hülsenfrüchte, Körner und Samen. Du brauchst keine strengen Regeln hinsichtlich Fleisch, Weizen, Milch und Zucker aufzustellen, es sei denn aus ethischen Gründen, wegen einer bekannten Unverträglichkeit oder weil du eine Ausschlussdiät probierst, um einem gesundheitlichen Problem auf die Spur zu kommen. Gleich wie, fokussiere dich darauf, Pflanzen zu den Stars deiner persönlichen Koch-Show zu machen.

Vertiefen wir das Thema pflanzlicher Ernährung weiter und schauen wir uns an, wie die Natur uns heute zu ernähren versucht, die Verbreitung und Vielfalt von Arten und Nährstoffen, die nährstoffreichen »Superfoods« und unsere Gelüste.

Mehr Pflanzen auf deinem Speiseplan

Experimentiere, um herauszufinden, wovon dein Körper am meisten profitiert. Mich selbst haben mehr als fünfzehn Jahre mit verschiedenen Detox-Kuren und vielen anderen Diäten zu einem verrückten Appetit auf die lokal wachsenden Wildkräuter (»Unkräuter«) gebracht. Meine tägliche Ernährung beginnt mit einem grünen Smoothie oder Saft aus lokalen heimischen oder eingewanderten Kräutern. Bin ich hungriger, gönne ich mir einen lebendigen Porridge: ein paar eingeweichte Samen (Chia, Hanf oder gekeimte Mandeln) und gekeimter Buchweizen, dazu Zimt, Rosinen, Ahornsirup und Mandelmilch.

Als Basis für Mittag- und Abendessen bereite ich einen Salat vor, z.B. aus Blättern, Schösslingen und Wurzeln, dazu lassen sich z.B. Bohnen oder Getreide kombinieren. An kalten oder hektischen Tagen oder wenn mir Energie fehlt, ziehe ich den Salaten Suppe vor, nur kurz gegart, fast roh.

Erinnere dich: Je komplexer oder schwerer verdaulich deine Kost ist, umso weniger Energie bleibt dir für alles andere. Übe dich darin, deine Rezepte zu verschlanken, um deinen Energiehaushalt zu optimieren. Die tägliche Kost sollte weniger ausgefallen als schlicht sein und deinen Körper nähren, statt seine Balance herauszufordern.

Die folgende Tabelle versammelt einige Ideen für schlichtes, nahrhaftes Essen (Rezepte findest du unter bodythrive.com/workbook):

Ideen zum Frühstück

Grüner Saft oder Smoothie (Sellerie, Gurken, Alfalfa-Sprossen, Supergreen-Pulver, Löwenzahnblätter und frisches Obst)	Gedämpfte Äpfel mit Gewürzen
	Haferbrei mit Rosinen und eingeweichten Mandeln
Chia-Porridge mit gekeimtem Buchweizen-Müsli und Mandelmilch	Miso-Suppe und eingelegtes Gemüse (asiatisches Frühstück)
	Mangold und Eier

Ideen zu Mittag

Grüner Salat mit weißen Bohnen	Grünkohlsalat mit Avocado und Pinienkernen
Geröstetes Wurzelgemüse, angeschwitzte grüne Bohnen und Ziegenkäse	Gebackener Eichelkürbis mit Rosenkohl
Linsen-Gemüse-Suppe	Caesar-Salat mit Hühnchen

Ideen für den Abend

Möhren-Kokos-Suppe mit Curry	Hühnersuppe mit reichlich Gemüse
Französische Zwiebelsuppe	Rohkostplatte mit Hummus
Khichari (Reis mit Mungbohnen)	Ceviche auf einem Bett von lokalen Kräutern

Ich verbringe nicht viel Zeit in der Küche. Trotzdem bereite ich 90 Prozent meines Essens selbst frisch zu. Ich liebe meine Kost und fühle mich den Pflanzen, die ich esse, tief verbunden. Was saisonal in Hülle und Fülle zu bekommen ist, sind die regionalen Produkte, also bin ich nicht sehr anfällig für ausgefeilte Kreationen oder gar Fertigprodukte. Das Extra-Kapitel »Küchen-Sadhana« am Ende des Buches erklärt, wie das geht.

Pflanzen und die Ökonomie des Gebens

Bei der pflanzlichen Ernährung geht es eigentlich nicht darum, was man essen darf und was nicht. Pflanzen ernähren uns direkt, aber auch indirekt durch die Tiere, die wir essen. Eine pflanzenbasierte Kost bedeutet, uns unserer gemeinsamen, intelligenten Ökologie bewusst zu werden: Es geht darum, Pflanzenweisheit, Bewusstheit und Nahrung zu empfangen, sowohl auf zellulärer als auch auf spiritueller Ebene.

Wenn wir eine bewusste Verbindung zu den Pflanzen empfinden, die uns aufbauen, fühlen wir uns beschenkt, erfüllt und wahrhaft genährt. Mit dieser Verbundenheit geht die Erkenntnis einher, dass wir ständig vom Sonnenlicht, von Luft und Boden, dem Wasser, den Pflanzen, der Erde und den Bäumen beschenkt werden. Durch diese Gaben versorgt, sind wir in der Pflicht, als Gegenleistung unseren Schutz und unsere Zusammenarbeit anzubieten. Daraus erwächst der Wunsch, den Planeten und die Welt von unserer Gegenwart profitieren zu lassen. Indem wir den Kreis vervollständigen, vervollständigen wir uns selbst. Unsere Wünsche, Ideen und Taten bestätigen unsere Verbundenheit und Begabung.

Mit dem Gefühl von Dankbarkeit und der Ausdehnung unseres Ich-Erlebens erweitert sich auch unsere Fürsorge. Wir verspüren den Drang, das, was wir erhalten, weiterzugeben, uns vollkommen in das Netzwerk des Lebens und den Impuls der Evolution einzubringen. Ich lasse noch einmal die »Expertin vom Dienst« hier auf dem Planeten Erde, die Autorin Katrina Blair, sprechen:

> In der Natur überwiegt die Tendenz des Weiterreichens. Es braucht Zeit, Ressourcen aufzubauen und zugänglich zu machen. Eine Ökonomie des Gebens funktioniert in menschlichen Gesellschaften dann, wenn wir alle in unserem Tun unser Augenmerk auf das richten, was wir lieben. Die Energie und Freude, die daraus erwächst, dass wir Zeit darauf verwenden, unsere natürlichen Talente zu schärfen, wird anderen zum Geschenk und Dienst. Wenn wir uns in Aktivitäten vertiefen, die uns wirklich etwas bedeuten, treten wir in den Fluss einer Ökonomie des Gebens ein.
>
> Alle Wesen auf der Erde haben eine heilige Bestimmung, und wir gehen einen edlen Vertrag ein, wenn wir das Geben und Nehmen des Lebens als einen Reigen heiliger Vernetztheit verstehen.[3]

Unsere Bedürftigkeit gegenüber den Pflanzen mit ihrer Großzügigkeit, die uns mit Nahrung anfüllt, macht uns demütig. Während sich unsere Orientierung auf das Leben hin aus der Verbindung zu den Pflanzen und dem Planeten entwickelt, spüren wir die unserer Biochemie innewohnende Fülle. Es ist dieses intrinsische Erleben von Fülle, Verbundenheit und Überfluss, das Yogis mit dem Wort *pur-natva* zum Ausdruck bringen. Es befähigt uns, hilfreicher, mitwirkender Teil unseres Ökosystem und unserer Gesellschaft zu werden. Je weniger wir die Pflanze quälen, die wir essen wollen, ob durch Eingriffe in ihre Genetik oder durch die Form der Weiterverarbeitung, umso mehr Lebensenergie, Nährstoffe und Weisheit erhalten wir direkt von dieser Pflanze.

Purnatva durch Pflanzen zu erlangen, ist zum Beispiel möglich, indem wir verschiedene Pflanzensorten essen. Abwechslung bei der Auswahl der Pflanzen, die du isst, versorgt dich mit einer breiteren Basis an Nahrung für deine Zellen. Vielfalt der Nahrung bedeutet mehr Zellnahrung. Biodiversität ist gesund und beginnt zu Hause, in deinem Körper.

Vom Konsum zur Ko-Kreation

Genau wie sich jeder einzelne deiner Freunde vom Rest unterscheidet, wird jede Pflanzensorte in deiner Küche zu einem neuen Freund. Dennoch wird 75 Prozent dessen, was wir Menschen heute essen, lediglich von zwölf Pflanzen- und fünf Tierarten erzeugt. Autsch. Von den 250 000 bis 300 000 essbaren Pflanzen nutzen Menschen nur 150 bis 200. Drei Pflanzensorten – Reis, Mais und Weizen – liefern nahezu 60 Prozent der Kalorien und Proteine, die Menschen aus Pflanzen gewinnen. Die Ernährungs- und Landwirtschaftsorganisation der Vereinten Nationen (FAO) schätzt, dass im Laufe des vergangenen Jahrhunderts 75 Prozent der genetischen Diversität der Nutzpflanzen verloren gegangen ist. Das Phänomen, das als *genetische Erosion* bezeichnet wird, ist das Ergebnis der weltweit von Bauern getroffenen (oder erzwungenen) Entscheidung, in petrochemisch behandelten Monokulturen genetisch homogene Hochertragssorten auszusäen.[4]

Das bedeutet, dass die globale Industrie und die industrialisierte Landwirtschaft 75 Prozent unserer Agro-Biodiversität in weniger als 100 Jahren zerstört haben. Und wir haben nicht nur Pflanzen verloren. Wir haben einen erheblichen Anteil unserer Biokultur verloren: mit den lokalen Systemen der Lebensmittelproduktion auch ortstypisches Wissen, Handwerk und Alltagskultur, ja selbst die Sprache der Bäuerinnen und Bauern. Nicht nur das Saatgut von Kulturpflanzen verschwindet, auch das Saatgut nicht landwirtschaftlich angebauter Sorten, die wir kaum kennen. Es ist, als verlöre unser Planet einen Teil seines Gehirns an in Monokulturen erzeugtes Junkfood, wie dieses Zitat aus dem *Sustainability*-Magazin anklingen lässt:

> Genetische Erosion ist mit kultureller Erosion verknüpft – und der Verlust von Saaten mit dem Verlust von menschlichen Kulturen und Sprachen weltweit. Es ist wahr, Kulturen verschwinden wie die Saaten so vieler Pflanzen. Linguisten weisen zum Beispiel darauf hin, dass zum Ende des Jahrhunderts 60 bis 90 Prozent der 6 800 Sprachen der Welt ausgestorben sein werden.[5]

Mit dem Verlust von Arten und Sprachen haben wir auch eine tiefe Weisheit über die Zubereitung wunderbaren Essens verloren. Wie kann genetische und kulturelle Erosion so schnell vonstatten-gehen? Statt weiterhin dynamisch mit unserem Ökosystem zu kooperieren, haben wir uns in massenkompatible Konsumenten verwandelt. Mehr Menschen fragen mich »Was soll ich essen?« als »Was sollte ich heute tun, um für mein Ökosystem zu sorgen?«. Bitter, wie weit wir es auf dem Weg zur Konsumentenmentalität in nur hundert Jahren gebracht haben.

Wenn du dir mehr Kontrolle über dein Essen wünschst, musst du dich mehr mit Pflanzen und Landwirtschaft befassen. Wir müssen uns ändern, jeder Einzelne von uns, und vom reinen Konsum zur Ko-Kreation zurückfinden. Die gute Nachricht: Es bringt wirklich Spaß. Der erste Schritt ist, zu einer größeren Vielfalt zurückzukommen, zur Würze des Lebens. Die Natur bemüht sich, dich zu nähren. Erweitere deinen Horizont.

Was bereitet deinem Gaumen Freude?

Was wir essen mögen, ist relativ. Unsere Gaumen haben den einzigartigen Geschmack der Pflanzen-freunde unserer Vorfahren vergessen. Was uns schmeckt, ändert sich mit unseren Ernährungsgewohn-heiten. Unser Verlangen mag vorhersagbar sein, festgeschrieben ist es nicht. Während deine körperliche Weisheit mit dem Alter zunimmt, wird auch dein Appetit klüger. Du wirst sensibler und achtsamer hinsichtlich der Pflanzen und Tiere, die dich spürbar nähren.

Das Gegenteil ist ebenso wahr: Falls deine körperliche Weisheit im Alterungsprozess stagniert, wird dein Appetit dümmer. Du wirst dich aufgrund von Gelüsten ernähren, die physische oder emotionale Abhängigkeiten und unkluge Gewohnheiten verstärken. Deine ungesunden Begierden werden dich all-mählich von innen her erschöpfen, vergiften und zerstören, Schluck für Schluck, Bissen für Bissen.

Ich habe Tausende von Leuten durch ayurvedische Detox-Kuren geleitet, seit ich mein Yogi-Detox-Programm 2002 ins Leben gerufen habe. Unter den Rückmeldungen der Teilnehmenden sind die voraussagbarsten Ergebnisse: Abbau von Übergewicht, besserer Schlaf und das allgemeine Gefühl von Liebe zum eigenen Leben. Am meisten überrascht zeigen sie sich darüber, dass ihre Wünsche klüger werden, ihre Abhängigkeiten nachlassen. Wiederholt sagen sie:

- ✱ Ich habe kein Verlangen mehr nach Backwaren.
- ✱ Mir ist nicht mehr nach einem Glas Wein zum Abendessen.
- ✱ Mir ist nicht mehr nach _____ (Brot, Kaffee, Bier, Käse, Fleisch, Pommes, Eiscreme, Pizza usw.)

Das Gemeine ist: Geschmack verhält sich relativ zu dem, was du dir kürzlich hast schmecken lassen. Dein Verlangen ist fast immer durch das Muster bestimmt, in dem du dich befindest. Wenn du täglich Kekse gegessen hast, wirst du nach Keksen lechzen. Wenn du täglich etwas Zitrone in dein Wasser gegeben hast, wird es dich morgen nach Wasser mit Zitrone verlangen. Gleiches verstärkt Gleiches, Gegensätzliches reduziert sich gegenseitig. Wenn du beginnst, die Sortenvielfalt in deinem Essen zugunsten der Vielfalt der Nährstoffe zu erweitern, erweitert sich auch das Spektrum dessen, was dir schmeckt. Kochst du saisonal, hast du Appetit auf Saisonales. Da du ändern kannst, wonach du ver-langst, denke darüber nach, wie du das Verlangen von morgen beeinflusst.

Zur Erinnerung: Pflanzenteile als Nahrungsmittel

Die verschiedenen Pflanzenteile und -stadien spiegeln die Kreisläufe des Lebens selbst wider und unterstützen so unsere Verbindung zu diesen. Der Lebenszyklus einer Pflanze verläuft vom Samen über Keim, Wurzel, Stiel, Blatt, Blüte, Frucht und beginnt erneut mit der Saat.

Sind Samen besser als Sprossen? Sind Wurzeln besser als Stiele? Lächerlich, oder? Alle Teile dienen einem Zweck. Alle Pflanzen bringen ein Geschenk mit. Zur Erinnerung konsultiere die Tabelle auf der folgenden Seite.

Physischer Körper	Mental- und Emotionalkörper	Beispiele
Öl, Fett, tiefe Nährstoffe, tiefe Energie – baut Körpergewebe auf	Bietet Erdung und eine schwere, potente Energie; die meisten Samen müssen vor dem Verzehr eingeweicht oder geröstet werden.	Gewürzsamen, Getreidekörner, Hülsenfruchtsamen, Nüsse, Ölsaaten, alles, was keimen kann
schnelle Energie, Proteine, Berge von Nährstoffen	belebende, energetisierende, kindliche, schnelle Energie	Alfalfa-, Sonnenblumen- und Bohnen-Keimlinge sowie gekeimtes Quinoa
Mineralien, Ballaststoffe; Zucker	aufbauende Energie, erdend, nährend; mit Blättern ausbalancieren, um Stagnation zu vermeiden	Wurzeln und Knollen wie Möhren, Rüben, Kartoffeln, Rettiche, Yams und Jicama
Hydrierung (Wasser trinken), Ballaststoffe, kalorienarm, daher wunderbar, um das Kaubedürfnis ohne Reue zu stillen	Die Tätigkeit des Kauens entspannt Kiefer und Nervensystem.	Sellerie-, Brokkoli-, Mangold-, Löwenzahn- und Grünkohlstiele
Sonnenenergie, Chlorophyll, Nährstoffe, Mineralien, reinigend, schabend und zusammenziehend; Berge von Nährstoffen	schnelle tägliche Energie, klärend, reinigend, Stagnation auflösend	Blattsalate, Grünkohl, Blattkohl, Löwenzahnblätter

Nahrung für Nerven und Seele	Verleiht Schönheit, Sensibilität, Verfeinerung und Freude	Rosen, Veilchen, Lavendel, Fenchel
Zucker, schnelle Kohlenhydrate, füllt Blutzucker schnell wieder auf	Die süße Schwere von Obst ruft Entspannung und Leichtigkeit hervor und erinnert uns an die Anmut des Lebens.	Äpfel, Bananen, Avocados, Ananas, Datteln, Rosinen, Trauben

Zell-Evolution durch Nährstoff-Diversität

Je vielfältiger die Nährstoffzusammenstellung deiner Kost, umso mehr Bausteine stehen deinem Körper für gesundes Gewebe zur Verfügung. Wenn wir es auf eine besonders nahrhafte, möglichst regionale Küche abgesehen haben, wo finden wir die entsprechenden Lebensmittel? Ein Schrecken unserer Kultur ist die Nährstoff-Armut unserer Lebensmittel. Die Mutterböden sind häufig ausgezehrt. Viele unserer heutigen Pflanzen sind Laborergebnisse. Böden, Pflanzen und so auch unser Essen sind nicht, was sie einmal waren. Fleisch ist meist durch industrielle Landwirtschaft beeinträchtigt. Die Lebensmittel in den Supermärkten geben uns nicht die Nährstoffe, die unsere Körper brauchen.

Gleichzeitig bestücken Naturwarenhändler neue Regale mit importierten »Superfoods« – Goji-Beere, Maca-Wurzel, Acai-Beere, Chia-Samen, Spirulina, Kokosblütenzucker, Quinoa, Amarant, Chlorella und zig andere grüne Pulver, Reishi-Pilz, Bienenbrot, Camu-Camu-Beeren, Hanf, Kakao, Hijiki-Algen – unsere Geschmacksknospen expandieren so schnell wie das Angebot. In Fläschchen abgefüllt, überfluten Pflanzen aus aller Welt die Gesundheits- und Nahrungsergänzungsmittel-Abteilungen im Lebensmittelhandel. Das ist großartig – und problematisch zugleich.

Superfoods werden als kostbare Designer-Nährstoffe abgepackt und an wohlhabende, gebildete Gesundheitsjünger verkauft. Die meisten Superfoods werden weit entfernt von den Ökosystemen angebaut, in denen sie konsumiert werden. Die Verbindung zwischen denen, die für das Ökosystem Sorge tragen, und denen, die die Produkte konsumieren, ist abgebrochen. Auf dem globalen Markt erzielen die nährstoffreichsten Pflanzen Spitzenpreise. Für die lokale Bevölkerung des Ökosystems werden die eigenen Superfoods unbezahlbar, wie man an den steigenden Preisen für Quinoa in Peru sieht. So genial Superfoods auch sind, den Ursprung dieser Problematik können sie nicht beseitigen, noch lösen sie all unsere anderen Probleme.

Was machen wir also? Suche in der Natur nach der Antwort. Die Natur hält Lösungen bereit, sie lädt uns ein zu Beobachtung, Ko-Kreation und Integration. Für eine weitere Perspektive darauf, wie die Natur versucht, uns zu nähren, wird es jetzt im wahrsten Sinne des Wortes wild.

Fürchtet euch nicht, die invasiven Arten sind da

Eine neue Generation von Superfoods stammt zu großen Teilen aus den hyperfruchtbaren, biodynamischen Permakulturen gemeiner invasiver Stauden. Noch haben wir die natürliche Produktivität und das Potenzial unserer regionalen Ökosysteme nicht erschöpft.

Nahrung, die unser Immunsystem schützen kann, wächst in den Gärten unserer eigenen, regionalen Ökosysteme. Die invasiven Superfoods unseres gemeinsamen Planeten sind überall dort, wo du auch bist. Doch wissen die meisten von uns nicht, dass diese »Invasoren« unsere Körper ebenso einfach (wenn nicht besser) ernähren können wie die teuren, hippen importierten Superfoods.

Invasive Wildkräuter wie Löwenzahn, Distel, Gänsefuß, Winterportulak (Tellerkraut), Brennnessel, Klette, Königskerze und Sommerportulak haben sich auch in deiner Region angesiedelt. Ihre ökologische Anpassungsfähigkeit lässt sie überall dort auftauchen und gedeihen, wo der Mutterboden angegriffen ist. Sie sind Folgepflanzen, die selbst unter den rauesten Bedingungen gedeihen, die die Menschheit der Erde und ihrer empfindlichen Humusdecke zumutet.

Invasives »Unkraut« lässt sich nicht einmal durch chemische Kriegsführung mit Pestiziden ausrotten, die allerdings Boden und Umgebung in horrend toxischem Zustand hinterlassen. Natürlich landen diese chemischen Kampfmittel im Grundwasser und in unseren Körpern. Was in den Kreislauf eingebracht wird, taucht auch wieder auf. Invasive Arten sind davon kaum beeinträchtigt. Sie werden weiterhin überall auf dem Planeten heimische Sorten verdrängen und die vertraute Landschaft dadurch weiter verändern.

Doch dies ist nicht unbedingt eine schlimme, traurige Nachricht, denn wie der römische Kaiser Marcus Aurelius vor einem Jahrtausend notierte: »Das, was die Handlung behindert, befördert die Handlung. Was im Wege steht, wird zum Weg.«

Invasive Wildkräuter bilden so starke und tiefe Wurzeln aus, dass sie Beton durchbrechen, um Nährstoffe im tiefer gelegenen Unterboden zu erreichen. Ihr Dharma ist die Refertilisierung und Remineralisierung des Bodens, den wir ruiniert haben. Anschließend ziehen sie weiter. Manche von ihnen haben Pfahlwurzeln, die aus bis zu 20 Metern Tiefe Nährstoffe, Mineralien und Vitamine an die zerstörte Oberfläche befördern. Das macht sie zu Supraleitern: Sie ziehen Wasser und Spurenelemente durch die Bodenkruste, die tief unter unserem zerstörten Oberboden liegt und für Grünkohl und Möhren eine undurchdringliche Barriere darstellt, und befördern die Nährstoffe durch ihre Triebe nach oben in Blätter, Blüten und Früchte.[6] Die wilden Invasoren sind gekommen, um uns zu retten. Sie sind unser Küchengarten und unsere Hausapotheke.

Wilde invasive Arten aus dem eigenen Garten bieten unserem Immunsystem ihre Unverwüstlichkeit an. Wenn du Pflanzen isst, die in deinem Ökosystem wachsen, greifst du auf deren lokale Intelligenz zurück. Wenn du Pflanzen isst, die in deinem Ökosystem wachsen, darfst du an deren Erfolg teilhaben. Wenn du das invasive »Unkraut« aus deinem Garten isst und zum Frühstück zarte Löwenzahn- und junge Distelblätter in deinen grünen Smoothie mixt, wirst du Teil deines lokalen Ökosystems. Isst du die Pflanzenfreunde aus deiner Nachbarschaft nicht, wirst du letztendlich allergisch gegen dein eigenes Ökosystem.

Wenn du zum ersten Mal wilde Pflanzen oder Wildkräuter probierst, wirst du feststellen, dass sie *wild* schmecken. Sie werden dir nicht so schmackhaft erscheinen wie ihre gezähmten Schwestern aus dem Supermarkt. Du kannst die rohen Elemente und exotischen Phyto-Nährstoffe herausschmecken. Du kannst die Wildnis (*prana*) schmecken, die Chemie der Pflanze in ihrem natürlichen Zustand. Du isst etwas, was bezüglich der Nährstoffe mehr dem ähnelt, was deine Vorfahren aßen, und so erwacht sowohl der Erinnerungsspeicher deiner Ahnen als auch eine ursprüngliche Kraft.

Durch ihre Intensität alarmiert zu sein ist die üblichste Reaktion auf den Genuss von lokalen Wildkräutern und heimischen Pflanzen. Sie haben intensive Aromen und wilde Energie. Unsere Gaumen sind gezähmt, entmannt, kastriert, wenn du so willst, ohne Kontakt zu echten Nährstoffen. Doch erinnere dich: Geschmack verhält sich relativ zu dem, was du kürzlich genossen hast.

Je schlauer mein Gaumen wurde, umso mehr interessierte es mich, die essbaren heimischen Pflanzen in meinem Ökosystem zu kennen, und was ich kennengelernt hatte, pflanzte ich in meinen Garten. Als ich einen Botaniker sagen hörte, dass Disteln, diese piekenden Biester von Pflanzen, essbar seien, stellte ich Nachforschungen an und probierte es aus. Nach einiger Zeit spielten angelegte Beete in meinem Garten nur noch die zweite Geige, wenn ich Disteln, Löwenzahn, Gänsefuß, Amarant, Winterportulak und Alfalfa erntete, die sich freiwillig angesiedelt hatten. Sogar junge Distelblätter lassen sich in einem starken Mixer mit Äpfeln, einem Spritzer Zitrone, einem Zweig Minze und Wasser wunderbar verarbeiten. Die Dornen werden seidig-weich in so einem grünen Smoothie. Geschmacklich? Wild!

Ich werde nicht müde, es zu sagen: Wildes Essen schmeckt wild. Du darfst von deinem weichgespülten, gezähmten, globalisierten, industrialisierten Gaumen nicht erwarten, die wilde Landschaft sofort freudig anzunehmen. Du gehst ein oder zwei Jahrhunderte in der Zeit zurück und schmeckst Mineralien und Spurenelemente, die dir zuvor nie begegnet sind. Hast du aber deinen Gaumen erst an die wilde Nahrung gewöhnt, kommst du richtig auf den Geschmack. Gleiches verstärkt Gleiches. Wiederholung kultiviert deine Gewohnheiten. Je mehr du dich auf Löwenzahn und Distel stürzt, desto mehr wirst du dich auf Löwenzahn und Distel stürzen. Schneller, als du denkst, trägst du ein T-Shirt mit der Aufschrift: »Löwenzahn ist der neue Grünkohl« oder »Disteln sind der neue Löwenzahn«.

Sich im städtischen Dschungel zurechtfinden

Mir ist bewusst, dass nicht alle ein Distelbeet im Garten haben. Viele leben in der Stadt und neigen nicht dazu, den invasiven Portulak aus der Gehsteigfuge zu zupfen, um ihn in den Mixer zu werfen.

Lassen wir die Wildkräuter einmal beiseite, treten wir einen Schritt zurück und nehmen die Vielfalt der Arten unter die Lupe. Durch eine Vielfalt von Pflanzen in deiner Nahrung sorgst du für eine Vielfalt von Nährstoffen in deinem Körper. Indem du dich mit den Pflanzen verbindest und dir die Vielfalt ihrer Nährstoffe einverleibst, wirst du die Erfahrung machen, dass die Natur ihr Äußerstes versucht, für dich zu sorgen. Mit dieser Haltung trittst du in das blühende Leben ein.

Wenn du in einer Stadt lebst, gehst du in der Hochsaison hoffentlich regelmäßig auf den Wochenmarkt. Ich hoffe auch, du ziehst einige Pflanzen in deiner Küche und lässt auf der Anrichte Samen keimen. Auf der Fensterbank kannst du das ganze Jahr über einen kleinen grünen Garten betreiben. Falls du nicht weißt wie, höre dir die Folge »Indoor Gardening« des Yogahealer-Podcasts an (nur auf Englisch verfügbar; Anm. d. Verl.).

Wenn du in einer Stadt lebst, empfindest du dich vermutlich eher als Konsument. Für deine Psyche ist es daher wichtig, etwas zu unternehmen, wodurch du in den kooperativen Kreislauf eintreten kannst. Dein Interesse macht einen Großteil dessen aus, was sich wirtschaftlich heute bewegt. Sag es weiter. Beziehe Stellung gegen Roundup-Ready®-Betriebe, die genveränderte Samen und Herbizide verwenden. Informiere dich und deine Umgebung. Werde dynamischer Gesprächsaktivist. Entwickle dich weg vom Konsum, hin zur Ko-Kreation.

Mach dich auf dem Wochenmarkt mit dem Marktwert und den Preisen nährstoffreicher Lebensmittel aus deiner Region vertraut, das ist wertvoll für deinen Körper und deinen Geist. Wähle Pflanzen, die dich durch Farbe und Beschaffenheit ansprechen. Experimentiere mit Aromen, um deinen Gaumen anzuregen. Sprich mit regionalen Bauern, warum sie Landwirtschaft betreiben. Frag, ob sie mit den angebauten Pflanzen auch essbare Wildpflanzen von ihrem Hof in die Stadt fahren würden. Erkläre ihnen, dass ihr gemeinsam die Nachfrage steigern und die Arbeit der Bauern leichter machen könnt. Wildpflanzen bauen sich selbst an! Die Bauern müssen sie ohnehin jäten, dann können sie sie auch mit auf den Lieferwagen packen. Aufgrund der Nachfrage kannst du inzwischen Löwenzahnblätter, Gänsefuß und Portulak in manchen Lebensmittelgeschäften bekommen. Meine Hoffnung ist, dass Produzenten von Vollwertkost zukünftig auch grüne Pulver aus lokalen invasiven Arten anbieten. Was du willst und wem gegenüber du das zum Ausdruck bringst, spielt eine große Rolle dabei.

Du wirst deinen Kopfsalat nicht über Nacht gegen Disteln eintauschen können. Mit »Ja, und« brauchst du das auch gar nicht. Selbst wenn du schon einen tollen Speiseplan aufgestellt hast, frage dich selbst: »Und was kann ich noch hinzufügen?« Beginne mit einer Sortierung in Kategorien von »lokaler Anbau« bis »lokal invasiv«. Lege dir zur Übersicht eine einfache Tabelle an und vergib Punkte nach einem Bewertungssystem: nicht regional angebaute Pflanzen bekommen 1 Punkt, regionale 2, lokale essbare Wildpflanzen 3 und invasive Wildkräuter 4 Punkte.

Paläo(lithische) Diät: der vor-agrikulturelle Ansatz

Ich liebe die Paläo-Diät. Mit Ausnahme der Vorbehalte gegen süße, saftige Früchte, Bohnen und Getreidekörner. Ach ja, und die übliche Praxis, mehrmals am Tag Fleisch zu essen. Nein, wirklich, von diesen Dingen abgesehen finde ich Paläo toll, denn:

- Die Paläo-Idee gründet auf Pflanzen, die die frühen Menschen aßen.
- Industriell verarbeitetes Essen ist out. Hochglykämische und kohlenhydrathaltige Sättigungsbeilagen sind out.
- Man verhält sich ähnlich wie ein Höhlenmensch und isst hauptsächlich Grünes, Schösslinge, Wurzeln, Nüsse und Samen.
- Man kann die Essenszubereitung vereinfachen.
- Die heutigen Paläo-Leute sind vernetzt und enthusiastisch. Sie können helfen, über essbare invasive Arten aufzuklären, und unterstützen sicher unsere Roundup-Ready®-Rückbau-Revolution.

Falls du also Paläo werden willst, werde »paläo-invasiv«. »Invasivismus bezeichnet das gezielte Essen von invasiven Arten, um ihre Zahl zu dezimieren«, sagt Joe Roman, Naturschutzbiologe und Gründer von eattheinvaders.org.[7] Er definiert diesen neuen Begriff als »Ausrichtung unseres Appetits auf eine Weise, die einen positive Effekt haben kann.« Dieser Plan ist genial, Bewusstheit und Verbundenheit pur. Wenn du Fisch essen willst, iss, wo er als invasive Art gilt, Karpfen statt den gefährdeten Schwertfisch. In manchen Gegenden sind Wildschweine ein Problem. Wenn du also Schweinefleisch essen willst, warum nicht das von Wildschweinen, die in deiner Gegend gejagt wurden? Wenn du invasive Arten isst, ernährst du dich von dem, was das lokale Ökosystem im Überfluss zur Verfügung stellt, und hilfst damit sowohl der Umwelt als auch deinem eigenen Körper, dich so zu entwickeln, wie die Natur es vorgesehen hat.

Erinnern wir uns noch einmal an die sowohl dem Ayurveda als auch der pflanzenbasierten Ernährung zugrundeliegenden Botschaft: Erkenne dich selbst. Experimentiere. Was funktioniert für mich? Sei aufrichtig. Nicht jeder hat eine Getreide- oder Gluten- oder Milch- oder Hülsenfruchtunverträglichkeit. Nicht jeder braucht Tierteile, aber manche Paläo-Menschen schon. Entscheide anhand deiner eigenen Erkenntnisse. Handle nach deiner ethischen Einstellung zur nachhaltigen, abwechslungsreichen Ernährung für alle. Handle in dynamischer Ko-Kreation mit dem Ökosystem unseres Planeten.

TIPPS FÜR EINE PFLANZLICHE ERNÄHRUNG

- ❁ Behalte die Arten im Blick, die du isst, und füge wöchentlich oder monatlich eine neue Sorte hinzu.
- ❁ Bevorzuge nährstoffreiche Lebensmittel.
- ❁ Mache dir die Phase im Lebenszyklus bewusst, in der sich das Essen auf deinem Teller befindet. Sorge für Vielfalt in deiner Kost durch den Verzehr von Wurzeln und Blättern (Grüngemüse), Früchten und Samen. Doch beginne mit Achtsamkeit.
- ❁ Falls du abnehmen oder einen gesünderen Appetit entwickeln willst, schließe dich dem nächsten Yogi-Detox-Programm auf yogidetox.com an (nur auf Englisch verfügbar; Anm. d. Verl.). Dort wirst du mehr über die Säure-Basen-Balance erfahren und wie man entgiftende und heilende Lebensmittel in die tägliche Ernährung integriert.
- ❁ Iss grünes Blattgemüse und stärkearme Wurzeln. Schränke den Verzehr von stärkereichen Wurzeln ein.
- ❁ Iss Nahrung in allen Farben des Regenbogens: Das bringt Spaß und mehr Phyto-Nährstoffe.
- ❁ Lerne, welche nahrhaften, essbaren Wildkräuter gut und reichlich in deinem Ökosystem wachsen.
- ❁ Suche vor Ort einen Botaniker und organisiere eine Exkursion in die örtliche Pflanzenwelt. Das klingt schwieriger, als es ist. Menschen und Pflanzen werden dir dafür danken.

- Lies Katrina Blairs Buch *The Wild Wisdom of Weeds: 13 Essential Plants for Human Survival*.
- Achte darauf, welche pflanzlichen Lebensmittel dich ansprechen, wenn du durch die Gänge deines Lebensmittelmarktes gehst, und packe sie in deinen Wagen. Das Prana der Pflanzen ist noch lebendig und nimmt Kontakt zu deinem Prana auf. Würdige diese Verbindung und du wirst mehr Zugang zu deinem intuitiven Körperbewusstsein gewinnen.
- Nimm dir vor dem Essen Zeit für eine Pause und nimm Verbindung zu den Pflanzen auf deinem Teller auf.
- Kaufe deine pflanzlichen Lebensmittel nach Saison von einer örtlichen Genossenschaft oder auf dem Wochenmarkt.
- Ziehe deine Nahrung selbst, und wenn es nur die Keimlinge und Micro-Greens auf der Fensterbank sind.
- Frage die Bauern auf dem Wochenmarkt, ob sie dir ihre essbaren Wildpflanzen verkaufen würden. Nimm Einfluss auf dein Umfeld, indem du über die zunehmende Nachfrage nach essbaren invasiven Arten sprichst. Hinterlasse Eindruck.
- Falls Fleisch oder Knochenbrühen zu deiner Kost gehören, suche nach Hofläden und regionalen Produktionsgenossenschaften und friere einen Vorrat ein. Lege dir bei Bedarf einen kleinen Tiefkühlschrank zu.
- Kaufe Eier von alten Hühnerrassen.

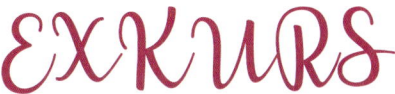

EXKURS

WIE DU GEWOHNHEITEN
IN BEZIEHUNGEN VERÄNDERST

Im Body-Thrive-Programm geht es darum, dein Leben nach deinen eigenen Regeln zu leben und dabei mit anderen verbunden zu sein. Während du diese zehn Gewohnheiten in deinem Leben verankerst, legst du die Bausteine für ein kraftvolles Leben. Das bringt eine Veränderung deiner Identität mit sich. Nimm dir einen Moment Zeit und überlege, inwiefern sich die Form deines Körpers verändert, inwiefern deine Gedanken klüger und deine Gefühle positiver werden. Deine neuen Gewohnheiten werden auch deine Beziehungen klären, verändern und weiterentwickeln. Wenn du die Gewohnheiten in dein Alltagsleben integrierst, wirst du vielleicht feststellen, dass deine persönlichen Beziehungen sich bereits wandeln.

Meine Klienten und Klientinnen sind oft überrascht, wenn die zentralen Menschen in ihrem Leben sich nicht voller Eifer mit ihnen zusammen entwickeln. Inspiriert, wie sie sind, wollen sie den gleichen Enthusiasmus auch in anderen entfachen. Es kommt vor, dass Partner, Kinder, Eltern oder beste Freunde auf den Zug aufspringen. Meist geschieht dies nicht.

Die dir nahestehenden Menschen sind vielleicht glücklich so, wie sie sind, und gar nicht daran interessiert, an deiner Seite Veränderungen in Ernährung oder Lebensführung vorzunehmen. Wenn du dich darauf einstellst, vorwärtszukommen, und dich dabei gebremst fühlst, kann das Szenarien voller Spannungen, Unbehagen, Frustration und Depressionen heraufbeschwören.

Dieser Exkurs unterbricht deine Body-Thrive-Übungen für eine Weile, damit du lernst, deine wichtigsten Beziehungen zu steuern, während du deine Gewohnheiten weiterentwickelst. So versammelt dieses Kapitel eine Vielzahl von Werkzeugen – von sehr einfachen Strategien bis hin zur Navigation durch stockende oder völlig festgefahrene Situationen. Ohne diesen Werkzeugkasten könntest du frustrieren und deinen eigenen Fortschritt unnötig verlangsamen.

Doch nicht nur die Steuerung deiner bestehenden Kernbeziehungen ist wichtig, wenn du dich mit der Entwicklung deiner Gewohnheiten befasst, sondern auch: *Du musst mehr Zeit mit Menschen verbringen, die die gewünschten Gewohnheiten bereits täglich leben.* Umgib dich mit Menschen, die dich bewundern.

Wie du um Unterstützung bei der Entwicklung
deiner Gewohnheiten bittest

Wenn du deine Gewohnheiten veränderst, ist es nur fair, wenn du andere darüber informierst. Die anderen ins Bild zu setzen, hilft dir nicht nur, dir selbst gegenüber Rechenschaft abzulegen, du gewinnst auch den Bonus, andere gezielt und konkret um Unterstützung bitten zu können.

Bitten macht uns demütig. Wir geben damit zu, dass wir nicht isoliert, sondern in gegenseitiger Abhängigkeit leben und einander beeinflussen. Lass mich den einfachsten und effektivsten Weg aufzeigen, Hilfe zu mobilisieren, den ich gefunden habe. Du wirst auch anderen eher Unterstützung in ihrem Wachstumsprozess anbieten, wenn du diese Strategie kennst. Folge diesen Schritten:

1. Bestimme die Gewohnheit, die du gerne hättest, und zwar konkret und präzise. Zum Beispiel: um 21 Uhr im Bett liegen; oder: 20 Minuten Sport nach dem Aufstehen vor 7.30 Uhr.

2. Ermittle, wer deine Gewohnheit beeinflusst oder davon beeinflusst sein könnte, ob bewusst oder unbewusst. Erstelle eine Liste der Menschen, mit denen du lebst: Angehörige, Freundinnen, Kollegen und Vorbilder (Lehrerinnen, Autoren, Bloggerinnen, Podcaster), an denen du dich orientierst.

3. Plane Kurz-Evaluationen (Fünf-Minuten-Checks) ein. Wenn du Kontakt zu den Menschen hast, die dich beeindrucken, bitte Sie um ein kurzes Treffen, bei dem sie dich über die Gewohnheiten informieren, die du zu ändern versuchst. Arrangiere so ein Meeting zu einem neutralen Zeitpunkt, bringe dein Anliegen nicht zwischen Tür und Angel oder gar während einer Diskussion vor – du benötigst die volle Aufmerksamkeit deines Gegenübers. Auch mit deinen Kindern, wenn du welche hast, kannst du Meetings vereinbaren.

4. Im Meeting erklärst du der Person die Gründe für die Gewohnheitsänderung. Jasmine zum Beispiel (die du im Abschnitt »Den Tag richtig beginnen« schon kennengelernt hast) sagte ihrem Partner: »Ich bin richtig müde, wenn ich das Zweijährige zu Bett bringe. Mein Körper will einfach nur fertig sein mit dem Tag und schlafen. Das mag sich dämlich anhören, aber ich möchte mir angewöhnen, dann auch Schlafen zu gehen, oder wann immer mein Körper signalisiert, das war's für heute.«

5. Frage die Person, ob sie bereit ist, dich bei dieser Gewohnheitsänderung zu unterstützen. Deine Veränderung betrifft häufig auch andere Menschen. Werde dir über die genauen Auswirkungen klar und wie du damit umgehen willst. In Jasmins Fall war es so, dass sie sich durch das frühe Schlafengehen weder um Abwasch oder Wäsche kümmern noch mit ihrem Mann ins abendliche Gespräch kommen konnte. Erst wenn deutlich ist, was für dich – und alle Beteiligten – mit der neuen Gewohnheit auf dem Spiel steht, kannst du tatsächlich um Unterstützung bitten.

6. Ermittle, in welcher Weise *genau* du unterstützt werden willst. Unterstützung zu leisten ist lächerlich einfach, wenn man nur genau weiß, wie man helfen kann – falls nötig, mache ein Brainstorming, um das herauszufinden. Auf eine bestimmte, nicht abfällige Art an das Vorhaben erinnert zu werden ist oft die einfachste und effektivste Art von Unterstützung durch positiven Einfluss. Ich bitte meinen Mann, mich daran zu erinnern, dass ich zum Nachtisch lieber ein rohes Ingwerbällchen nehme, auch wenn er selbst etwas anderes wählt. Ich bitte ihn, mich in einer emotional neutralen Weise zu erinnern. Nicht spöttisch.

Nicht schmeichelnd. Einfach nur erinnern. Sie können auch hier die Methode Auslöser-Gewohnheit-Belohnung anwenden.

✪ Beispiel für einen emotionalen Auslöser: »Wenn du mich zu schnell reden hörst, kannst du mich daran erinnern, einmal tief Luft zu holen?«

✪ Beispiel für einen Auslöser durch Aktivität (und wie du siehst, kannst du dein Umfeld auch bitten, dir nichts anzubieten, worauf du verzichten willst): »Falls ihr Drinks holt, ich nehme ein heißes Zitronenwasser. Bitte bietet mir keinen Wein an. Das wäre eine große Hilfe.«

Jasmine bat ihren Mann, ihre neue »Früh-zu-Bett«-Gewohnheit zu unterstützen. Er beschloss, den Abwasch zu übernehmen, während sie das Zweijährige und sich selbst schlafen legte. Nachdem sie sich einige Male in Kurz-Evaluationen (5-Miunten-Checks) darüber ausgetauscht hatten, entschieden sie, 50 $ in der Woche in eine Haushaltshilfe zu investieren. Sie fanden eine zuverlässige Oberstufen-Schülerin für ein paar Stunden am Wochenende, die leichte Hausarbeiten erledigte und mit dem älteren Geschwisterchen spielte, während sie selbst mit dem Baby eine Wanderung unternahmen. So kamen sie zu ihren Gesprächen als Erwachsene und Jasmine konnte den Schlaf bekommen, den sie brauchte.

Nachdem sie einige Monate lang auf die ersten körperlichen Müdigkeitssignale hin zu Bett gegangen war, fühlte sich Jasmine beim Aufwachen erholt. Es dauerte Monate. Schließlich wachte sie auf und spürte das Bedürfnis nach Atem und Bewegung. Ihre Körper- und Atempraxis konnten nun in den Fokus rücken, doch ihr Schlüssel blieb die Gewohnheit, früh schlafen zu gehen.

Die Gewohnheiten und Dynamiken in Beziehungen lassen sich ebenso weiterentwickeln wie jede andere Gewohnheit. Sei kreativ. Wage mutige Experimente. Teste aus, was für dich und deine Familie funktioniert. Das ist schon alles. So bittest du um Unterstützung für deine Gewohnheitsevolution.

Wie du wöchentliche Entwicklungs-Meetings abhältst

Wenn dir bewusst wird, wie einfach es ist, um Hilfe zu bitten und zu bekommen, möchtest du vielleicht ein wöchentliches Meeting einführen. Ich empfehle es allen – ob es nun eine wöchentliche Plauderstunde mit guten Freunden ist oder ein fester Termin zum Austausch mit der Familie oder anderen Menschen, mit denen du deine Wohnung und dein Leben teilst.

Wir haben zu Hause regelmäßig ein kurzes Familien-Meeting, irgendwann im Laufe der Woche. Gewöhnlich kommt es nach dem Sonntagsfrühstück spontan zustande. Anfangs solltest du allerdings besser einen Termin festlegen. Je mehr Personen involviert sind, umso mehr Zeit musst du einplanen.

Bestimme einen Zeitpunkt für ein wöchentliches 20-Minuten-Meeting, der allen passt. (Ich ermutige Kinder jeden Alters, dabei zu sein. So lernen sie diese grundlegende Praxis von Anfang an!) Hast du einen gemeinsamen Termin gefunden, notiere ihn im Kalender. Sage ihn nicht ab, ohne direkt einen neuen Termin zu vereinbaren. Die folgenden Punkte solltest du bei deinen Zusammenkünften ansprechen:

1. Sag, warum ihr euch trefft. Du kannst deine eigene Formulierung finden oder diesen Satz verwenden: »Wir kommen zusammen, um uns kurz darüber auszutauschen, wie es uns geht; um herauszufinden, wie wir einander während der kommenden Woche helfen können und wie wir Probleme lösen können, die uns an einem gesunden gemeinsamen Leben hindern. Fangen wir an.«

2. Gib einer Person nach der anderen das Wort, dabei werden jeweils die unten stehenden Fragen aufgegriffen. Verteile die zur Verfügung stehende Zeit gleichmäßig auf die Anwesenden, sodass keiner dominiert. Gehe die folgende Liste mit jeder Person durch, bevor die nächste an der Reihe ist.

    ✪ Was erwartet dich in der kommenden Woche? Was sind deine Ziele?

    ✪ Was lief gut oder weniger gut für dich in der vergangenen Woche?

    ✪ Wie könnte jemand von uns dich nächste Woche unterstützen? Hast du bestimmte Bedürfnisse oder Fragen? (Höre aufmerksam zu.)

    ✪ Möchtest du mit einem von uns etwas klären? (Dies ist die Aufforderung, persönliche Beschwerden zu äußern, und gibt Gelegenheit, reinen Tisch zu machen.)

3. Die nächste Person ist an der Reihe.

Mit etwas Übung werden die Meetings kürzer. Verwende diese Zeit nicht dazu, komplizierte Probleme zu diskutieren oder Beratungsgespräche zu führen. Wenn jemand mehr Zeit benötigt, vereinbare eine Sitzung allein zu diesem Zweck. Falls das regelmäßig nötig ist, bitte die betreffende Person, mehr zuzuhören, als selbst zu sprechen – der Harmonie in der Gruppe zuliebe.

Am Anfang sind neue Gewohnheiten unangenehm. Du kannst nicht erwarten, dass die Bitte um Unterstützung oder die wöchentlich einberufenen Meetings anders als unbeholfen wirken. Hast du dich diesem Plan aber verschrieben, dann wirst du feststellen, dass du förmlich durch die Meetings segelst und dass Zusammenarbeit und guter Wille die Tage dazwischen verbessern.

Wöchentliche Meetings funktionieren mit besten Freunden, Paaren und Familien genauso gut wie in Unternehmen und Thinktanks. Integriere sie in deinen Zeitplan. Frage dich selbst: »Was könnte leichter sein?« Erscheine pünktlich und halte dich an die Agenda. Bring eine positive Haltung, dein Interesse für andere, offene Erwartungen und einen großen Sack Neugier mit.

Was, wenn meine Leute sich nicht weiterentwickeln wollen?

Ich habe zuerst nur an den falschen Stellen nach Unterstützung gesucht. Mein Mann sollte genauso motiviert und enthusiastisch über die Weiterentwicklung von Ernährung und Lifestyle sein wie ich. Mein Vater, ein erfolgreicher Geschäftsmann, sollte mich mit Blick auf meine Karriere coachen. Meine alten Freunde sollten als gesellschaftliche Vordenker und Katalysatoren wirken. Ich erwartete alle möglichen Dinge von allen möglichen Leuten, deren Interesse ganz anderen Projekten galt. Statt all meine Schlüsselbeziehungen zu ersetzen – Eltern, Ehegatte, Geschwister, Freunde –, entschied ich mich zu beobachten, was sie alle von sich aus schon einbrachten.

Erkennst du hier den Entscheidungspunkt? Entscheidungen zu treffen bedeutet, etwas den Garaus zu machen: Wenn du also Entscheidungen triffst, machst du den jeweils anderen Möglichkeiten den Garaus, damit sich deine Aufmerksamkeit ungeteilt dem zuwenden kann, was du wachsen sehen willst. Ich habe also die Idee begraben, geeignete Unterstützung dort zu erwarten, wo sie nicht bereits existierte, und lenkte meine Aufmerksamkeit stattdessen dorthin, wo ich diese spezielle Unterstützung bekommen konnte. Ich entschied mich, von meiner Familie keine Geschenke zu erwarten oder zu erbitten, die sie mir nicht leichten Herzens geben konnte. Ein gewaltiger Durchbruch für mich. Vor diesem Aha-Moment hatte ich alle möglichen Erwartungen. Nicht nur war meine Enttäuschung unredlich, ich bekam auch nicht, was ich brauchte. Also entschied ich mich stattdessen dafür, bewusst anzunehmen, was ich ohnehin schon geschenkt bekam.

Dann traf ich eine lebenswichtige Entscheidung. Ich beschloss herauszufinden, wie ich konkrete Unterstützung für meine Karriere nun tatsächlich bekommen konnte. So suchte ich und fand neue soziale Kreise. Ich suchte und fand wunderbare Business-Coaches. Gleichzeitig entdeckte ich brillante Mitarbeiter und Verantwortungspartner. Ich bildete Thinktanks mit Kollegen, die noch entschlossener und bereits erfahrener auf den Pfaden waren, die ich beschreiten wollte. Ich buchte Coaches, die besser organisiert, effizienter und versierter waren als ich selbst. Ich hörte auf, nach Unterstützung zu suchen, wo keine zu finden war.

Partnerschaftliche Vereinbarungen

Das Body-Thrive-Programm führt zu einem bewussteren Leben. Je höher die Schwingungsenergie deines Körpers, umso höher die Ausdehnung deiner Fürsorge, umso besser die Vernetzung deiner Ideen und umso größer dein Wunsch nach Wachstum in allen Aspekten des Lebens: Gesundheit, Karriere, Beziehungen, Finanzen, persönliche Integrität, Dharma, Menschenliebe.

Während dein Wachstum sich beschleunigt, kannst du den Eindruck gewinnen, von Spielverderbern umgeben zu sein. Dir fällt vielleicht auf, dass viele deiner Freunde oder Angehörigen Vorstellungen haben, die du nicht länger teilst. Vielleicht entwickelst du das Bedürfnis, Opfermentalität, Selbstgefälligkeit und Gejammer hinter dir zu lassen. Mir kommt das T-Shirt einer kleinen Hausbrauerei in Bozeman, Montana, in den Sinn, auf dem dieses Motto zu lesen war: »No Whiners« (»Keine Jammerlappen«).

Viele meiner Klienten und Klientinnen realisieren, dass sie mit Abhängigen zusammen sind. Mit einem Mal werden ihnen eigene Abhängigkeiten und ihr co-abhängiges Verhalten bewusst. Der gewohnheitsmäßige, tägliche Konsum von Alkohol und Junkfood, übermäßiges Essen, Fernsehen, Arbeiten (oder wie immer das Suchtmuster aussehen mag), all das wollen sie nicht mehr leben. Zunächst versuchen sie vielleicht, beim Partner eine Veränderung anzustoßen. Doch wenn keine Veränderung eintritt, werden sie die partnerschaftlichen Vereinbarungen zumindest in ihren wichtigsten Beziehungen überarbeiten müssen.

Der Status von Vereinbarungen in unseren Kernbeziehungen gehört entweder überholt oder aktualisiert. Bleiben Vereinbarungen unausgesprochen, veralten sie schnell. Eine Beziehung auf der Basis von veralteten, unausgesprochenen Vereinbarungen kann nicht so dynamisch, inspiriert, verbindend, entwicklungs- und tragfähig sein, wie du es dir auf deinem Entwicklungsweg wünschst. Nimm dir die Zeit, einen Schritt zurückzutreten und deine partnerschaftlichen Vereinbarungen bewusst auf den aktuellen Stand zu bringen, um sie bewusst auf dein Potenzial ausgerichtet zu aktualisieren.

Partnerschaftliche Vereinbarungen auf ein neues Level bringen

Das unten skizzierte Gespräch über eine partnerschaftliche Vereinbarung ist dem im Wochen-Meeting oben sehr ähnlich, wobei es nicht wöchentlich stattfindet und die Möglichkeit bietet, viel mehr in die Tiefe zu gehen.

Verabrede einen Termin für ein 60- bis 90-minütiges Gespräch (auch wenn es viel kürzer ausfallen kann). Du kannst das Gespräch etwa so eröffnen: »Wir sitzen zusammen, um uns die Vereinbarungen unserer Beziehung zu vergegenwärtigen oder sie zu erneuern. Wir wollen uns austauschen, um herauszufinden, wie wir uns gegenseitig in unserer Entwicklung unterstützen können, um reinen Tisch zu machen, wo es nötig ist, und unausgesprochene Probleme zu lösen, die uns von unserem Wachstum abhalten. Lass uns anfangen.« Anschließend wechselt ihr euch in der Diskussion der folgenden Punkte ab:

- ✹ In welche Richtungen entfaltet sich dein Leben aktuell?
- ✹ Was wünschst du dir von unserer Beziehung?
- ✹ Gibt es zwischen uns überholte Vereinbarungen oder ungelöste Probleme?
- ✹ Es liegt mir daran, dein Wachstum zu unterstützen. Lass uns herausfinden, wie ich das genau tun kann.
- ✹ Lass uns die gemeinsamen ethischen Werte benennen, auf denen unsere Beziehung basiert.

Dies ist nur ein Leitfaden. Finde Fragestellungen, durch die sich deine Beziehung mit Blick auf deinen gewählten Weg aktualisieren lässt und die dir hilft, anderen zu helfen.

Häufige Dynamiken bei der Entwicklung von Gewohnheiten

In all den Jahren als Coach meiner Yogi-Detox- und Body-Thrive-Gruppen habe ich gesehen, wie sich zwei grundlegende Typen von Beziehungsszenarien abspielen, wenn einer der Partner Veränderungen nach dem Body-Thrive-Programm in Angriff nimmt.

Typ A läuft so ab: Thistley, die Yoga schon immer mochte, startet mit Ayurveda einen richtigen Gesundheitsspurt. Sie entgiftet und stellt dabei sich selbst und die Küche auf den Kopf. Sie kauft einen teuren Mixer oder Entsafter. Sie fängt an, Selbst-Massage zu praktizieren und früh schlafen zu gehen. Sie fängt an, vor Sonnenaufgang zu meditieren. Der Rettungsring um ihre Taille schrumpft, ihre anmutige Figur tritt zum Vorschein. Ihr innerer Zauber strahlt so hell wie seit Jahren nicht. Sie zapft ihre innere Schönheit an – befeuert durch die tiefe Weisheit ihres Körpers und der langfristigen Entwicklung ihrer Gewohnheiten verschrieben. Schon bald fragt ihr Partner ebenfalls nach einem grünen Smoothie. Und weil es nicht viel Spaß bringt, abends lange allein aufzubleiben, beginnt auch er damit, sich früher hinzulegen. Da Thistley am Abend nicht mehr gern trinkt, gehen sie jetzt nach dem Abendessen gemeinsam spazieren oder nehmen sich Projekte im Haus vor. Thistley trifft neue Freunde im Yoga-Kurs, die gesunde, inspirierende Beziehungen leben. Das soziale Umfeld der beiden wandelt sich und entspricht ihrer höheren Schwingungsenergie nun besser. (Genau dieses Beziehungsszenario fördert der in diesem Kapitel vorgestellte »Werkzeugkasten«.)

Typ B läuft so ab: Dandi, die Yoga schon immer mochte, startet mit Ayurveda einen richtigen Gesundheitsspurt. Sie entgiftet und stellt dabei sich selbst und die Küche auf den Kopf. Sie kauft einen teuren Mixer oder Entsafter. Sie fängt an, Selbst-Massage zu praktizieren, früh schlafen zu gehen, früh wieder aufzustehen und zu meditieren. Sie verliert ihren Rettungsring. Ihr innerer Zauber strahlt so hell wie seit Jahren nicht. So weit kennen wir die Geschichte.

Doch in diesem Szenario beklagt sich Dandis Partner, dass sie nicht mehr so lustig sei wie früher. Sie sei jetzt zu ernst. Sie will nicht mehr ausgehen und eine Flasche Wein mit ihm trinken. Sex interessiert sie weniger, weil sie sich nicht zu ihm hingezogen fühlt. Dandi und ihre Partner leben sich auseinander, jeder verbringt lieber Zeit mit Leuten auf seiner Wellenlänge. Sie bleiben zusammen, leben aber getrennte Leben wie Zimmergenossen mit einem rechtlichen oder religiösen Vertrag, aber in einem Feld negativer Spannung. Oder sie trennen sich.

Wenn Menschen einen Entwicklungssprung in ihren Gewohnheiten machen, bekomme ich regelmäßig Szenario A oder B oder etwas dazwischen mit. Wenn du dich also innerhalb dieses Spektrums wiederfindest, sei dir gewiss, dass du nicht allein bist. Und wenn diese Phase auch nicht leicht sein mag, visiere weiterhin das Leben und die Gewohnheiten an, nach denen du dich sehnst. Und fange an, an den richtigen Stellen nach Unterstützung zu suchen.

An den richtigen Stellen um Unterstützung bitten

Ich habe ein einfaches Tool, das dir helfen kann, dich auf förderliche Beziehungen auszurichten. Fang damit an, zuerst ein Tabelle zu erstellen. In die Spalten schreibst du die Namen der Leute, die zentrale Rollen in deinem Leben spielen.

Helden, Förderer und Unterstützer	Die fragliche Mitte	Runterzieher

1. Die erste Spalte ist für alle, die dein Potenzial fördern, die zu dir halten mit einer Integrität, wie du sie selbst anstrebst. Diese Leute unterstützen dich bei allem, was du aus dir machen kannst. Sie lassen dich nicht hängen, sondern setzen sich für dich ein.

2. Die mittlere Spalte ist für alle, die dich doch gelegentlich hängen lassen; vielleicht haben sie selbst keine klaren partnerschaftlichen Vereinbarungen. Mal sind sie eine Inspiration, mal eine Herausforderung, aber meist nicht mehr als gemütliche Gesellschaft, sandiger Boden, auf dem du dein neues Gebäude nicht errichten kannst.

3. Die dritte Spalte ist für alle, die zur Opferhaltung neigen, pessimistisch sind und dich und dein Wachstum untergraben. Du hast vielleicht einmal ein gutes Verhältnis zu diesen Leuten gehabt, jetzt aber interessiert oder inspiriert dich das Gespräch mit ihnen nicht mehr. Manchmal wird einem ganz plötzlich klar, dass man bestimmte Verbindungen gar nicht mehr aufrechterhalten will.

Jetzt, da die Tabelle ausgefüllt ist, wirst du dir über das eine oder andere schon klar geworden sein. Die eine Spalte mag überfüllt, die andere fast leer sein (ich hoffe, deine Tabelle hat eher einen Überhang zur linken Seite, nicht rechts). In jedem Fall geht es nun so weiter:

1. Konzentriere dich auf die Unterstützer und diejenigen, die dich inspirieren und aufrecht halten, wenn es solche Leute in deinem Leben gibt. Verabrede dich zum Reden. Sage ihnen, dass du ihre Freundschaft schätzt und vorhast herauszufinden, wie ihr euch gegenseitig unterstützen könnt. Schließe eine informelle (oder formelle) Vereinbarung auf dem Integritätsniveau, das du für dich anstrebst.

2. Die in der Mitte kannst du fragen, ob sie Interesse daran hätten, eine informelle (oder formelle) Vereinbarung auf dem Integritätsniveau zu treffen, das du für dich anstrebst. Vielleicht verstehen sie es nicht gleich, werden die Unterhaltung darüber aber sicher aufschlussreich finden.

3. Falls in der Bremser-Abteilung eine Person gelandet ist, die in deinem Leben eine zentrale Rolle einnimmt, musst du ein Gespräch über eine partnerschaftliche Vereinbarung ansetzen. Das schafft Klarheit und eine neue Begegnungsebene für beide Seiten. Und denke daran: Menschen können jederzeit zwischen den Kategorien springen, insbesondere dann, wenn du deine Unterstützung anbietest und zur Integrität einlädst.

Vielleicht ahnst du bereits, dass es etwas Zeit braucht, deine partnerschaftlichen Vereinbarungen auf den neuesten Stand zu bringen und solche anzusteuern, die wirklich inspirierend sind – die dir Leben einhauchen. Die Vorgehensweise ist simpel, verlangt aber Zeit und Verantwortungsbewusstsein. Gestalte die Gegebenheiten so, dass du eher unter dem Einfluss derer stehst, die ins Schwarze treffen, als jener, die daneben liegen. Für die Menschen in der Bremser-Kategorie kannst du im Laufe der Zeit zu einer großartigen Inspirationsquelle werden.

Da du nun wächst, dich wandelst und weiterentwickelst, wirst du das Erreichte stabilisieren wollen. Du willst nicht bremsen und dahinter zurückfallen. Du musst wissen, wer auf der Helden-Liste steht, wohin du dich ratsuchend mit Erfolg wenden kannst. Du musst wissen, durch wen du beeinflusst werden willst, denn wir alle beeinflussen uns jederzeit gegenseitig. Als Nächstes schauen wir uns an, wie du bewusst einen Tribe ins Leben rufen kannst.

Dein Tribe

Als ich vor Jahren dieses Konzept in meinem Yogi-Detox-Online-Programm unterrichtete, bat ich die Teilnehmenden, in ihren Handys die Liste der »Favoriten« durchzusehen. Ich fragte sie, in wieweit diese Liste zu der Idee passte, an den richtigen Stellen Unterstützung zu suchen.

Ein Schlüssel zur Entwicklung gesunder Gewohnheiten ist die Entwicklungshilfe durch Freunde oder Gleichgesinnte. Im Yoga nennen wir dies *kula* oder »Herzensgemeinschaft«. Im Buddhismus heißt es *sangha* oder »Gemeinschaft der Praktizierenden«. In der Verhaltenswissenschaft heißt es *Peer Support* bzw. gegenseitige Unterstützung.

Mit Blick auf deine neu angenommenen Gewohnheiten musst du den Peer Support sehr ernst nehmen. Schlägst du diesen Teil in den Wind, wirst du dir, vielleicht nicht wieder so tief, ins eigene Fleisch schneiden, aber immerhin doch die Füße fesseln. Ohne Peer Support kannst du nur noch Babyschrittchen machen, so wie die übel misshandelten chinesischen Frauen vergangener Zeiten. Warum sich mit Babyschrittchen begnügen, wenn die Mutter aller Mütter dir Siebenmeilenschritte zugesteht?

Falls dir der Begriff »Peer Support« nicht gefällt, probiere es mit dem Wort »Tribe«, ein Begriff der ersten Chakra-Ebene, da er den Ort unserer Verwurzelung bezeichnet. Der Tribe ist deine Basis, es sind die Leute, die wie eine Verlängerung deiner selbst agieren. Die Leute, mit denen du dich umgibst, werden du und umgekehrt. Für die Weiterentwicklung einer Gewohnheit empfehle ich, einen Tribe zu finden oder zu bilden, eine Herzensgemeinschaft, die diese Gewohnheit praktiziert.

Betrachten wir beispielsweise die Gewohnheit zu meditieren, mit der wir uns in Kürze eingehender befassen. Häufiger als mit jeder anderen hier aufgeführten Übung ringen meine Schüler und Schülerinnen damit, Meditation zu üben und in ihre tägliche Routine zu integrieren. Meditation, oder vielmehr das Sitzen in Stille, scheint unmöglich in eine überstimulierte, aufregende Welt zu passen, die sich rasant weiterentwickelt und auf rätselhafte Weise entfaltet. In Stille zu sitzen mag anfangs mühsam sein. Um nicht zu scheitern, müssen wir lernen, Mühe in Leichtigkeit zu überführen.

Was, wenn du dazu deine Unterstützer einberufst – den Tribe? Es gibt bereits Zusammenschlüsse von Menschen, die Meditation praktizieren, an vielen Orten und auch online. Begib dich mitten hinein und lass dich leiten und unterstützen. Du kannst dich einer der vielen kostenfreien Online-Meditationsgemeinschaften anschließen oder du nimmst Kontakt zu einem Coach oder einer Gruppe von Menschen auf, die wie du selbst ihre Normalität neu gestalten wollen.

Suche dir einen Partner/eine Partnerin, um dranzubleiben

Ein weiteres Beispiel: Die Gewohnheit, früh schlafen zu gehen. Nehmen wir an, alle Mitglieder deines Haushalts gehen spät zu Bett. Du bist die Einzige, der an einer Änderung der Schlafgewohnheiten gelegen ist. Natürlich kannst du diesen Tribe nicht abservieren. Aber du kannst herumfragen, deine Freunde wissen lassen, dass du versuchst, früher zur Ruhe zu kommen, herausfinden, wer diese Gewohnheit bereits pflegt oder Lust hätte, auch daran zu arbeiten, ernsthaft und jetzt direkt.

Gründe mit der Person, die diese Gewohnheit hat oder sie sich auch aneignen will, eine Partnerschaft, in der ihr euch gegenseitig unterstützt. Zwar bist du nur dir selbst gegenüber wirklich Rechenschaft schuldig, doch jemanden zu haben, bei dem man sich melden kann, der Feedback gibt, kann helfen, sich selbst gegenüber viel zuverlässiger zu sein.

Mit deiner Partnerin kannst du zum Beispiel eine morgendliche Kurz-Evaluation (Fünf-Minuten-Check) abmachen: »Hast du dein Ziel vor Augen behalten und bist vor 22 Uhr ins Bett gekommen? Nein? Was hast du heute vor, um sicherzustellen, damit du Kurs hältst und heute Abend früher schlafen gehst?« Oder, falls diese Übung einfach noch eine zu große Herausforderung darstellt, ziehe die Kaizen-Karte und frage: »Wie kannst du die Übung vereinfachen?« Oder, falls dein Partner oder deine Partnerin trotz Kaizen und verschiedener Vorschläge immer wieder scheitert, kehre zum großen Warum zurück: Ist es groß genug?

Wenn du eine solche Verantwortungspartnerschaft suchst, poste dein Gesuch auf der Facebook-Seite von Yogahealer. Das kann zum Beispiel so aussehen: »Ich, ohne Meditationserfahrung, suche für zwei Monate Verantwortungspartner*in, die ihre/der seine Meditationspraxis liebt. Biete dafür Unterstützung bei der Verwirklichung deines Ziels. Melde dich.« Das Vorteilhafte an unserem Zeitalter ist, dass wir uns über das Internet einfachere Verbindungswege geschaffen haben. Gruppen, die ihre Gewohnheiten bereits etabliert haben, laden dich ein, sich ihnen anzuschließen. In meinen Onlinekursen ermutige ich die Teilnehmenden, sich paarweise in Verantwortungspartnerschaften zusammenzufinden. Manche arbeiten an den Body-Thrive-Zielen, andere brauchen Partner um ihr Unternehmensziel, ein Karriereziel oder einen freieren Lebensstil zu erreichen. Wenn du auf der Suche nach einer Gemeinschaft bist und diese vor Ort nicht existiert oder sie dir so nicht gefällt, suche online. Finde eine oder auch mehrere Websites, die die Fähigkeit oder Gewohnheit ausstrahlen, die du erreichen willst. Schreibe dich für kostenlose Trainings oder auf Infolisten ein. Lerne durch deren Blogs, Podcasts oder kostenlose Videos. Finde eine Gemeinschaft, die dich inspiriert und dich anregt.

Melde dich für einen Kurs oder eine Session an oder arbeite mit einem Coach. Je mehr du dich einbringst, desto mehr widmest du dich den Ergebnissen.

Der Umgang, den du pflegst

Sicher hast du schon einmal Sätze gehört wie diesen: »Du bist der Durchschnitt der fünf Menschen, mit denen du am meisten Zeit verbringst«, den der verstorbene Motivationsredner Jim Rohn prägte. Verbreitet sind beispielsweise auch Aussagen wie »Du wirst wie die, mit denen du dich umgibst, also achte auf dein Umfeld« oder »Pflege guten Umgang. Der Umgang macht einen groß«.

Die meisten, mit denen ich arbeite, sind Frauen und die meisten, die dieses Buch lesen, werden Frauen sein. Da Frauen einen höheren Anteil des Elements Wasser haben, sind sie formbarer als Männer. Erkennbar ist dies an unserem höheren Körperfettanteil und der Formbarkeit, die mit dem Kinderkriegen verbunden ist. Frauen tendieren dazu, sich entsprechend den Anforderungen an sie oder als Reaktion auf eine aktuelle Situation zu verwandeln. Unser Flow kann für andere ein Segen sein und für uns selbst ein Fluch. Auf ihrem Wachstumspfad erkennen viele meiner Kursteilnehmerinnen, dass ihre Partnerschaft der Person, zu der sie sich entwickeln wollen, nicht dienlich ist, sondern sie zurückzieht in überholte Neigungen wie das Bedürfnis, gebraucht zu werden, den Bedürfnissen des Umfelds zu entsprechen und sich ihnen anzupassen.

Es könnte höchste Zeit sein zu entwirren, was du willst und was alle anderen von dir wollen. Was bedeutet es eigentlich, das Leben nach deinen eigenen Bedingungen zu leben? Wo auf deinem Weg hast du deine ethischen Vorstellungen, deine Bedürfnisse, deine Kraft, dein Wachstum und deine Integrität gelebt – oder hast du aufgegeben? Komm mit dir ins Reine und zähle auf dich selbst, um voranzukommen.

Unabhängige Akteure und Interdependenz

Ich habe einen Spruch, den ich zu Hause Menschen wie Tieren sage: »Wir sind alle unabhängige Akteure.« Es ist eine Art Witz, denn meine Achtsamkeit gilt der Vernetzung und der gegenseitigen Abhängigkeit, den wechselseitigen Beziehungen. Doch dieser Spruch kann eine hilfreiche Perspektive darstellen, im Zusammenleben mit einer Siebenjährigen ebenso wie für Frauen, deren Achtsamkeit auf Kosten ihrer eigenen Gesundheit von der Fürsorge für andere aufgesogen wird.

Die Haustiere haben ihre eigene Agenda (meistens Nickerchen machen). Das Kind hat seine eigene Agenda. Mein Mann und ich haben jeweils unsere eigene Agenda. Wir leben zusammen und unterstützen einander, doch wir übernehmen Verantwortung für unser Erleben, unser Handeln in der Welt. Dem Kind bringen wir bei, Entscheidungen so zu treffen, dass seine Bedürfnisse und Wünsche befriedigt werden, und für diese Entscheidungen Verantwortung zu übernehmen. Alle in unserem Haushalt lernen lebenslang – wir machen Fehler und leisten untereinander Wiedergutmachung. Niemand ist damit beauftragt sicherzustellen, dass alle anderen glücklich sind und der Haushalt einwandfrei läuft. Wie wir uns aufstellen und was wir beitragen, als in gegenseitiger Abhängigkeit lebende unabhängige Akteure, liegt an jedem Einzelnen von uns. So sieht es jetzt bei uns aus – und es hat einiges an bewusster Reflexion, herausfordernden Gesprächen und Versuchen mit neuen Gewohnheiten gekostet, um das zu erreichen.

Wir alle sind jeweils verantwortlich dafür, wie wir unsere Körper ernähren, wie wir mit schwierigen Situationen umgehen und wie wir unser Leben in Harmonie miteinander gestalten. Natürlich helfen wir der Siebenjährigen und leiten sie an, doch im Kern der Lektion steht, dass jeder von uns seine eigene Realität im Großen und Ganzen selbst gestaltet, und dazu gehören auch unsere eigenen physischen, mentalen, emotionalen und sozialen Erfahrungen.

Viele meiner Kursmitglieder, die sich auf dem Weg von Body Thrive und spiritueller Evolution befinden, bemerken zu gegebener Zeit, dass sie von Dysfunktion umgeben sind. Außerdem erkennen sie, dass sie eine entscheidende Rolle bei Errichtung und Erhalt des dysfunktionalen Zustands ihrer sozialen Bühne gespielt haben. Jetzt nehmen sie eine unangenehme Reibung wahr: Während ihr Wachstumspfad seine eigene Agenda zu haben scheint, bleibt ihr unmittelbares Umfeld in Selbstgefälligkeit stecken.

Freundschaft mit dem Unbekannten schließen

Die größte Selbst-Sabotage in dieser Situation wäre nun der Versuch herauszufinden, wie alles doch noch klappen könnte. Damit würde ein – erforderlicher – Schritt übersprungen: loslassen und auf das Unbekannte zugehen, eintauchen in die Übungen und Gewohnheiten, die uns befeuern.

Wenige von uns haben Erfahrung damit, Zeit im Unbekannten zu verbringen. Wir sind nicht darauf trainiert, uns zu ergeben. Wir wissen nicht, dass das Unbekannte seinen eigenen Zeitstrahl hat, seine eigene Intelligenz. Wir wollen nicht glauben, dass das Bewusstsein selbst an die Oberfläche dringt, wenn wir die 10 Body-Thrive-Übungsschritte mit Neugier in unser Leben integrieren. Doch nur wenn wir den Pfad mit weit geöffneten Augen beschreiten, dem Mysterium unserer sich entfaltenden Entwicklung hingegeben, können wir tiefe Weisheit erlangen. Oha, mal langsam.

Ich weiß. Das ist eine große Sache. Doch du wirst dich festfahren, falls du das Unbekannte übergehst und versuchst herauszufinden, wie alles am Ende doch noch klappen könnte, obwohl du deine Beziehungen veränderst und nach deinem persönlichen Ziel ausrichtest. Die Konditionierung deines Denkens macht es unmöglich, das herauszufinden. Wie Albert Einstein gesagt haben soll: »Probleme kann man niemals mit derselben Denkweise lösen, durch die sie entstanden sind.«

Wie Einstein denken

Eine kleine anekdotische Unterbrechung, damit du mir an dieser Stelle nicht abspringst: Albert Einstein ist der Held unserer Familie. Der einzige bemerkenswerte Beitrag meines Vaters zur Wohnkultur war ein Poster des Physikgenies in Lebensgröße. Er heftete Albert am Ende der Kellertreppe an die Wand. Wann immer ich das Licht anknipste, um für meine Mutter etwas aus dem Tiefkühler zu holen oder mit Freunden eine Runde Tischtennis zu spielen, hing dort Albert mit seinem neugierigen Lächeln – eine Einladung, in die Wahrheit und das Unbekannte einzutreten.

In einem Brief schrieb Einstein: »So viele – selbst professionelle Wissenschaftler – erscheinen mir heute, als hätten sie tausend Bäume gesehen, aber niemals einen Wald.« Und später: »Diese Unabhängigkeit, die philosophische Erkenntnis schafft, ist – meiner Meinung nach – das Unterscheidungsmerkmal zwischen dem bloßen Handwerker oder Experten und dem, der wirklich nach Wahrheit sucht.«[1]

Während du auf deine höhere Wahrheit zusteuerst, mag es tatsächlich nötig sein, mal einen Schritt zurückzutreten, um die Gesamtansicht besser betrachten zu können. Halte dich an deine Übungen und erweitere die Grenzen deiner Wahrnehmung, um dir höheres Denkvermögen zugänglich zu machen. Durch diesen Prozess kann dir bewusst werden, welche Beziehungen sich ändern oder einschlafen müssen. Doch du bist mit deinem Beziehungstrauma nicht allein, und es ist tröstlich zu wissen, dass dies in der Natur einer dynamischen Entwicklung des sozialen Umfelds liegt.

Du bist eine unabhängige Akteurin, ganz gleich wie sehr frühere Beziehungen von Co-Abhängigkeiten geprägt waren. Du erlangst Integrität, indem du die Bedürfnisse von Körper, Geist und Seele akzeptierst und ihnen durch bessere tägliche Gewohnheiten gerecht wirst. Du lässt dich in dir selbst nieder – ein Zustand, den Vaidyas *svastha* nennen. Du nimmst Platz in dir selbst, die Augen weit geöffnet, frei von Ketten, erpicht auf Wachstum und Anbindung, auf Wiedergutmachung jedes zugefügten Schadens, auf eine ethische Lebensführung mit dir selbst und mitten in deinen Beziehungen. Du kannst dich dafür entscheiden, die Unterstützung des Unbekannten, des Seinsgrunds, anzunehmen.

Was immer du dir mit dieser Unterstützung eröffnest, du kannst dich entscheiden, es durch deine täglichen Übungen, durch Freunde, Bücher, Lehrer, Online-Kurse und Coaches zu verstärken, und zwar in dem Takt, den du vorgibst. Du kannst gezielt eine soziale Szenerie kultivieren, die das Gute verstärkt. Und du kannst mehr Zeit mit dir selbst verbringen, mit dem Unbekannten und mit der Gnade, die dem Seinsgrund, gleich welchen Namens, entspringt.

Wenden wir uns, zum Schluss dieses Exkurses, einem Zitat des ayurvedischen Arztes Vasant Lad zu: »Beziehungen sind Spiegel zum Zweck des Selbststudiums, der Befragung und der Erkundung. Durch eben dieses Studium kann eine radikale Transformation des eigenen Lebens stattfinden. Ungeklärte Beziehungen werden durch Verwirrung und Streit unser Wohlbefinden beeinträchtigen.«[2]

TIPPS, UM IN DEINEN KERNBEZIEHUNGEN DIE KLIPPEN VON GEWOHNHEITSÄNDERUNGEN ZU UMSCHIFFEN

- ✪ Kehre jeden Tag zu deinem Warum zurück. Dein Warum muss nur für dich selbst sinnvoll sein und wird dir helfen, dich zu zentrieren und zu erden.
- ✪ Suche dir Unterstützung an allen geeigneten Orten. Mach dir nichts vor. Finde einen Mentor und Gleichgesinnte, die den Lifestyle und die Gewohnheiten pflegen, die du anstrebst. Schließe dich einer Live-Coaching-Gruppe von Body Thrive an.
- ✪ Opfere deine Gewohnheiten nicht für andere Leute. Du befindest dich in einer empfindlichen Phase des Übergangs. Wenn du dir selbst nicht treu bist und zurückfällst, um deine familiären Beziehungen zu stabilisieren, wird die Integrität deines Selbst schwinden. Verlierst du deine Selbst-Integrität im Laufe der Zeit mehrfach, wirst du am Ende das Leben einer fremden Person führen.
- ✪ Lade mit echter Neutralität deine engsten Angehörigen ein auszuprobieren, worum du dich bemühst. Biete Kostproben von grünen Smoothies an. Lege am Morgen Tanzmusik auf, um die Kinder vor der Schule in Bewegung zu bringen. Drängle niemals, mach nur Angebote.
- ✪ Setze Kurz-Evaluationen (Fünf-Minuten-Checks) an.
- ✪ Setze Gespräche über partnerschaftliche Vereinbarungen an.
- ✪ Setze ein wöchentliches Familien-Meeting an und lade alle dazu ein, ihre Ziele und Wünsche zu artikulieren. Finde heraus, wie ihr euch gegenseitig unterstützen könnt.
- ✪ Führe freimütige Unterhaltungen. Falls du erfahren willst, wie deine Beziehungen sich verändern könnten, musst du deiner Neugier nachgeben und diese Gespräche führen, selbst wenn du Angst davor hast. Wenn du dich nicht an den unbedingten Erfolg deiner Beziehungen klammerst, werden sich neue Welten auftun – in deinen Beziehungen, in dir selbst oder in beiden.

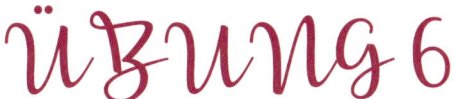 ÜBUNG 6

SELBST-MASSAGE

WAS ES BRINGT

Massiere deinen Körper täglich mit einer Bürste oder mit Öl.

WARUM MAN ES TUN SOLLTE

Deine Hände sind das ultimative Heilmittel deines Körpers. Die Praxis der täglichen Selbst-Massage strafft das Gewebe, verbessert den Schlaf, regt den Lymphfluss an, fördert Langlebigkeit, kräftigt das Immunsystem und fördert die Beweglichkeit der Gelenke. Sie baut von innen heraus auf, sogar die Selbstachtung, und stärkt damit das Selbstverstrauen.

WIE MAN BEGINNT

Beginne einfach mit deinen Händen oder einer trockenen Bürste: Reibe damit vor dem Anziehen über deine Haut, um die Durchblutung anzuregen, und lass deinen Körper deine Aufmerksamkeit und Fürsorge spüren. Wenn du später so weit bist, dich täglich mit Öl zu massieren, wirst du die ganze Wohltat einer Selbst-Massage erleben.

Es ist noch früh. Ich reibe energisch meine Haut wach. Ich nehme meine Hände und knete, um die innere Gottheit zum Vorschein zu bringen. Mit kreisenden Bewegungen um meine Knöchel und Knie herum wecke ich meinen Körper für den vor mir liegenden Tag – mit den Nägeln kratze ich meine Kopfhaut. Die eingeölten kleinen Finger kreisen energisch in den Ohren. Ich fahre um meine Augen, lüpfe die Haut von Kinn bis zu den Schläfen, um mich zu beleben. Ich atme Leben in meine Zellen. Während ich massiere, spüre ich. Während ich massiere, erinnere ich. Mein Körper war nicht immer so. Vor Jahren war mein Empfinden für manche Körperteile distanziert, wie losgelöst. Dazu gehörte ein subtiler Selbstekel – ich schäme mich (und dann auch wieder nicht), davon zu berichten –, ein kulturell eingeimpfter Selbstekel, weil mein Körper doch anders sein sollte, als er war. Das habe ich über die Jahre wegmassiert, habe mich selbst geheilt. Diese tägliche Anwendung braucht weniger als fünf Minuten.

Wenn ich meine Haut einreibe, nähre ich meine Seele. Nähre ich meine Haut einmal nicht mit Selbst-Massage, fühlt sich mein Leben weniger verbunden an. Ich empfinde mich als weniger vollständig und beginne, meine grundlegenden körperlichen Bedürfnisse außerhalb von mir zu suchen.

Durch die Praxis der Selbst-Massage verbindest du dich mit deiner eigenen Schöpferkraft. Als Schöpfer formst du deinen Körper mit deinen eigenen Händen.

Reiben, formen, atmen, eine lebende Seele werden – daraus besteht die täglich praktizierte Selbst-Massage. In der Philosophie des Yoga ist die linke Hand das göttliche Weibliche, die rechte das göttliche Männliche. Mit den vereinigten männlichen und weiblichen Kräften des Göttlichen massierst du, um die Erinnerung an deine göttliche Natur wachzurufen, um dich mit dem Paradox der vereinten Dualität zu verbinden, um zu einem kraftvollen Leben zu erwachen.

Die eigenen Hände zur Massage zu gebrauchen erweckt in deinen Händen die Macht, die Realität zu formen. Diese sehr einfache und alte Praxis wird *abhyanga* genannt. Den eigenen Körper zu reiben reibt eine Fülle von Wohltaten ein, die du dir selbst nicht versagen solltest. Dynamische Langlebigkeit etwa zählt dazu. Schönheit ist nicht oberflächlich, auch Selbst-Massage nicht. So wirst du von ihr geformt:

- Du lernst, deine eigenen Hände einzusetzen, um deinem Körper zu helfen. Vertrauen und Fertigkeiten, die du mit der Zeit aufbaust, lassen dich zum besten Pfleger und Heiler deines Körpers werden. Du nimmst deine Gesundheit und Heilung in die eigenen Hände. Dein Tastsinn verbessert sich und deine Berührung wird auch anderen eine Wohltat sein.
- Du wandelst deine Gestalt. Wie Yoga öffnet diese Praxis feinstoffliche Energiekanäle dem Fluss. Wenn die Blockaden sich lösen, wandelt sich deine Gestalt zu ihrem natürlichen, ganzheitlichen, essenziellen Selbst.
- Du wirst stabiler, geerdeter und eigenständiger. Die Berührung mit den äußeren Begrenzungen deines Körpers – der Hülle deiner selbst – lässt Unbeholfenheit und Ungeschicklichkeiten unwahrscheinlicher werden.
- Du lässt dein Selbstvertrauen von innen heraus wachsen, lernst dich selbst besser kennen und entdeckst ein neues Level von Harmonie und Wohlgefühl in der eigenen Haut.
- Du baust dein Immunsystem auf. Das Nähren deiner Haut regt die Funktion des Lymphsystems an, des größten deiner inneren Organe, das den Löwenanteil deiner körperlichen Abwehr trägt. Haut, die trocken ist oder spannt, zeigt an, dass die Schutzschilde heruntergefahren und die Einfallstore für Keime und Krankheitserreger weit geöffnet sind. Ist deine Haut rau und spröde, trägt das Blutplasma (der wässrige Teil des Blutes) diese Eigenschaften ins Innere. Ist deine Haut fettig und unrein – gleicher Vorgang, andere Eigenschaften. Genährte, umsorgte Haut ist ein schützendes Kraftfeld.

Solche Entwicklungen, angestoßen von Selbst-Massage, geschehen langsam und intuitiv mit der Zeit, sind aber am Ende das garantierte Ergebnis täglicher Selbst-Massage. In einem alten Text des *Charaka Samhita Sutrasthana* heißt es:

Der Körper desjenigen, der Öl-Massagen regelmäßig praktiziert, erleidet selten Angriffe, selbst wenn er gelegentlich Verletzungen oder harter Arbeit ausgesetzt ist. Durch tägliche Öl-Massagen wird eine Person mit angenehmer Berührung und gepflegten Körperteilen beschenkt, sie wird stark, anmutig und bleibt auch im hohen Alter weitgehend unbeeinträchtigt.[1]

Man kann es unmittelbar spüren, wenn man jemandem begegnet, der sich in seiner Haut zu Hause fühlt. Diese Menschen sind entspannt, sie fühlen sich in sich selbst wohl und geborgen. Sie sind von magnetischer Anziehungskraft umgeben: Man möchte in ihrer Nähe sein. Möglicherweise spüren wir, dass einer mangelnden feinstofflichen Verbindung zu uns selbst eine Spannung erwächst, die zwischenmenschliche Mauern errichtet. Selbst-Massage aber befähigt uns, alle – jene, die mehr Zeit im Geiste als in ihrem Körper verbringen, ebenso wie jene, die tiefste oder auch nur die subtilste Selbstverachtung hegen – diese Mauern aufzuheben.

Nähre deine Haut

Ich nähre meine Haut im Wesentlichen durch Berührung, frisches Wasser und eine kleine Menge Basisöl mit etwas ätherischem Öl. Die Ernährung durch Berührung ist wichtiger als alle Substanzen. Ich praktiziere täglich Trockenmassagen mit einer Bürste und einer sehr kurzen Ölmassage. Wenn du dir eine solche routinemäßige Grundversorgung deiner Haut zur Gewohnheit machst, trittst du mit der Pflege von Haut und Seele gleichzeitig in Kontakt mit deinen Gliedmaßen, Gelenken, Knöcheln, Organen, mit Rumpf und Kopf.

Du musst durch Ausprobieren herausfinden, welche Öle deiner Haut am besten bekommen. Beginne mit etwas Neutralem wie Mandel- oder Sonnenblumenöl. Sesamöl ist dick und wärmt, Kokos- und Avocadoöl kühlen. Mandel- und Sonnenblumenöl liegen in der Mitte. Kaufe kalt gepresste Öle im Naturkostladen. Lotion ist nicht das Richtige für diesen Zweck.

Was enthält deine Lotion?

Öle werden durch den Kontakt mit Wasser, Sonnenlicht oder Luft ranzig. In handelsüblichen Lotionen schützen Konservierungsstoffe das Öl davor. Außerdem liegen Wasser und Öl separat nebeneinander vor. Um sie zu verbinden, werden Lotionen Chemikalien zugesetzt, die Emulgatoren. Also:

Lotion ≠ Öl + Wasser

Lotion = Öl + Wasser + Emulgatoren + Konservierungsstoffe

Zusammen mit anderen Zusatzstoffen zerstören diese Emulgatoren das heilige Ökosystem deiner Haut, ähnlich wie Antibiotika das empfindliche Ökosystem der Schleimhäute deiner inneren Organe angreifen und wie Düngemittel und Pestizide unsere Böden und Gewässer kontaminieren. Als Beispiel hier die Inhaltsstoffe von Niveas »Reiner und natürlicher Body Creme« (Pure and Natural Body Lotion):

Wasser, Glycerin, Alkohol denaturiert, Cetearylalkohol, Isopropylpalmitat, Glycerylstearatcitrat, Octyldodecanol, Arginia Spinosa Kernöl, Glycerylglucosid, Natriumcarbomer, Methylisothiazolinon, Phenoxyethanol, Linalool, Limonen, Citronellol, Benzylalkohol, Butylphenylmethylpropional, Alpha-Isomethyl-Ionon, Geraniol, Parfüm.[2]

Reines und natürliches Nivea? Wer es glaubt … Hörst du, wie deine Haut- und Blutzellen geradezu nach Schutz vor diesen komplexen chemischen Eindringlingen schreien?

Was immer du auf deine Haut aufträgst, deinem größten Organ, wird von den Zellen verarbeitet und aufgespalten. Toxische Lotionen erzeugen in den Hautzellen Stress, der schließlich zu Fehlfunktionen führt. Die Chemikalien erreichen durch die Haut deinen Blutkreislauf und werden in der Leber aufgefangen. Wenn du Lotionen verwendest, schaue die darin enthaltenen Chemikalien nach. Entscheide, ob du sie in deiner Leber haben willst.

Teste selbst die Unterschiede im Gebrauch von Lotion und Öl aus. Mit Lotion bleibt deine Achtsamkeit an der Hautoberfläche. Öl öffnet die Verbindung zwischen dir und deinen tieferen Körpergeweben – deinen Muskeln, Knochen, Nerven und deinem Blut. Wo Verbindung besteht, fließt das Bewusstsein, Intelligenz wird angeregt und transportiert Informationen. Wenn du Lotion verwendest, versagst du deinen Zellen, sich mit der Intelligenz zu verknüpfen, die dich geformt hat.

Nach meiner morgendlichen Dusche trockne ich mich immer nur leicht ab, um etwas Feuchtigkeit auf meiner Haut zu belassen. Halte ich mich in warmem Klima auf, verreibe ich etwas Kokosöl zwischen meinen Händen, in kaltem Klima verwende ich Sesamöl. Dann gebe ich meinem Körper eine schöne Fünf-Minuten-Massage überall dort, wo ich hinkomme. Also überall.

Zuerst reibe ich über meine Langknochen auf und ab und umkreise meine Gelenke. Manche Teile meines Körpers betteln um Aufmerksamkeit – meine vergessenen Stagnationsschichten: Hüften, Oberschenkel und Po. Kaum verliere ich sie aus dem Blick, heften sich Emotionen und Cellulite an diese großen Muskeln. Es zahlt sich großzügig aus, wenn ich ein paar Extramomente auf meine Beine verwende, indem ich die Stagnationen mit meinen Händen auflöse.

Die Praxis der Selbst-Massage ist eine luxuriöse Heilmethode. Zeit verändert den Körper. Du kannst diese Veränderungen annehmen und in jeden Tag heilige Übungen einbringen, die dich schützen, heilen, bewahren und erleuchten.

Lies die Anleitung unten und frage dich selbst: »Was *kann* ich genau jetzt tun?« und »Was *möchte* ich tun?«.

Kurzanleitung – ohne Öl

Falls du noch nie eine Selbst-Massage gemacht hast und ein fürchterliches Geschmiere dich wahnsinnig macht, beginne mit einer Trockenmassage: Gib dir morgens selbst eine tüchtige Abreibung mit trockenen Händen, bevor du dich anziehst. Fange mit den Beinen an, eins nach dem anderen. Langes Streichen entlang der Langknochen, rundes Streichen um die Gelenke. Höre darauf, was dein Körper will.

Falls du ein stimulierendes Peeling deiner Haut wünschst, findest du geeignete Massagebürsten oder -handschuhe bei den Pflegeprodukten im Naturwarenhandel. Reibe dich sanft wach, lasse empfindliche Bereiche dabei aus. Trockenbürsten ist einfach, schnell, nicht glibbschig und fantastisch für die Durchblutung.

Kurzanleitung – mit Öl

Öl fügt dem täglichen Ritual eine weitere Dimension hinzu. Reines Öl ist reines Fett. In deinem Inneren ist das Fettgewebe das Schmiermittel für deinen physischen und den emotionalen Körper. Das Sanskrit-Wort *sneha* wird sowohl mit »Öl« als auch mit »Liebe« übersetzt. Hochfunktionales Fettgewebe ruft über unsere Fähigkeit, zu lieben und geliebt zu werden, emotionale Gelassenheit hervor. Wir entspannen uns und werden für tiefe Verbindungen zugänglich. Bei Defiziten des Fettgewebes treten Unterbrechungen in der Verbindung zum Reich der Liebe und der Bereitschaft zur Liebe auf, die sich von innen heraus ergibt und spürbar wird in Beziehungen: der Beziehung zum Kosmos, zu dir selbst und zu deinem Umfeld. Übermäßiges Fettgewebe wird zu verdichtetem weißen Fett. Übermäßiges weißes Fett zeigt nicht nur Erkrankungen durch Stagnation an, sondern – aus ayurvedischer Perspektive – auch eine »klebrige« emotionale Anhänglichkeit. Unverarbeitete physische Toxine und unverarbeitete emotionale Kränkungen verbergen sich im weißen Fettgewebe.

Was hat dies mit dem Einreiben von Öl in die Haut zu tun? Die Praxis der Selbst-Massage mit Öl (Abhyanga) stellt über die Hände die Verbindung zwischen dir und deinem Fettgewebe her. Wenn du Fettpolster auf Bauch, Hüften oder Brust hast, stimuliert die Reibung einer liebevoll ausgeführten Massage die Verarbeitung überschüssigen Fettgewebes und hilft, paradoxerweise, kargeres Fettgewebe aufzubauen. Ist dein Fettgewebe bereits gesund, öffnest du deiner Massage-Heilkunst und körperlichen Integrität die Tür zum nächsten Level, indem du mehr auf die Intimität der Selbstfürsorge setzt.

Du kannst dir eine schnelle Massage geben, die einfach nur auf der physischen Ebene stattfindet. Wendest du die Praxis jedoch über einen längeren Zeitraum an, spricht sie eine tiefere Ebene von Selbstliebe an. Jede subtile Unzufriedenheit mit dir selbst, jedes negative Selbstgespräch, ob auf physisch-realer oder geistiger/emotionaler Ebene, weicht schließlich einer höheren, integrierteren gefühlvollen Verbundenheit mit dir selbst. Fangen wir also mit der Ölmassage an:

1. Verwende Öl, das für deine Konstitution am besten geeignet ist. (Teste dein Dosha online: bodythrive.com/quiz) Bist du
   - Vata dominiert, verwende ungeröstetes Sesamöl.
   - Pitta-Dominierte verwenden Kokosöl im Sommer und Sonnenblumenöl im Winter.
   - Kapha-Dominierte verwenden eine Mischung aus Maiskernöl und ungeröstetem Sesamöl.

2. Gib dein Öl in eine 120-ml-Massageölflasche (oder in eine alte, sterilisierte Dressingflasche oder Ähnliches).

3. Wärme es vor Gebrauch an, indem du die Flasche in ein Gefäß mit heißem Wasser stellst.

4. Massiere so viel Öl in deine Haut ein, dass sie sich samtig-gleitend anfühlt, aber nicht schmierig. Die genaue Menge hängt von deiner Konstitution und vom Klima ab. (»Trockene« Leute in der Wüste benötigen mehr Öl als »ölige« Leute in den Tropen!) Beginne mit den Extremitäten, eine nach der anderen. Streiche in langen Bewegungen über die

Langknochen, in kreisenden um die Gelenke. Höre darauf, wonach dein Körper verlangt. Massiere alle Körperteile: Beine, Arme, Füße, Hände, Bauch, Brust, Hals, Kopf. Bewege dich vom Kopf zu den Zehen für eine entspannende, von den Zehen zum Kopf für eine anregende Wirkung. Für eine Entgiftung bewege alles in Richtung Verdauungstrakt.

5. Entferne überschüssiges Öl unter der Dusche.

6. Verwende ein altes Handtuch, um dich trocken zu tupfen.

Besonders schnelle Kurzanleitung Bewahre dein Öl in der Dusche auf. Sobald dir schön warm ist, drehst du das Wasser ab und verwendest einen Moment darauf, das Öl in die Haut einzumassieren. Dusche nur kurz und trockne dich anschließend sanft ab.

Anleitung für eine wöchentliche längere Massage Suche dir einen schönen sonnigen Platz im Haus und gönne dir eine ausgedehnte Massage. Mach dir Entspannungsmusik an. Koche dir eine Tasse Tee. Breite ein altes Handtuch auf dem Boden aus und setze dich darauf. Nimm dir Zeit, dich selbst zu formen, und atme Leben in deinen Leib und deine Seele. Arbeite das Öl tief in deine Haut ein. Genieße es. Sitze in Stille. Danach duschst du dich ab.

Stimmen zur Selbst-Massage

Diese heilige tägliche Übung hat, mehr als alle anderen, die größte Auswirkung auf die Schaffung körperlicher Selbst-Liebe. Hier berichten einige Mitglieder der Body-Thrive-Online-Gruppe über Selbst-Massage:

Cindy »Ich wende die Öl-Selbst-Massage inzwischen regelmäßig an. Ich bin frischer, schimmernder, ruhiger. Meine schmerzenden Gelenke (Hüfte, Knie) sind jetzt geschmeidig gepflegt. Mein Stress hat abgenommen. Ich weiß auch nicht, aber ich spüre, dass mein Immunsystem auf jeden Fall gestärkt ist. Die Ölmassage lässt mich innehalten und meine Neigung, leicht gereizt zu sein, hält sich im Zaum. Ich spüre, wie meine Zellen sich behaglich ausruhen, wenn ich Liebe hineingebe.«

Charis »Die Ölmassage war eine unglaubliche Veränderung. Ich wende sie abends als Teil meiner Bettzeit-Routine an, bevor ich unter die Dusche gehe. Ich schlafe so viel besser. Meine Haut juckt nicht mehr und wird weniger rissig durch die trockene Wüstenluft. Ich bin sogar schon mal vor dem Weckerklingeln aufgewacht! Ich liebe, liebe, liebe diese Praxis.«

Dana »Ich mache meine Sesamöl-Massage morgens, nach dem Yoga, vor dem Duschen. Inspiriert, wie ich war, habe ich die Bettzeit-Routine der Kinder geändert. Sie dürfen jetzt vor dem Schlafen keinen Kurzfilm mehr gucken. Wir haben angefangen, die in der Wohnung verstreuten Sachen der Kinder nach dem Zähneputzen (Auslöser) gemeinsam aufzuräumen (neue Gewohnheit) und zur Belohnung werden die Füße massiert oder auch ein anderes Körperteil, wenn sie es wünschen. Wir alle lieben diese neue Routine!«

Shinay »Ich mache es jeden Tag. Ich fühle mich besser geerdet, mehr geliebt (von mir selbst) und viel besser genährt. Ich habe außerdem bemerkt, dass ich allgemein umso weniger Öle und Fette essen muss, je mehr Öl ich auf meine Haut gebe.«

Amy »Zuerst war Abhyanga mehr so ein Muss, das als eine der neuen täglichen Selbstfürsorge-Aufgaben auf der Liste abgehakt werden musste. Inzwischen versuche ich, mehr Emotionalität hineinzubringen, selbst wenn ich nur eine schnelle Morgen-Abreibung schaffe. Ich schätze meinen Körper und schenke ihm liebevolle Zuwendung. Ich habe den Eindruck, dass ich durch meine Haut und das Gewebe erkennen kann, was los ist. Das gibt mir ein beschütztes Gefühl. Diese Übung baut mit der Zeit Selbstwertgefühl und Selbstfürsorge auf.«

HÄUFIG GESTELLTE FRAGEN ZUR SELBST-MASSAGE

Kann ich auch eine Trockenbürste benutzen?

Falls du trockene Haut hast, benutze keine trockene Bürste – die stimuliert und trocknet aus. Falls du eine Lotion verwendest, ersetze sie ab jetzt durch reines Öl. Wenn du nicht zu trockener Haut neigst, kann das belebende Trockenbürsten täglich ausgeführt werden. Dennoch solltest du ab und zu eine Ölmassage ausprobieren, um die emotionale Verbindung zu erfahren, die Öl ermöglicht.

Hat meine Faszienrolle dieselbe Wirkung?

Faszienrollen entspannt deine Muskulatur und regt die Lymphe an, ähnlich wie eine Selbst-Massage, doch im Unterschied zu dieser kommt dein Körper hierbei nicht in den Genuss des fetten Öls und den Kontakt deiner Hände. Eine Ölmassage stellt eine tiefere Verbindung zum emotionalen Körper her. Doch davon abgesehen ist Faszienrollen der Hammer und reiht sich zwischen Ölmassagen und Körper- und Atempraxis ein.

Ich ertrage die Intimität von Selbst-Massagen nicht. Muss ich diese Praxis unbedingt ausführen?

Beginne mit einer Trockenbürstenmassage. Die Grenze zwischen Haut und Händen zu spüren hilft dir beim Einstieg. Diese Praxis wird den Graben zwischen deinem Verlangen nach Wohlbefinden und deiner Fähigkeit zur Selbstpflege langsam schließen. Nach einer Weile bist du vielleicht bereit, statt der Bürste deine Hände und Öl einzusetzen.

Kann ich die Massage nach dem Duschen durchführen statt vorher?

Sicher. Mein Haus hat alte Rohre und ich finde das Einölen nach der Dusche für mich geeigneter. Verwende das Öl sparsam auf der feuchten Haut und ein altes Handtuch dazu, überschüssiges Öl zu entfernen, damit die Kleidung keine Ölflecken bekommt.

Wo finde ich Tipps zur Ölmassage?

Die »Dos and Dont's« zur Selbst-Massage findest du online in meinem *Body-Thrive-Workbook*. Drucke die Seite aus und hänge sie im Bad auf, bis diese Übung als automatisierter Teil deiner Morgenroutine zur festen Gewohnheit geworden ist.

Zählt auch eine Massage durch meinen Partner oder einen Therapeuten?

Massagen von anderen zu erhalten ist sehr schön. Doch müsstest du es dir leisten können, jemanden dafür anzustellen, denn andere Leute verlieren bald das Interesse daran, dich täglich zu massieren. Der Vorzug der Selbst-Massage besteht außerdem darin, dass du deine eigenen Hände darin übst, deinen eigenen Leib zu schützen.

Wie lange sollte ich mein Baby oder Kleinkind massieren?

Du kannst deine Kinder so lange massieren, wie sie es zulassen. Wichtiger als die Dauer ist die Häufigkeit. In zwei bis zehn Minuten hat man leicht genug Öl in die Haut eingearbeitet, um ihr Immunsystem zu stärken, sie entspannen zu lassen und sie zu lehren, heilende Berührungen anzunehmen.

Können meine Kinder ihre Massage auch selbst durchführen?

Selbst- und Trockenbürstenmassagen gehören in unserem Haus zum normalen menschlichen Verhalten. Seit der Geburt meiner Tochter folgt auf ihr Bad eine fünfminütige Ölmassage, die mir Gelegenheit gibt, mit ihrem Körper in Kontakt zu treten. Obwohl sie jetzt alt genug ist, sich selbst zu massieren, zieht sie es immer noch vor, sich zu entspannen und zu empfangen. Ich zweifle nicht daran, dass ihre ungewöhnlich liebevolle und warmherzige Persönlichkeit durch unsere Massagegewohnheiten genährt wurde. Und ich zweifle auch nicht, dass sie in etwa einem Jahr beginnen wird, diese Gewohnheit selbst zu praktizieren. Fördere Selbstständigkeit.

Verstopft das Öl nicht den Abfluss, wenn ich mich vor dem Duschen einöle?

Das kann passieren. Je mehr Öl du verwendest, umso mehr wird durch den Ausguss gespült. Wenn in deinem Haus alte Rohre liegen, verwende Öl nur sparsam, reinige die Ausgüsse häufig oder führe die Ölmassage im Anschluss an Dusche oder Bad durch. Setze beim Putzen einmal wöchentlich einen sparsam dosierten umweltschonenden Abflussreiniger ein.

Meine Handtücher und Kleidungsstücke sind ölig. Mache ich etwas falsch?

Du verwendest mehr Öl, als deine Haut aufnehmen kann. Nimm weniger oder verdünne die kleine Ölmenge zwischen deinen Händen mit Wasser, bevor du deine Haut einreibst. Trockne dich mit alten Handtüchern ab. Wasche deine Handtücher mit einem leistungsstarken Waschmittel oder behandle sie mit Gallseife vor.

Hilfe, meine Dusche/Wanne ist ganz rutschig vom Öl!

Wenn du Sorge hast auszurutschen, benutze Öl nur nach dem Duschen. Oder halte einen großen Schwamm und eine Flasche Geschirrspüler in der Dusche bereit. So kannst du die Dusche immer gleich im Anschluss mit dem Schwamm unter einem Fuß reinigen. Nutzt du die Dusche gemeinsam mit anderen, achte besonders darauf, dass kein Öl auf dem Fußboden zurückbleibt, damit der nächste Nutzer nicht stürzt.

Sollte ich Akupressur und ätherische Öle miteinbeziehen?

Selbst-Massage öffnet dir die Türen zur Erkundung deines Körpers mit den Händen. Sowohl der Ayurveda als auch die Traditionelle Chinesische Medizin kennen eine Reihe genau beschriebener Marma- bzw. Akupressurpunkte, die die Biochemie des menschlichen Körpers stimuliert. Um deine Doshas und Chakras auszubalancieren, kannst du deine persönlichen Körperöle anfertigen. Darüber, wie man die Heilkräfte seiner Hände erweckt, gibt es so viel zu lernen, aber die großartige Botschaft lautet: einfach anfangen und sich der Übung praktizierter Selbstfürsorge hingeben.

Wie hilft die Kaizen-Methode, mit Selbst-Massage zu beginnen?

1. Finde einen Leitsatz wie »Ich mag meinen Körper« oder »Ich nutze meine Hände zur Heilung«.
2. Beginne mit einer Minute Trockenbürsten oder Selbst-Massage ohne Öl. Bremse dich. Praktiziere dies jeden Morgen vor dem Anziehen.
3. Verlängere die Dauer nach einigen Wochen auf zwei bis fünf Minuten.
4. Beginne nach einigen Monaten, dich vor oder nach der Dusche mit Öl selbst zu massieren.

Füge nach einigen weiteren Monaten eine ausgiebigere wöchentliche oder monatliche Massage hinzu.

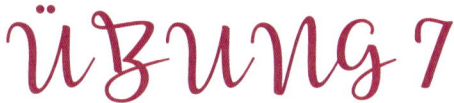

ÜBUNG 7

IN STILLE SITZEN

WAS ES BRINGT

Nimm dir jeden Tag etwas Zeit, um in Stille zu sitzen, vorzugsweise immer zum gleichen Zeitpunkt: Einfach innehalten, fallen lassen und sitzen.

WARUM MAN ES TUN SOLLTE

Für ein starkes, selbstbestimmtes Leben brauchst du die Fähigkeit, deinen Geist zu klären und deine Erfahrungen zu verdauen. Sitze bewusst in Stille und lass deine Gedanken, Ideen und Erfahrungen sich setzen. Es macht dich empfänglich für tiefe Einsichten und größere Perspektiven. Du erhältst Zugang zu innerer Freiheit und du trittst in eine größere Zeit-Raum-Perspektive ein, in der die Spuren von irdischem Stress verschwinden. Du lernst, wie man sich direkt an die Quelle des Bewusstsein anschließt und von ihr lernt. Und du erlaubst dem Gebilde deiner Physiologie, sich auf ganz subtile Art in einem tieferen Vibrationsfeld zu vernetzen, wodurch das Immunsystem gestärkt wird und das Gewebe sich verjüngt.

WIE MAN BEGINNT

Richte dir auf dem Smartphone eine Erinnerung ein, um zu pausieren, zu versinken und zu sitzen. Verwende dann einen Timer auf dem Telefon. Beginne damit, für eine Minute zu praktizieren. Setze dich mit aufrechter Wirbelsäule auf die Kante eines Stuhls oder auf ein Kissen. Entscheide, ob du mit offenen oder geschlossenen Augen sitzt. Entspanne dich. Erlaube deinem Bewusstsein, sich zu erweitern. Entspanne dich. Bleib aufmerksam. Erlaube allem, so zu sein, wie es ist, ohne etwas ändern zu müssen. Beende die Übung, sobald die Zeit abgelaufen ist.

Als mir das erste Mal bewusst wurde, dass irgendwo in der Welt irgendjemand bereits meditiert, wenn ich mich zur Meditation hinsetze, wandelte sich etwas in mir. Ein Mensch – hoffentlich Hunderttausende von Menschen – trug genau in diesem Moment, auf genau diesem Planeten, bereits zur Errichtung eines starken meditativen Feldes bei. Alles, was ich zu tun hatte, bestand darin, mich ihm in diesem ätherischen Raum zwischen uns anzuschließen.

Informationsüberflutung hat Konsequenzen

Wir haben mehr Daten zur Verfügung als Zeit oder graue Materie, sie zu konsumieren. Wenn du die Waage Richtung Überstimulierung kippen lässt, durch zu viele Anrufe, Kurznachrichten, E-Mails, Podcasts, Videos oder Bildschirme, zerstörst du genau die Kanäle in der Physiologie deines feinstofflichen Nervensystems, in denen Information und Energie fließen. Durch übermäßige Stimulation und Missbrauch erschöpfst du das Gefäß, das Prana, Energie und Ideen beinhaltet. Du gehst kaputt durch Input.

Die Überfrachtung mit Informationen in der modernen Gesellschaft fordert ihre Opfer. Wir sind alle betroffen. Falls du dich nicht dazu entschließt dich auszukoppeln und auszuspannen, wirst du implodieren. Es mag als persönlicher Kampf, als individuelles Problem erscheinen. Doch das ist es nicht. Es ist epidemisch und unpersönlich. Die ungesunde Spannung des digitalen Zeitalters zerfrisst deinen inneren Frieden und deine Immunabwehr, dein Ojas.

Hältst du diesen Zustand über zu lange Zeit aufrecht, laugst du dich aus. Du selbst betreibst die Zerrüttung deiner Nerven, die das Gefäß unserer Lebensenergie sind. Im Ayurveda wird dieses Gefäß mit einem Eimer verglichen, in dem sich die Lebenskraft befindet. Überstimulierung verursacht Löcher und Risse in dem Eimer – statt gut genutzt zu werden, rinnt die Energie heraus. Du lässt deine Nerven ausfransen und zerfallen.

Jedes Byte an Information oder Stimulation, das du über deine Sinne konsumierst, ob bewusst oder unbewusst, muss verdaut werden. Diese Verdauung erfordert Raum, Zeit und das Feuer der Achtsamkeit. Ähnlich wie dein Verdauungsfeuer suboptimal funktioniert, wenn es durch übermäßiges Essen unter Druck gerät, belastet die Überdosis von mentalen und sensorischen Daten dein mentales Agni und lässt deine Entscheidungsinstanzen suboptimal funktionieren.

Für die Intensität, mit der du lebst, brauchst du entsprechend gleich viel Freiraum, um dich zu entspannen. Dies beschreibt das Prinzip von Rhythmus und Schwingung, *spanda* genannt. Andernfalls ist ein Burn-out unvermeidlich. Probleme mit dem Autoimmun-, Hormon- und Nervensystem, Schlafprobleme und sogar Asthma (das mit Angst in Verbindung gebracht werden kann) nisten sich allmählich ein und sind schwer wieder loszuwerden. Deine zeitweiligen Gegner auf dem digitalen Schlachtfeld heißen Informationsüberflutung und Hyperkonnektivität.

Meditation ist unsere Geheimwaffe, unsere Rettung und Heilkraft

Wir sind dazu geschaffen, uns zu verbinden und zu vernetzen, zu handeln und kreativ zu sein. Umgekehrt sind wir aber auch dazu veranlagt, einfach nur gegenwärtig zu sein, still zu sein und reine Empfänglichkeit und Mühelosigkeit zu erleben. Mit Letzterem steht unsere Kultur tief im Minus, und der daraus resultierende Stress schafft zahllose Unausgewogenheiten.

Balance ist ein Pulsieren von Gegensätzen, die sich entlang einer Entwicklungslinie bewegen. Es ist das Hin- und Hergleiten auf einem Spektrum zwischen zwei gegensätzlichen Polen, ein bewegliches Ziel. Dem Prinzip der rhythmisch pulsierenden Schwingung entsprechend, schwingen die Gegensätze hin und her: Leere/Fülle, Ruhe/Bewegung, Hunger/Sättigung, Hitze/Kälte, Schwere/Leichtigkeit.

Der Gegensatz zur Tätigkeit ist die bewusste Untätigkeit der Meditation. Dabei ist *sein* ein Verb mit der entgegengesetzten Aktivität von *tun*: Das Nichts-Tun ist die Aktivität des Seins. Weshalb es so schwer zu lernen ist.

In Stille zu sitzen, also zu meditieren, ist eine menschliche Kernkompetenz, die uns – und zwar auf immer subtileren Ebenen – Akzeptanz, Geduld, Gelassenheit und Vertrauen lehrt und schließlich die Art, wie wir uns in die Quelle zurückfallen lassen, in das Universum, das uns geschaffen hat. In Stille sitzend lässt du los, um dich von den Launen des Geistes zu befreien, um zu empfangen und genährt zu werden, alles aus der Position des Nichtstuns heraus. Du trittst ein in den Hintergrund des Tuns, das Sein.

Diese Verlagerung hat nicht wenige Vorzüge. Um zu illustrieren, warum du meditieren solltest, lesen wir in der »Yoga-Bibel«, dem *Yogasutra* des Patañjali, am Ende des ersten Kapitels (1.47–1.50)[1]:

nirvichara vaisharadye adhyatma prasadah
Die intensive Schulung der Fähigkeit, das Fühlen und Denken auszurichten, führt langfristig zu Selbsterkenntnis.

ritambhara tatra prajna
Wer sich selbst erkennt, dessen Wahrnehmung ist unverfälscht.

shruta anumana prajnabhyam anya-vishaya vishesha-arthatvat
Wer sich selbst erkennt, wird Dinge auf eine Art und Weise verstehen, die nichts mit Schluss-folgerungen oder Wissen aus äußeren Quellen zu tun hat.

tajjah samskarah anya samskara paribandhi
Erkenntnisse, die nichts mit Schlussfolgerungen oder äußeren Wissensquellen entstammen, lösen die Spuren von Wahrnehmungen auf, die dieser Reinheit nicht entsprechen.

Diese Verse besagen, dass Meditation unseren Geist dazu befähigt, sich direkt aus dem Bewusstsein heraus neu zu strukturieren und dabei die Arbeitsweise unseres Gehirns zu verändern. Aus dem letzten Vers lässt sich auf das große Problem bei der Entwicklung gesunder Gewohnheiten schlie-ßen: Unsere alten Gewohnheiten besitzen ein eigenes Gedächtnis (ihr eigenes mentales Muster) und eigene Impulse (*samskara*).

Sind wir aber die Summe all unserer Gewohnheiten und Erfahrungen, so müssen wir, um zu wachsen, unsere Gewohnheiten und Erfahrungen neu programmieren. Indem wir nun für neue, verbesserte Prägungen und Neigungen unseres Geistes sorgen, können wir die Dynamik unserer überholten Gewohnheiten ausbremsen. Durch Meditation aktualisieren wir den Anschluss unseres Betriebssystems, sodass es Zugriff auf eine größere Wahrheit und zu intelligenteren Eindrücken hat, für einen besser vernetzten Blick auf die Realität.

Wie Meditation funktioniert

Aus der Hirnforschung wissen wir, dass Stress die Funktion des Stirnlappens aussetzt und damit höheres Denken blockiert. Das primitive Gehirn, der Hirnstamm, ist aktiv, wenn wir gestresst sind, und schaltet unsere impulsiven, reaktiven, ängstlichen und abhängigen Tendenzen frei. Meditation lenkt den Blutstrom vom Hirnstamm zum präfrontalen Cortex an der Stirnseite des Frontallappens.[2] Diese Verschiebung verändert deinen Zustand von reaktiv zu rezeptiv, von impulsiv und ängstlich zu freundlich, von zwanghaft zu kreativ.

Meditation baut Gehirnzellen auf, vermehrt die graue Materie und erlaubt dem Hirn, verzögert auf Stress zu reagieren, was die Konzentrations-, Lern- und Gedächtnisleistungen verbessert.[3] Diese einfache Praxis verstärkt den Teil des Gehirns, der für Entscheidungen zuständig ist, während der Teil schrumpft, der bei Kampf-oder-Flucht-Reaktionen aktiv ist. Ich persönlich ziehe es vor, bessere Entscheidungen zu treffen, statt in einer postmodernen Kampf-oder-Flucht-Reaktion gefangen zu sein.

Im Ayurveda wird dies als ein Umschalten des Betriebs vom niederen egoistischen Verstand (*ahamkara*) zum höheren, spirituell bewussten Verstand (*buddhi*) erkannt. Meditation aktiviert Buddhi, die Instanz bewusster Entscheidung, und lässt sie an die Stelle unbewussten Denkens treten. Der Entscheidungsfähigkeit folgt die Stärkung des Selbstwerts. Indem du dir Zeit zur Meditation nimmst, kannst du zurückliegende Emotionen, Gedanken und Erlebnisse so verarbeiten, dass sie deine Zukunft nicht vereinnahmen.

Überforderung überwinden

Heutzutage dominiert die »Ich, mir, meins«-Perspektive. Geschäftigkeit und Überforderung kennzeichnen die moderne Standardeinstellung persönlicher Orientierung. Das ist erdrückend und führt in epidemischem Ausmaß dazu, dass wir auf Bedürfnisse weniger achten, seien es unsere eigenen, die anderer oder die des Planeten. Überforderung in Offenheit zu transformieren ist das Gebot der Stunde.

Doch auch wer nicht überflutet oder überbucht ist, nicht pausenlos in Grübeleien feststeckt oder glaubt, »drüber weg« zu sein, hat ein menschliches Grundbedürfnis zu meditieren. Wenn du bereits auf einem intensiven Weg der Selbstentwicklung bist, so wird Meditation die Verbindungen zu deinen überholten, abgestandenen und pathologischen geistigen und mentalen Mustern weiter reduzieren. Die Neuroplastizität nimmt zu, wenn du dein Hirn neu verdrahtest und sich große Potenziale eröffnen. Während du deine Meditationspraktiken entwickelst, werden dir die überholten Muster deutlich. Zeit und Raum öffnen sich. Du wirst neue, bewusst geplante Entscheidungen treffen und eine besser entfaltete Identität annehmen. Es liegt also in deinen eigenen Händen, sich vom Krankheitsauslöser Nummer eins zu befreien: achtlose, nachlässige Entscheidungen. Außerdem ist Meditation – wie alle 10 Body-Thrive-Übungsschritte – völlig kostenfrei!

Hast du Zeit, nicht zu meditieren?

Viele meiner Kursmitglieder und Schüler sagen mir, sie hätten keine Zeit zum Meditieren. Ich verstehe das. Ich durchlebe immer mal wieder Lebensphasen, in denen ich mich fast davon überzeugen kann, keine Zeit für Meditation zu haben. Es gibt Zeiten, da glaube ich mir das zwei aufeinanderfolgende Wochen lang selbst – trotz mehr als fünfzehn Jahren Übung, die diese Vorstellung als Irrtum entlarven. Die unausweichlichen Folgen davon sind (a) Stress, (b) ineffiziente Zeitausnutzung, (c) ungesunde Schlafgewohnheiten, (d) undifferenziertes Denken und (e) dramatische oder subtil negative Emotionen. Ich verliere die Basis, von der aus ich mein Alltagsleben in einem größeren Zusammenhang sehen kann. Ich verliere den Zugang zur Tiefe von Raum und Zeit sowie zum feinstofflichen Bewusstsein. Ich werde durchschnittlich, bleibe der »Ich, mir, meins«-Haltung verhaftet und falle in das Narzisstische, Materialistische, Selbstgerechte und Kleinliche zurück. Kurz, ich werde zum Kleingeist.

Sobald mir dies auffällt, schalten sich mein *tejas* (das Licht der Wahrnehmung) und mein *viveka* (die Kraft, mich wegen meines eigenen Unsinns zur Rede zu stellen) ein – ich erkenne meine Selbsttäuschung und setze mich wieder auf das Kissen. Denjenigen, die im Meditieren erfahren sind, empfehle ich, sich einen Moment Zeit zu nehmen und aufzuschreiben, was passiert, wenn sie es eine Weile nicht tun. Sei neugierig. Sei aufrichtig. Nutze deine Erkenntnisse, um mit dem Üben neu zu beginnen.

Dr. Rebecca Gladding, Ko-Autorin von *Du bist mehr als dein Gehirn*, beschreibt die Vorteile täglicher Sitzungen:

> Täglich wenigstens fünfzehn bis zwanzig Minuten zu sitzen hat große Auswirkung auf unsere Haltung zum Leben, wie persönlich wir die Dinge nehmen, wie wir mit anderen interagieren. Es stärkt das Mitgefühl, erlaubt uns, die Dinge klarer zu sehen (auch uns selbst), und schafft ein Gefühl von Ruhe und Zentriertheit, das unbeschreiblich ist. Es gibt wirklich keinen Ersatz.[4]

Löse deine Samskaras

Wenn du bisher keine Meditationserfahrung hast, ist dir vielleicht nicht bewusst, auf welche Weise du deine eigenen mental-emotionalen Muster fortspinnst. Solchen Mustern verhaftet, bist du eher geneigt, deinen eigenen Gedanken und limitierenden Vorstellungen Glauben zu schenken. Ein solcher Glaubenssatz könnte beispielsweise lauten: »Ich habe keine Zeit zu meditieren.« Du suchst nach Belegen dafür und findest reichlich. Du kannst auch jede Menge Gleichgesinnte finden, die ebenso festgefahren sind. Festgefahren zu sein bedeutet zu stagnieren. Befindest du dich in einem Stagnationsmuster, wiederholst du die immer gleichen Gespräche, ob mit dir selbst oder anderen, obwohl die Szenerie sich ändert. Du veränderst dich nicht, du wächst nicht. Du löst die Fesseln deiner selbst auferlegten Gefangenschaft nicht. Selbstzufrieden verbarrikadierst du das Tor zu deinen Potenzialen.

In diesem Ringen um das Erwachen musst du hart im Nehmen sein, um den Kreislauf zu durchbrechen. Du wirst zahlen, wenn du dabeibleiben willst. Du wirst deine Entschuldigungen und Widerstände überwinden müssen. Suche dir einen Lehrer. Mache aus der Übung eine Gewohnheit. Der Motivationsautor Steven Pressfield rät: »Werde Profi« deines Lebens. Sonst bleibst du stecken, schweifst ab und fängst an, Tagträumen nachzuhängen.

In der Post-Informations-Ökonomie, in der es nun um Verbindungen und Konzepte geht, erwachen Menschen scharenweise zu mehr Selbsterkenntnis. Bedeutende Meditationslehren haben sich von kulturellen Dogmen befreit und den Prozess des Loslassens und Erwachens modernisiert. Es ist eine wunderbare Zeit, mit dem Meditieren zu beginnen oder andere darin zu unterstützen, die sich nach den Wohltaten von Innehalten, Fallenlassen und Sitzen sehnen. Übe entspannte Aufmerksamkeit. Mach es nicht komplizierter, als es ist.

Meditieren lernen: Entspannen und aufmerksam bleiben

Da das Meditieren schwer durch das Lesen eines Buches zu erlernen ist, solltest du dir eine Audio-Anleitung besorgen, als Streaming oder App. Mit einer Anleitung wird es dir leichter fallen anzufangen, wenn es Zeit für die Meditation ist.

»Entspannte Aufmerksamkeit üben« ist die beste Grundanweisung. Aufmerksamkeit für was, fragst du dich vielleicht? Widme deine Aufmerksamkeit deiner Kraft, aufmerksam zu sein. Widme dich der Aufmerksamkeit selbst. Entspanne dich, während du auf die gegenwärtige Präsenz achtest. Lass los, bleibe achtsam. Wenn du loslässt, wendet sich deine Achtsamkeit nach innen. Präsenz beinhaltet Leichtigkeit ebenso wie Schwere. Lass zu, dass du in die natürliche Schwere tiefer Präsenz, Ganzheit und Erfüllung hineingezogen wirst. Probiere es jetzt einmal für eine Minute. Ich mache eine Pause und schließe mich dir an.

Wie lief's? Bist du ein wenig entspannter, gelassener oder auf deine körperlichen Bedürfnisse besser eingestimmt? Meditation lässt die Anziehungskraft von spiritueller Erfüllung, geistiger Klarheit, emotionaler Befreiung, körperlicher Gesundheit und zwischenmenschlicher Verbundenheit auf uns wirken.

Falls du das Gegenteil erlebt hast – mehr Stress und mehr Angst –, sei nachsichtig mit dir selbst. Entspannungsprozesse muss man lernen. Die Flut von Gedanken, Erinnerungen und Projektionen kann dich, wenn du sie wahrnimmst, durchaus in helle Aufregung versetzen. Macht Meditation dich ängstlich, komme immer wieder auf die Anweisung zurück: »entspannen, aufmerksam bleiben«. Erlaube deinem Atem, dich zu atmen. Vielleicht findest du den Einstieg, wenn du dich hinlegst und spürst, wie die Erde deinen Körper trägt. Das ist für den Anfang entspannender.

Während der Meditation wirst du in zunehmend subtileren Reichen schlüssige Mikro-Entscheidungen treffen, gleichzeitig wirst du dich in tief entspanntem Zustand und einem sicheren Raum befinden. Auf diese Weise wächst die Entscheidungsinstanz deines Gehirns, während der impulsive Teil schrumpft. Worüber du während der Meditation entscheidest, könnte sein: Ob ich diese juckende Stelle kratzen sollte? Ob ich mich noch etwas weiter entspannen kann? Ob ich nicht mit der Tagträumerei aufhören sollte? Ob ich nicht etwas früher aufhören sollte, um diese E-Mail noch abzuschicken?

Zunächst wirst du anfangen, deine Gedanken, Emotionen und Empfindungen wie aus der Ferne zu sehen. Je häufiger du dich wieder dem Üben zuwendest und den Anleitungssatz wirken lässt, ohne mit deiner Aufmerksamkeit dort zu verweilen, umso intelligenter wird deine Hirnchemie.

Indem du dich für entspannte Aufmerksamkeit entscheidest, wieder und wieder, in diesem Augenblick wie im nächsten, generierst du Reibung, so ähnlich, als wolltest du einen Flaschengeist hervorlocken. Das Ergebnis? Du befreist deinen inneren Flaschengeist, der dir ein ausgedehntes Bewusstsein, verbesserte Achtsamkeit, mehr Hirnzellen, mehr Empfindsamkeit und mehr Kreativität verleiht. Und während du mit der Meditation beschäftigt bist, genießt dein Körper tiefe Erholung und Wundheilung. Der Haken? Es hält nur einen Tag an. Danach musst du deinen Flaschengeist erneut wachreiben.

Das Paradox der Meditation

Meditation ist paradox. Wer durch die Meditation Stress erfährt, verbringt entsprechend mehr Zeit im »Alarmmodus« und weniger im »Entspannungsmodus« und muss lernen, den Schalter auf »Entspannung« umzulegen. Für alle, die eher zum Einschlafen neigen, gilt: zurück zu Übungsschritt 2, früher zu Bett gehen, und ansonsten lernen, wie man aufwacht und aufmerksam ist.

Was auch immer deine persönliche Neigung sein mag, sie – und auch das Paradox – wird sich durch Üben auflösen. Meditieren ist eine Tätigkeit, kein Zustand, und durch die Reibung der Gegensätze von Entspannung und Aufmerksamkeit gekennzeichnet, die sich stets gegeneinander bewegen und dabei auch die Spannungen deiner persönlichen Evolution in dir hervorrufen. Um zu einem Ganzen zu werden, vollführe den Tanz des Paradoxons, bis es sich in Einheit auflöst. Zeit begegnet Zeitlosigkeit. Die Teile verschmelzen zu einem Ganzen.

Das Paradox der Meditation	
entspannen	aufmerksam sein
abgeben	wach sein
loslassen	sich aufrecht halten
ruhen	bewusst werden

Im Wechsel zwischen Entspannen und Aufmerksamsein lässt du die Welt, die Geschäftigkeit los und löst dich in eine höhere geistige Ebene auf. Du verschmilzt mit der Ganzheit deiner tiefen, unbegrenzten Präsenz.

Die zunehmend subtile Handlung des Meditierens bedeutet, der Kraft deiner Aufmerksamkeit Aufmerksamkeit zu schenken. Wenn du Gedanken, Erinnerungen oder Pläne durchgehst – halte inne.

Entspanne dich, richte deine Aufmerksamkeit auf die Aufmerksamkeit selbst. Bist du nur still genug, wirst du spüren, wie deine Hirnchemie neue Verbindungen eingeht.

Mache ich es richtig?

»Mache ich es richtig?« Das ist die häufigste Frage, von Einsteigern wie von Meditationserfahrenen. Eine Möglichkeit, das festzustellen, ist, darauf zu achten, wie du dich nach der Meditationsübung fühlst, nicht währenddessen. Dies sind die Zeichen, dass deine Meditation wirksam ist:

- Du fühlst dich weniger gehetzt. Du kannst dich ruhig und gelassen fühlen.
- Du beobachtest genauer, etwa den Himmel oder die Bäume.
- Du empfindest mehr Dankbarkeit und weniger Angst.
- Dein Blickwinkel weitet sich.
- Dein Mitgefühl wächst und dehnt sich über größere Bereiche aus, deine Empathie vertieft sich.
- Deine Aufmerksamkeit ist weniger ichbezogen.
- Du wirst aufgeschlossener.
- Du hörst aufmerksam zu.
- Du erlebst Klarheit.
- Du bist glücklicher, positiv und vergnügt.
- Du genießt dein Leben und kannst andere würdigen.
- Wenn du in Stress oder aus dem Gleichgewicht gerätst, halte inne, lass dich fallen und sitze.

Was mit uns geschieht, wenn wir meditieren

Erkundige dich bei Menschen mit Meditationserfahrung nach den Wohltaten, die sie durch Meditation erleben, und beobachte, was in ihren Augen passiert. Du wirst sehen, wie ihr Blick sich erhellt und weitet. Meditieren bedeutet, das Eintauchen in das Reich unseres sich ausdehnenden Universums unmittelbar zu erleben. Unser Inneres öffnet sich. Als ich meinen Lehrer Craig Hamilton fragte, was Meditation ihn gelehrt habe, antwortete er: »Ich habe gelernt, mich rückwärts in mein alltägliches Leben fallen zu lassen, ohne Wissen und ohne Angst.«

Das tiefgreifende Loslassen der Meditation wird in tägliche Achtsamkeit übersetzt, indem es uns ermöglicht, ohne Projektionen und ohne Präferenzen präsent zu sein. Dabei machen wir uns sowohl die Gegenwart des Seins als auch die Möglichkeit des Werdens zunutze.

Wir überwinden uns selbst. »Um uns selbst zu erkennen, müssen wir über unseren Geist hinausgehen«, lautet ein bekannter Lehrsatz östlicher Mystik. Nach deinen Übungen wirst du das Wesen deiner Gedanken und Emotionen erkennen. Du kannst an sie anknüpfen oder sie loslassen, du wählst zielgerichtet, womit du dich auseinandersetzen willst, was du erschaffen willst. Mit Leichtigkeit kannst du nun überholte Gedanken und Glaubenssätze fallen lassen, dich alter Gefühlsmuster entledigen.

Das völlige Loslassen, der freie Fall rückwärts, ist für mich eine starke *diksha*, ein Ritus des meditativen Eintritts in ein bewusstes Leben. Mit zunehmender Erfahrung wird die Intensität (*tapas*) der meditativen Übung immer subtiler. Muster kommen auf jeder Ebene zum Vorschein.

Durchbrüche zu höheren Ebenen erfordern allerdings ein größeres »Warum« und die Kraft einer Gruppe, die gemeinsam das neue Grenzland kollektiven Bewusstseins auskundschaftet. Falls das deine Neugier geweckt hat, halte Ausschau nach einer Meditationsgemeinschaft unter Anleitung von Patricia Albere, Jeff Carreira oder Craig Hamilton.

Schaffe dir dein Meditationsritual

Du weißt inzwischen, wie man eine neue Gewohnheit annimmt. Du kennst die Voraussetzungen für Erfolg: (1) Du musst es wollen. (2) Es muss dir machbar erscheinen.

Jetzt geht es darum, die Gewohnheit meditativer Übung in ein Ritual zu überführen. Ein Ritual ist das Praktizieren einer Abfolge von Handlungen, um die auf Entscheidungen verwandten Ressourcen zu bewahren und zu optimieren. Die Autoren Jim Loehr und Tony Schwartz erörtern dies in ihrem Buch *The Power of Full Engagement*:

> Wir verwenden gezielt den Begriff *Ritual*, um den Gedanken eines sorgfältig definierten, stark strukturierten Verhaltens zu betonen. Wille und Disziplin treiben uns zu einem bestimmten Verhalten an, Rituale dagegen ziehen uns. Die Macht des Rituals liegt darin, dass es den denkbar geringsten Verbrauch von Bewusstseinsenergie sicherstellt, wo mehr absolut nicht nötig ist, und uns damit die Freiheit einräumt, die vorhandene Energie strategisch ausgerichtet und in kreativer, bereichernder Weise einzusetzen.[5]

Loehr und Schwartz unterstreichen, dass nicht Zeit-, sondern Energiemanagement der Schlüssel zu Hochleistung und persönlicher Erneuerung darstellt. In der derzeitigen Hochphase von Komplexität, Informationsüberflutung und Entscheidungsmüdigkeit solltest du dich einmal getroffenen Entscheidungen verpflichtet fühlen. Wie James Clear, führender Experte für Gewohnheitsbildung, in seinem Blog-Beitrag »How Willpower Works: The Science of Decision Fatigue and How to Avoid Bad Decisions« (»Wie Willensstärke funktioniert: Die Wissenschaft von der Entscheidungsmüdigkeit und wie man schlechte Entscheidungen vermeidet«) darlegt, solltest du:

- ✪ täglich anstehende Entscheidungen rechtzeitig treffen, bevor es Zeit wird zu handeln;
- ✪ das Wichtigste zuerst erledigen;
- ✪ aufhören, Beschlüsse zu fassen, und anfangen, Verpflichtungen einzugehen.[6]

Entscheide, ob du Meditation jetzt, in dieser Lebensphase praktizieren willst oder nicht. Falls nicht, ist das in Ordnung. Komme später zu diesem Kapitel zurück. Falls doch, entscheide jetzt über das Wann, Wo und Wie. In den Worten von Loehr und Schwartz: Lege Wert auf »ein sorgfältig definiertes, stark strukturiertes Verhalten« und verpflichte dich auf dessen Einhaltung.[7]

Lege die Eckdaten deiner Meditation so akribisch fest, wie ein katholischer Priester seine Messe vorbereitet und liest: Dies ist die Tageszeit. Dies ist meine Kleidung. Dies ist die Dauer. Dies ist, worauf ich sitzen werde. Dies ist, wie ich sitzen werde. Du kannst deine Vorsätze sogar laut aussprechen. Dann beginnst du. Du übst. Der Alarm ertönt. Du bist fertig. Du verneigst dich. Du legst deine Kleidung zusammen. Das Ritual ist vorbei. Triff deine Wahl und die nötigen Arrangements, bevor es Zeit für die Meditation ist.

Bekräftige diese Entscheidungen, indem du deine Umgebung im Voraus entsprechend strukturierst und das Ritual probst. Falls das Meditieren im Moment wichtiger für dich ist als die Körper- und Atempraxis, dann praktiziere es zuerst. Verpflichte dich selbst, dann brauchst du über das Ob, Wann, Wo oder Wie deiner Meditation nicht mehr an jedem Tag nachzudenken. Plane vorausschauend und triff weniger Entscheidungen im Laufe eines Tages. Schaffe günstige äußere Umstände für diese knospende neue Gewohnheit.

Zur Erinnerung umschreibe ich nochmals die Ideen von William Durant: Exzellenz ist eine Kunst, die wir uns durch Training und Gewöhnung aneignen.[8] Um in der Meditation Exzellenz und Effektivität zu erlangen, brichst du das Ritual auf die Schritte herunter, die dich zu deinem Meditationsort und zur Verwandlung deines Bewusstseins in subtileres Wissen führen. Verschwende keine Energie darauf, täglich erneut zu entscheiden, *ob* du meditieren wirst.

Loehr und Schwartz betonen: »Alle, die etwas Großes vollbringen, verlassen sich auf positive Rituale, um mit ihrer Energie zu haushalten und ihr Verhalten zu regulieren.«[9] Entscheide einfach für die aktuelle Phase deines Lebens, ob dir diese wenigen Minuten deines Tages wert sind – falls sie es sind, musst du dich entscheiden, die Verpflichtung einzugehen. Danach sorgst du für die Machbarkeit.

Untersuchen wir das Verhältnis zwischen gesunden Gewohnheiten und Ritualen. Beides sind zunächst Verbindlichkeiten, die üblicherweise mit einer bestimmten Intention, zu einem Zweck und Ziel angestoßen und dann automatisiert wurden. Doch darüber hinaus lassen sich Gewohnheiten durch eine tieferen Sinn und ein gewisses Maß an Komplexität zu Ritualen aufwerten. Gesunde Gewohnheiten, etwa das gründliche Zähneputzen, verlangen keine so tiefe Bedeutung wie Rituale.

Meditation kann durch Ritualisierung leichter automatisiert und wertvoller werden: Zwar kannst du es dir zur Gewohnheit machen, täglich fünfzehn Minuten in Stille zu sitzen, doch wird dein Fortschreiten an Zugkraft gewinnen, wenn dir deine Übung heilig ist. Die Liebe, die du in all die kleinen Vorbereitungen, die Übung selbst und das Auftauchen aus dieser legst, macht deine Meditation zum Ritual. Die Bedeutsamkeit wird dich in das Ritual hineinziehen und dadurch mehr Konzentration auf die Übung selbst freigeben. Heilige die Meditation, damit sie effektiver werden kann.

Die Kraft des Pranayama

Bevor ich diesen Abschnitt über die Gewohnheit des stillen Sitzens abschließe, möchte ich die Praxis von Pranayama beleuchten. Für viele wird »einfach sitzen« leichter, wenn sie mit dem Üben von »einfach sitzen und atmen« beginnen.

Ayurveda und Yoga nutzen Pranayama als regenerierendes Allheilmittel und umfassendes Körper-Geist-Elixier. Atmung geschieht in erster Linie durch die unwillkürliche Muskulatur. Wenn du bewusst atmest, wechselst du zur willkürlichen Kontrolle deines Atems. Dein Geist wechselt vom reaktiven in den generativen Modus. Durch tiefes, bewusstes Atmen kannst du deinen Herzschlag beruhigen und bringst Sauerstoff zu den Entspannungsrezeptoren in den Unterlappen der Lunge. Damit kannst du einen sauerstoffarmen Stresszustand unterbrechen. Der Ayurveda-Arzt John Douillard erklärt dies so:

> Anders als die Mundatmung, bei der der Sauerstoff in den oberen Lungenlappen verbleibt, treibt die Nasenatmung ihn effizienter bis in die Unterlappen. Bei der Nasenatmung werden alle fünf Lungenlappen gebraucht, nicht nur die oberen zwei. Die unteren Lungenlappen haben mehr parasympathische, beruhigende und heilende Nervenrezeptoren, die während der Ausübung von Nasenatmung aktiviert werden. Die Oberlappen haben mehr sympathische (Flucht-oder-Kampf-)Stressrezeptoren, die während der Ausübung der Mundatmung aktiviert werden.[10]

Wenn du tief und voll einatmest, öffnest du den Raum um die Organe, die Wirbelsäule und den Verdauungstrakt und aktivierst dein parasympathisches Nervensystem (PNS). Damit hebt sich deine Stimmung und du erlebst *sukha* (Gelassenheit) und *ananda* (positive Gefühle, Glückseligkeit). Du öffnest die Schatztruhe deiner körpereigenen Biochemie. Dehne deine Ausatmung aus, um die Einatmung zu vertiefen. So baust du mit der Zeit mit der Lungenkapazität auch deine Fähigkeit zum Glücksempfinden aus. Deine inneren Organe werden wahrnehmbarer, vernetzter, bewusster und wacher. Regelmäßige Pranayama-Übungen wirken verstärkend auf das Wachstum deiner Kapazitäten – deine Lungen expandieren, du nimmst mehr Lebenskraft in dir auf und erlebst subtilere, aber auch kräftigere Energiefelder. Das Kripalu Center for Yoga and Health erklärt dies auf seiner Website so:

> Yoga lehrt uns, dass das menschliche Nervensystem über Potenziale verfügt, die weit über die normale Steuerung des physischen und mentalen Körpers hinausgehen. Im Yoga wird das menschliche Nervensystem als ein Satz von Antennen verstanden, die die kreative Kraft des Universums bündeln und kanalisieren können, sodass sie ihren Ausdruck in einem einzelnen Leben findet. Die Praxis des Pranayama bringt die Kapazitäten des Nervensystems auf Hochglanz und überführt das kreative kosmische Potenzial in reale, greifbare Manifestationen. Das lässt sich mit einer Glühlampe vergleichen, in der Drähte und Glühfaden mit erhöhter Kapazität mehr Leistung aufnehmen können, ohne durchzubrennen: Sie gibt mehr Licht und Wärme ab. Wenn wir tiefes Atmen täglich üben, wird unsere feinstoffliche Verdrahtung allmählich stärker und wir beginnen, uns mit Licht und Energie zu füllen. Dies

ist, in verschiedener Hinsicht, schon alles, was wir damit meinen, wenn wir von »Erleuchtung« sprechen. Es gibt dabei keinen Endpunkt, lediglich eine graduelle Zunahme der Leistungsfähigkeit unseres Nervensystems im Umgang mit jeder Form von Energie.[11]

Wenn du täglich Körper- und Atemübungen praktizierst (und dazu zählt Pranayama), erlebst du dein eigenes Inneres als weiträumiger und freier – mehr Raum für Bewegung, mehr Friede in deinen Emotionen und Beziehungen. Mit der Verlangsamung deines Atems verlangsamst du deine Wahrnehmung von Zeit. Du wirst die Tiefe von Raum und Zeit erfahren. Mit den Pausen zwischen den Atemzügen wirst du auch bemerken, dass das Leben Pausen macht – es liegt nicht nur der immer gleiche Trott vor dir.

Nachdem du dir morgens Zeit zum Atmen genommen hast, werden dir während des Tages Pausen zwischen deinen Aktivitäten auffallen: Entscheidungspunkte, in deinen mentalen und emotionalen Mustern ebenso wie in deiner Sprache und deinem Verhalten. Es wird einfacher, zu der Person zu wechseln, die du sein willst, so zu werden, wie du in deinem Leben oder allen anderen gegenüber auftreten willst.

Durch Pranayama wirst du empfindsamer und achtsamer gegenüber den Bedürfnissen und Potenzialen anderer, aber auch gegenüber den Gelegenheiten zum Ausbau von Zusammenarbeit und Vernetzung. Von allem und allen unabhängig kannst du deinen Atem, deine Perspektive und deine Möglichkeiten in jedem Augenblick ausdehnen. Nimm dir vor dem Schlafen Zeit zum Atmen, dann verarbeitest du den Tag und schläfst tiefer.

Pranayama bereichert deine Biochemie mit Liebe, balanciert deine Hormone aus, hemmt jedes messbare Anzeichen des Alterns, steigert die energetische Kapazität und öffnet den Weg zu innerem Frieden. Die Schwelle zum Eintritt senkt Pranayama völlig schmerzfrei, ist noch dazu kostenfrei, stets verfügbar und erfordert keinerlei Hilfsmittel.

TIPPS FÜR DAS SITZEN IN STILLE

- ✲ Falls dir Meditation widerstrebt, übe zunächst die Tiefenatmung jeweils für eine Minute. Verwende 100 Prozent deiner Achtsamkeit auf diese Eine-Minuten-Übung. Probiere es mit einer Minute vor dem Schlafen und einer Minute als Teil deiner Routine für einen gesunden Start in den Tag.
- ✲ Sitze jeden Tag zur gleichen Zeit am selben Platz. Der frühe Morgen ist für die meisten Menschen die beste Zeit.
- ✲ Integriere rituelle Aspekte.
- ✲ Verwende Audio-Anleitungen, falls du dir eine geführte Meditation wünschst. Auch Meditations-Apps sind geeignet. »Headspace« etwa unterstützt dich mit geführten Meditationen und dem Tracking deiner Gewohnheiten.

- Stelle den Timer auf deinem Smartphone ein. Wenn der Alarm ertönt, höre auf – auch wenn du noch weitermachen willst. Starkes, regelmäßiges Üben ist besser als langes, aber nur sporadisches.

- Verlängere deine Sitzungen allmählich. Mach dich nicht für Misserfolge anfällig, indem du die Sitzungszeit zu lang anlegst. Steigere dich langsam, zunächst auf fünf Minuten, dann auf zehn. Steigere dich in Schritten von fünf Minuten, bis du mit deinen Ergebnissen zufrieden bist. Selbst wenn zweimal täglich dreißig Minuten für viele wunderbar funktioniert, die ernsthaft meditieren, vergiss nicht, dass diese Praxis in dein derzeitiges Leben passen muss. Mach dir die Kaizen-Technik zunutze, um deine »Meditationsmuskulatur« fortlaufend zu trainieren und Meditation zu einer mühelosen täglichen Routine werden zu lassen.

- Falls du bereits früher meditiert hast und auf Abwege geraten bist, probiere einen Neustart mit fünf, zehn oder fünfzehn Minuten – worauf immer du dich in deiner derzeitigen Lebensphase täglich verpflichten kannst.

- Wenn du beginnst, in Tagträumereien, Planungen, Problemlösungen, Sorgen, Erinnerungen oder dergleichen abzuschweifen, denke daran, dass hier die eigentliche Übung beginnt. Keine der genannten Tätigkeiten ist so essenziell, wie in Achtsamkeit zu ruhen. Mit dieser Übung treten wir in die Hintergrundkulisse des Lebens ein. Manche nennen es den Seinsgrund. Wenn du merkst, dass deine normalen, sich wiederholenden mentalen Muster im Vordergrund stehen, lenke deine Aufmerksamkeit sanft und schnell zurück zur Aufmerksamkeit selbst.

- Finde andere Menschen, die meditieren. Nutze bestehende Gelegenheiten in der Häufigkeit, in der du hineinwachsen willst. Deine Übungen werden sich stabilisieren und fortschreiten. Geh den Weg nicht allein.

ÜBUNG 8
PRINZIPIEN GESUNDER ERNÄHRUNG

WAS ES BRINGT

Iss nicht mehr als zwei oder drei Mahlzeiten am Tag, verzichte auf Snacks. Bis zur nächsten Mahlzeit verbrennst du Fett und wirst hungrig genug, um sie voll und ganz zu genießen. Lerne diese scharrende Empfindung im Magen neu kennen, die dir Bereitschaft zum Essen signalisiert. So rufst du einen vertieften, Fett verbrennenden Stoffwechsel hervor. Ermögliche deiner Verdauung ungestörtes Arbeiten, indem du zwischen den Mahlzeiten nur Wasser zu dir nimmst.

WARUM MAN ES TUN SOLLTE

Ernährung betrifft nicht nur, was wir essen, sondern es geht in gleichem Maße darum, *wann* und *wie* wir essen. Wenn wir nur wenige Male am Tag essen, verbrennen wir in der Zwischenzeit Fett, eine stetige Energiequelle. Die Gewohnheit, Zustände von Leere und Fülle, Ruhe und Verdauung, Hunger und Sättigung zu ehren, stimmt dich auf das Prinzip der rhythmisch pulsierenden Schwingung zugunsten eines Maximums an Energie ein.

Verdauung erfordert Energie. Wenn du emotionsgeleitet oder zu häufig isst, belastest du deine Verdauung und hälst zu wenig Energie vor für all die anderen Dinge, die du tun willst. Wenn du deine Verdauung wiederholt in dieser Weise belastest, sammeln sich Rückstände unvollständig verdauter Nahrung in deinem Gastrointestinaltrakt (GI), also dem Magen-Darm-Trakt, an. Dadurch verdreckt dein physisches, mentales und emotionales Getriebe. Erreiche ein neues Energielevel und kultiviere tiefgründige Kraft durch eine verbesserte Verdauung.

WIE MAN BEGINNT

Bevor du einen Bissen nimmst, nimm einen Atemzug. Stelle sicher, dass du wirklich hungrig bist. Hast du in den letzten ein bis drei Stunden eine Mahlzeit zu dir genommen, dann trinke jetzt besser nur Wasser und mach einen kleinen Spaziergang – es könnte gut sein, dass du nur nach Ablenkung suchst oder einfach durstig bist.

Mein Freund Hunter, ein Tischler aus unserer Gegend und in der Saison Großwildjäger, konsultierte mich wegen Verdauungsbeschwerden. Ich bat ihn, die Zunge herauszustrecken. Ich wollte sehen und riechen, was in seinem Verdauungstrakt vor sich ging. Zunge und Atem lügen nicht. Die ayurvedische Praxis hat mich gelehrt, dass sich Klienten durch ihre Körper häufig genauer erklären als durch ihre Worte.

Ein dicker weißer Belag von Ama bedeckte Hunters Zunge. Darunter stachen rote Punkte hervor. Ich fragte Hunter, ob er Reste essen würde. Er antwortete stolz: »Ich mache sonntags einen Eintopf und esse davon während der Woche.« Aha.

Oje.

Auch im Kühlschrank beginnt Essen, das über Nacht stehen bleibt, sein Prana zu verlieren. Was du isst, sollte vor Lebensenergie pulsieren und auch so schmecken. Vielleicht ist dir aufgefallen, dass stehen gebliebenes Essen an Geschmack verliert und mehr Salz verlangt, um genießbar zu sein. Damit hat dein Körper noch mehr Natrium zu verarbeiten. Die Zunge ist die Pförtnerin deines Körpers. Sie erkennt Frische und Geschmack sowie den Mangel daran. Die Zunge ist außerdem Botschafterin des gesamten GI-Trakts. Als solche entscheidet sie darüber, was du schluckst und was du ausspuckst.

Du brauchst eine kluge, wachsame Zunge, die dich jederzeit darüber informieren kann, ob du bestimmte Lebensmittel zu dir nehmen oder weglassen solltest.

Der schlangenartige Verdauungstrakt

Dein Verdauungstrakt ähnelt einer Schlange: Der Kopf ist die Zunge, die Schwanzspitze der After. Wie eine Karte bildet deine Zunge die gesamte Schlange ab, wie die Abbildungen der Zunge auf Seite 162 im Kapitel zu Übungsschritt 9 zeigen. Als GI-Botschafterin hat deine Zunge die Wahl zwischen Schlucken und Ausspucken.

Bei schlechter Verdauung kann deine Zunge allerdings einen dicken Belag aufweisen, der dazu führt, dass die Wahrnehmung deiner Geschmacksknospen an Präzision und Klarheit einbüßt. Eine belegte Zunge kann nicht sorgfältig schmecken und wird so zu einer schrecklichen Botschafterin für die tiefer liegenden Gewebe deines Körpers, die darauf angewiesen sind, dass die Zunge ihren Anforderungen hinsichtlich Ernährung und Geschmackssinn genügt.

Eine gesunde Zunge sieht strahlend, rosa und feucht aus und hat einen dünnen, fast klaren Belag. Sie schmeckt sorgfältig. Deine Zunge, Botschafterin deiner Verdauung, teilt mit, wonach das tiefer liegende Gewebe deines Körpers verlangt. Sind Geschmacksknospen und Zunge gesund, bist du nur für gesunde Nahrung empfänglich. Findet sich jedoch Ama im tiefen Körpergewebe, wird deine Zunge empfänglich für suchterzeugende, gehaltlose Produkte sein. So finden etwa erwachsene Personen Softdrinks oder Snacks aus »leeren« Kalorien abstoßend, wenn sie diese gewöhnlich nicht zu sich nehmen. Bist du aber süchtig nach kalorienreichem, nährstoffarmem Essen oder Trinken, so spiegelt dies genau die Unordnung der Zellen wider, die diese Produkte hervorrufen. Die Einhaltung der folgenden Richtlinien gesunder Ernährung und eine pflanzenbasierte Kost sind das Update, das deine Zellen aus der Unordnung heraus und zu zellulärer Intelligenz führt.

Die Prinzipien gesunder Ernährung (PgE)

Die PgE sind Grundregeln für unsere Ernährung und die Feinabstimmung der Zunge und lassen uns »auf unseren Bauch hören«. Sie lesen sich wie ein Regelwerk. Manches darin wird dir für den Moment zu anspruchsvoll erscheinen, doch ruf dir dein Was und dein Warum auf dem Weg zu einem gesunden Körper in Erinnerung (s. »Ein Crash-Kurs in Gewohnheitsevolution«, Seite 29).

Lies unten die PgE und markiere zwei davon, an denen du arbeiten willst. Falls du unter Verdauungs- oder Ausscheidungsproblemen, Schlaflosigkeit oder Stress leidest, ermittle stattdessen die Regeln, gegen die du am häufigsten verstößt. Mach diese zu deinen neuen Gewohnheiten.

- Iss nur zwei oder drei Mal am Tag, wenn du hungrig bist (und nicht gelangweilt, müde, durstig oder aufgebracht).
- Nimm zwischen den Mahlzeiten nur Wasser (ohne Eis) zu dir und lass deine Verdauung ruhen.
- Lebe von frischer Nahrung. Bereite dein Essen täglich frisch zu. Ernähre dich weder von übriggebliebenem, eingefrorenem, eingekochtem Essen noch von eingekauften Fertiggerichten. Spüre das Prana im Frischen.
- Halte in Dankbarkeit und Empfänglichkeit für dein Essen inne und für alle, die für seine Reise zu deinem Körper gesorgt haben.
- Iss nicht, wenn du emotional abgelenkt bist, betreibe kein Multitasking.
- Genieße dein Essen. Schmecke den Geschmack.
- Entspanne nach dem Essen. Ruhe nach einer umfangreichen Mahlzeit für fünf oder fünfzehn Minuten und mach dann, wenn möglich, einen kleinen Spaziergang.
- Greife zu nährstoffreichen Lebensmitteln.
- Entschleunige, damit das Mittagessen befriedigend ist.
- Iss abends leicht, räume Zeit zur Verdauung vor dem Zubettgehen ein.
- Lass dreizehn Stunden zwischen Abendessen und dem »Fastenbrechen« am Morgen vergehen.
- Halte es wie Goldlöckchen: Finde heraus, welche Menge Essen genau richtig ist, damit du weder deinen Magen dehnen noch zu häufig essen musst.
- Iss nur bei Tageslicht.
- Integriere die sechs Geschmacksrichtungen, die auf den Seiten 151–153 erläutert werden.
- Kombiniere Lebensmittel nach ayurvedischen Regeln (s. Seite 156 f.).
- Finde heraus, welche Kost für deine ayurvedische Konstitution und Lebensphase am besten geeignet ist.
- Iss von deinem dich umgebenden Ökosystem: Saisonales, lokales Essen bindet dich in Pflege und Erhalt deiner nächsten Umgebung ein.

Als Regelbrecherin habe ich selbst schon alle dieser Regeln zur gesünderen Ernährung gebrochen, die meisten zu der Zeit, als ich das erste Mal auf Ayurveda gestoßen bin. Im Laufe der letzten siebzehn Jahre habe ich jede PgE ausprobiert und festgestellt, dass sich meine Gesundheit insgesamt mit jeder einzelnen Regel verbessern ließ. Nicht Perfektion ist das Ziel – eine perfekte Verdauung ist es. Hör auf, deinem Körper Nährstoffe zu verweigern, lege zwischen den Tagesphasen Pausen ein und du bist schon auf einem guten Weg.

Lass uns die PgE nun auf Hunters Fall anwenden. Er musste zunächst lernen, seine Zunge zu lesen und frischer zu essen. Ich lehrte ihn die Verwendung von Zungenschaber (ein kleines hufeisenförmiges Metallinstrument, mit dem man den morgendlichen Belag von der Zunge schaben kann) und Zungenkarte (sie hilft zu entziffern, was auf der Zunge über den gesundheitlichen Status von Verdauung und Organen zu lesen ist. Eine Zungenkarte zum Ausdrucken findest du im *Body-Thrive-Workbook*.) Weil Hunter offenbar gern auf Vorrat kochte, brachte ich ihm bei, milchsauer Eingelegtes portionsweise anzusetzen. Er experimentierte mit der Fermentierung verschiedener Pflanzen und Gewürze. Fermentierte Lebensmittel strotzen vor Enzymen und regen Agni an. Ich bat ihn, statt nur einmal in der Woche wenigstens alle drei Tage frisches Essen zuzubereiten, das er, da waren wir uns einig, mehr genießen würde. Das war unser Anfang.

Mit den Änderungen, die Hunter vornahm, loderte sein Agni auf und Ama flaute ab. Der Belag auf seiner Zunge wurde dünner. Kaum hatte er seine Verdauungsenergie in Form gebracht, fühlte er sich besser, dynamischer. Seine Verdauung wurde besser, aber noch nicht gut. Beim nächsten Termin guckten wir uns an, was sonst noch im Argen lag. Hunter aß gern Eis zum Nachtisch und Getreideflocken mit Milch am Morgen. Ich bat ihn, sein Frühstück auf eine warme Körnergrütze mit Mandel- oder Reismilch umzustellen und die Eiscreme möglichst häufig durch Ingwerkekse zu ersetzen. Und natürlich riet ich ihm, abends früher zu essen, das Dessert unmittelbar folgen zu lassen, dann die Küche für geschlossen zu erklären und seine Zähne zu putzen.

Mit diesen zusätzlichen Änderungen entdeckte Hunter, wie groß seine Kontrolle über sein Befinden tatsächlich war. Wenn er einmal weich wurde und statt Ingwergebäck doch Eiscreme aß, fühlte sein Magen sich mies. Als er beschloss, Milchprodukte gänzlich aus seiner Kost zu streichen, verschwand sein Ama spurlos. Damit war für Hunter die Ära von Blähungen und Magenkrämpfen vorüber. Seit fünfzehn Jahren hatte er nicht über so viel Energie verfügt.

Falls du Probleme mit Verdauung, Resorption oder Entleerung hast, solltest du den PgE eine höhere Priorität einräumen als der Weiterentwicklung anderer Gewohnheiten. Energie und Zeit, die du an dieser Stelle einsetzt, werden dich für den Rest deines Lebens stärken. Verdauung, Resorption und Entleerung sollten reibungslos und angenehm sein. Das ist unser Ziel. Diese Richtlinien werden dir helfen, es zu erreichen.

Prinzipien gesunder Ernährung unter der Lupe

Die folgenden drei PgEs verdienen genauere Betrachtung:

1. **Iss nur bei Tageslicht.** Unsere Verdauung hat sich während der tagaktiven Ära des Menschen vor der allgemeinen Elektrifizierung entwickelt. Wir freuten uns, unser Essen sehen zu können, was nur durch das Sonnenlicht möglich war, und wir bereiteten es

während des Tages zu, um keine Raubtiere anzulocken. Das Ergebnis ist, dass die Artillerie der menschlichen Verdauung, die Galle, zu Hochform aufläuft, wenn die Sonne hoch am Himmel steht. Iss also nicht nachts und lass nach deiner letzten Mahlzeit drei Stunden vergehen, bevor du dich schlafen legst. Falls du nachts isst, gehe zu Schritt 1 zurück: Iss abends früher und leichter. Falls du in der Arktis überwinterst, stelle sicher, dass deine Hauptmahlzeit bei Tageslicht stattfindet.

2. **Halte es wie Goldlöckchen.** Diese Regel soll bewirken, dass du deinen leeren Magen mit einem Drittel Essen, einem Drittel Wasser und einem Drittel freiem Raum zur Verdauung füllst. Gib Agni Platz zum Anschüren und Auflodern. Das bedeutet: Futtere dich nicht voll, stopfe nicht. Machst du das doch, beraubst du dich der Energie für heute und morgen. Machst du das immer wieder für einige Wochen, wird sich dein Magen ausdehnen, dein Sättigungsgefühl mehr Essen verlangen und du landest in einer Endlosschleife der Magenvergrößerung.

   Beende diesen Wahnsinn. Iss weniger. Benutze kleinere Teller. Lass ein paar Bissen auf deinem Teller liegen. Tu, was immer dir hilft, Agni zum Anschüren und Auflodern zu bringen. Lass deinem Herzen und deiner Seele Raum, nach dem Essen noch tanzen zu können. Finde andere Quellen der Freude anstelle des Essens – ein flotter Marsch nach der Mahlzeit oder ein Mittagsschläfchen.

3. **Nimm zwischen den Mahlzeiten nur Wasser zu dir.** Weißt du, wie sich Hunger anfühlt? Einige von uns nehmen den ganzen Tag über nach Lust und Laune Nahrung zu sich. Ich verstehe das. Ich kenne das selbst. Ich hatte mir angewöhnt, kleine Stückchen Bitterschokolade zwischen den Mahlzeiten zu knabbern. Ebenfalls aus erster Hand weiß ich, dass Knabbereien zwischen den Mahlzeiten – anstelle von Wasser oder frischer Luft – eine ausgezeichnete Methode sind, sich Cellulite zuzulegen, Körperenergie zu verschwenden und einen zerstreuten Geist zu prägen.

Wenn du einen genaueren Blick auf dein impulsives Essverhalten wirfst, wirst du feststellen, dass es eine Angewohnheit ist. Hier sind Auslöser, Gewohnheiten und Belohnungen mächtig am Werk, wenn auch ungeplant. Wenn du das Muster hinter deinem Handeln erkennst – wie den Mann hinterm Vorhang –, kannst du deine eigene Täuschung aufdecken und bessere Auslöser, Gewohnheiten und Belohnungen an der richtigen Stelle platzieren.

Der Hunger-Sättigung-Zyklus ist wie der Atem. Du kannst keinen tiefen Atemzug nehmen, wenn du nicht bereit bist, gefüllt zu werden. Du bist nicht bereit, gefüllt zu werden, bis du geleert bist. Du kannst nicht geleert sein, wenn du immer wieder eine Kleinigkeit in die »Futterluke« steckst.

Wenn du wirklich hungrig auf eine Mahlzeit bist, arbeitet deine Zunge akkurater, deine Geschmacksknospen sind geschärft. Am Essen hat sich nichts verändert, sondern an deiner Bereitschaft: Deine Sinne sind für das Erlebnis des Gefülltwerdens geschärft, weil dein Magen-Darm-Trakt für eine Weile das Leersein genießen durfte.

Isst du, bevor du hungrig bist, wird es dir nicht so gut schmecken. Der Verdauungszyklus wird überlastet und gestaut, dabei entstehen Gase und Blähungen. Du füllst deinen Blutzucker zu schnell wieder auf, sodass dein Körper nicht in die Fettverbrennung umschalten kann. Während du Blutzucker abbaust, sind deine Gedanken und Gefühle nervös, chaotisch, intensiv und negativ. Während du aber Fett abbaust, sind deine Gedanken und Gefühle stabil, mild und positiv. Wie du denkst und dich fühlst, gestaltest du also selbst, je nachdem wie oft du isst.

Wir verwechseln Durst häufig mit Hunger. Die Konsequenzen von übermäßigem Essen wiegen schwerer als die von zu viel Wasser. Die Symptome von Dehydrierung (Gefühle von Energielosigkeit, Schwindel, übler Laune) sind denen von Hunger sehr ähnlich. Man schätzt, dass 80 Prozent unseres Verlangens nach Essen tatsächlich versteckter Durst sind. Vor der Entstehung der Landwirtschaft vor 10 000 Jahren grasten wir Menschen den ganzen Tag Blätter, Früchte und Stiele ab – größtenteils wegen des enthaltenen Wassers. Im Zweifel trinke also einfach Wasser.

Falls du wirklich hungrig bist, merkst du das etwa 20 Minuten später an der scharrenden Empfindung in deinem »Brotkorb«. Nur Essen kann wahren Hunger stillen. Durst schaltet sich nur ein, wenn du bereits teilweise dehydriert bist. Nochmals, im Zweifel wendest du die »Ja, und«-Regel an: »Ja, ich fühle Hunger, und ich trinke erst mal ein Glas Wasser und warte, um zu wissen, ob es wirklich Hunger ist.«

Veraltete Gelüste entwurzeln: Eine Detox-Einführung

Falls du nach Lebensmitteln verlangst, die sich gegen deinen Körper richten, liegt ein Verbindungsfehler vor: Geist und Zunge fehlt die Anbindung an die Bedürfnisse deiner Körpergewebe. »Dumme« Gelüste werden von Ama hervorgerufen. Ama ist ein übler Gaukler, der die Kontrolle über deine Empfindungen und Geschmacksknospen übernimmt, sodass du danach verlangst und magst, was noch mehr Ama erzeugt. Du bist in einem negativen Verstärkerkreislauf gefangen.

Entgiftung ist hier der einzige Ausweg. Im ayurvedischen Verständnis ist Entgiftung weniger ein Besen als vielmehr ein Feuer. Verschaffen wir Agni den Raum zu brennen; Luft, die Flammen anzufachen; Zündstoff, der die Funken sprühen lässt, so wird er die Rückstände in den Zellen verbrennen. Auf zellulärer Ebene wird Agni entfacht und verbrennt das dort vorliegende Ama oder drängt es zurück in den Kreislauf, der es durch Ausscheidungen, Menstruationsblut, Schweiß oder Nasensekret ausleitet.

Beginne deine Entgiftung damit, weniger Schaden anzurichten. Unsere Körper sind erstaunlich intelligent. Selbst minimale Kooperation macht sich schon bemerkbar. Noch bevor du eine »Verbotsliste« aufstellst, solltest du die »Ja, und«-Regel einsetzen: Ja zu grünen Säften. Ja zu Gemüsesuppen. Schon hast du weniger Platz für alles andere. Wenn du deine toxische Belastung noch heute auch nur um ein winziges Bisschen reduzierst, wird sich schon morgen weniger Abfall in deinem Tiefengewebe ablagern. Bald wirst du dich besser fühlen. Und neugierig darauf sein, wie sich so eine frisch geputzte Festplatte wohl anfühlt.

Natürlich gibt es auch den Ansatz, einer gründlichen, in die Tiefe gehenden Detox-Kur. Selbst mit einer kurzen, aber tiefgründigen Entgiftung – ein flinkes Eintauchen in das, was du tun *solltest* – kannst du dich dauerhaft in deiner neuen Norm einrichten. Beim Auftauchen aus einer Tiefen-Entgiftung wirst du klüger, leichter, klarer und aufrichtiger in Bezug darauf sein, was in dieser Phase deines Lebens für dich funktioniert oder nicht. Du setzt gleichzeitig deinen Geist, deine Geschmacksknospen, deine Routinen der Essenszubereitung und deine gewohnte Speisekarte auf die Grundeinstellung zurück.

Schließe die üblichen Verdächtigen aus: Alkohol, Schokolade, Kaffee, Zigaretten, Drogen und industriell verarbeitete Lebensmittel, für eine Weile außerdem Weizen, Fleisch, Mais und Zucker, um reinen Tisch zu machen und deinen Gaumen wieder auf die Höhe seiner Möglichkeiten zu bringen.

In der Detox-Welt darfst du wählen – schnell oder langsam, intensiv oder sanft, gegart oder roh, fest oder püriert, Säfte oder Suppen. Die Grundidee ist immer die gleiche: Während einer Entgiftung vereinfachst du, was du über deine fünf Sinne aufnimmst. Du klärst dich und ruhst. Wenn du wieder auftauchst, nähre und bewahre deinen noch jungen Zustand von Klarheit, Gleichmut und Reinheit.

Deine Detox-Kur muss machbar sein. Wie bei jeder Gewohnheitsänderung gilt: Du musst es wollen und du musst dich zur Durchführung in der Lage fühlen. Machbare Entgiftungen, also Resets deines Systems, sollten zweimal jährlich durchgeführt werden, falls physisches oder emotionales Ama vorliegt oder der Wunsch nach Fortschritt oder Einkehr. (Die Checkliste »Habe ich Ama?« im kostenfreien *Body-Thrive-Workbook* kann dir Anhaltspunkte liefern.)

Iss täglich die sechs Geschmacksrichtungen

Wie du Essen wahrnimmst, hängt von deinen fünf Sinnen ab. Das äußere Ökosystem wird zu deinem inneren, vermittelt durch deine fünf Sinne. Unter ihnen tritt besonders das Schmecken hervor, denn die Nahrung, aus der unser Körper sein Gewebe aufbaut, wird ihm durch Essen zugeführt. Rezeptoren in sechs Bereichen der Zunge nehmen die sechs Geschmacksrichtungen wahr. Für eine optimale Verdauung werden alle sechs gebraucht.

Wenn du nicht täglich alle sechs Geschmacksrichtungen aufnimmst, gerät dein Appetit aus dem Takt. Wenn deine Kost nichts Bitteres enthält, kann das die Ursache für ungezügelten Appetit auf Süßes sein, denn Gegensätze gleichen sich gegenseitig aus. Die einfachste Möglichkeit, alle sechs Geschmacksrichtungen in den Tag zu integrieren, bietet das Mittagessen.

Die sechs Geschmacksrichtungen sind süß, sauer, salzig, scharf, bitter und zusammenziehend. Jede von ihnen agiert in spezifischer Weise, um gesundes, funktionstüchtiges Gewebe aufzubauen. Das Körpergewebe wird im Ayurveda in sieben Typen eingeteilt: Plasma, Blut, Muskulatur, Fett, Knochen, Knochenmark und Befruchtungsflüssigkeiten. Eine gesunde Gewebebildung aller sieben Bereiche ist Voraussetzung für den Aufbau von Ojas – hohe trophische Qualität, Resilienz (Belastbarkeit) und immunologische Integrität. Deshalb benötigst du die sechs Geschmacksrichtungen zur Optimierung deiner Immunabwehr. Die sechs Geschmacksrichtungen bereichern die Kultur deines Systems.

Darüber hinaus werden deine Zellen einen Mangel an Binde- und Spannkraft aufweisen, solange du nichts Bitteres in dich aufnimmst, das das Gewebe verfeinert und strafft. Das führt uns die westliche Kost vor Augen, in der dunkle grüne Blätter fast vollständig fehlen und die so häufig zu Fettleibigkeit führt (eine Krankheit übermäßigen Aufbaus bei gleichzeitig mangelndem Abbau).

Wo die sechs Geschmacksrichtungen zu finden sind

Bitter   »Bitter ist besser«, habe ich Dr. Vasant Lad Dutzende Male sagen hören. Bitter ist der Geschmack von dunklem Blattgemüse. Sautiere oder dämpfe Spinat, Mangold, Grünkohl, Senf- oder Löwenzahnblätter leicht. Viele Blätter sind essbar und besitzen einzigartige Nährstoffkomplexe. Variiere die grünen Zutaten deiner Salate und füge sie deinen Smoothies zu.

Scharf   Scharf ist der würzige Kick, der schwerere Nährstoffe aufbricht, festsitzende Energie (auch Verstopfungen) befreit und die Zirkulation anregt. Erweitere dein Repertoire an scharfen Zutaten oder beginne einfach mit frisch gemahlenem Pfeffer und einer Tasse Ingwertee. Bestimmte grüne Blätter wie die von Senf oder Rucola sowie die Wurzeln von Rettich oder Daikon sind besonders kräftig und scharf im Geschmack.

Zusammenziehend   Ein zusammenziehender Geschmack unterstützt dein Gewebe beim Kräuseln und Verfestigen. Ein Spritzer frischer Zitronensaft oder Bohnen als Beilage sind genug, um die zuständigen Geschmacksknospen zu verwöhnen.

Sauer   Saurer Geschmack belebt dein Agni, hebt andere Aromen hervor und wirkt sich wasseranziehend auf dein Gewebe aus. Fermentierte Lebensmittel sind die beste Quelle für sauren Geschmack. Eine kleine Menge selbst gemachtes Sauerkraut, eine Tasse Miso-Suppe oder eine hausgemachte Joghurt-Sauce deckt deinen Bedarf.

Süß   Höchstwahrscheinlich hast du keinen Mangel an süßem Geschmack. Dazu gehört alles, was sehr nahrhaft schmeckt: Getreide, Fleisch, Brot, Nudeln, Wurzelgemüse, süße frische oder getrocknete Früchte und selbstverständlich alle natürlichen und synthetischen Süßungsmittel gehören in diese Kategorie. Beachte, dass Gemüse in Wurzel- und Blattgemüse unterteilt werden müssen. Wurzeln sind süß und vermehren das Körpergewicht; Blätter sind bitter und senken das Körpergewicht. Wenn es dich verstärkt nach Süßem verlangt, achte darauf, mehr Bitteres zu essen.

Salzig   Salz steigert den Appetit und unterstreicht die anderen Geschmacksrichtungen. Verwende Mineralsalze hoher Qualität oder Algensalz. Leidest du unter Völlegefühl oder Wassereinlagerungen, nimm jeden Tag etwas weniger Salz zu dir, um die zuständigen Geschmacksknospen wieder ins Gleichgewicht zu bringen.

Gehe diese Liste durch und ergänze dein umfänglicheres Mittagessen oder deine leichtere Abendmahlzeit um die bislang fehlenden Geschmacksrichtungen. Natürlich basieren auch die Geschmacksrichtungen auf Polarität und unterliegen dem Prinzip von Resonanz und Anziehung: »Gleiches verstärkt Gleiches«, doch Gegensätze reduzieren einander. Je mehr scharfe Saucen du zu dir nimmst, umso mehr davon willst du haben. Das Gleiche gilt für Salz und all die anderen Geschmacksrichtungen – forme deinen Körper, indem du sie nach der Aktivität auswählst, die du erreichen willst. Greife auch hier auf die Kaizen-Methode zurück, um Geschmacksrichtungen zu ergänzen, die deinen Gerichten fehlen. Füge deinem grünen Smoothie mit einer Zitronenscheibe Zusammenziehendes und Saures hinzu oder gib etwas Zimt in deinen Plätzchenteig für eine scharfe Nuance. Lies ein ayurvedisches Kochbuch (mein Favorit ist *Das Ayurveda-Kochbuch für jeden Tag – Köstlich und typgerecht essen nach den Jahreszeiten* von Kate O'Donnell) und entwickle dein Geschick bei der Optimierung der sechs Geschmacksrichtungen in deinen Mahlzeiten weiter, damit dein Körper bekommt, was er braucht.

Mit etwas Übung wird dein Gaumen nicht mehr zulassen, dass du einen Geschmack übergehst, und indem er immer klüger wird, wirst du deinen Geschmackssinn immer seltener auf unbefriedigende Weise verwenden. So wendest du Krankheitsursache Nr. 2 ab. Außerdem wirst du nun Geschmäcke attraktiver finden, die saisonal bedingt dominieren, und saisonalen Unausgewogenheiten vorbeugen, die zur Krankheitsursache Nr. 3 (gegen den Rhythmus der kosmischen Uhr leben) beitragen können.

Meine persönliche Not mit den PgEs

Bis in meine Teenagerzeit hatte ich, unabhängig von der Jahreszeit, immer eine verstopfte Nase. Mein Vater nannte mich scherzhaft »Nebelhorn«. Regelmäßig kam ich in der Schule in Schwierigkeiten, weil mir die Taschentücher ausgegangen waren. Mein Arzt erklärte Allergien zur Ursache.

Aus ayurvedischer Perspektive war der Grund Ama, häufig der wesentliche Faktor bei Allergien und anderen immunologischen Störungen, die Reaktionen auf unser Ökosystem darstellen. Ich bin mit späten Abendessen aufgewachsen, vielfach inklusive Eiscreme als Dessert, was einer Verletzung des Inbegriffs ayurvedischer Gewohnheiten gleichkommt.

Als junge Erwachsene machte ich während des Ayurveda-Studiums ein Experiment, um herauszufinden, ob meine Entscheidungen oder das Ökosystem Auslöser meiner Allergien waren. Ich führte ein 7-Tage-Detox mit ayurvedischem Khichari (was Mischung aus Samen bedeutet: ein Eintopf aus Reis und Mungbohnen) und den Standard-Anwendungen ayurvedischer Reinigung (*panchakarma*) durch, die sich zu Hause praktizieren lassen. So wandte ich *nasya* an, eine ayurvedische Detox-Therapie, bei der warmes Kräuteröl in die Nase gezogen wird, dessen Rezeptur sich nach den speziellen Unausgewogenheiten des Anwenders richtet. Der Schleim floss zwei Wochen lang in Strömen aus meiner Nase. Nach diesem Ausbruch war er verschwunden. Vollständig. In vierzehn Tagen. Seitdem brauchte ich weder Medikamente noch Taschentücher.

Meine erste Detox-Kur war eine Herausforderung, aber noch vergleichsweise einfach. Schwerer war es anschließend, auf Eiscreme zu verzichten. Zu diesem Zeitpunkt wurde Asatmendriyartha samyoga – die Missachtung der Sinne – wirklich ein Thema für mich. Im Zusammenhang mit jeder Transformation steht ein Aufwand, ein *tapas*. Erfordert dieses Tapas zu viel Disziplin auf einmal, wird man scheitern. Ich scheiterte. Peinlich genug, zugeben zu müssen, dass ich kurz nach meiner Detox-Transformation bereits wieder einen halben Liter Ben & Jerry's Eiscreme verputzt habe. Meine kognitive Reife war der emotionalen weit voraus. Und der Schleim kam zurück.

Eine ungesunde Gewohnheit auszuradieren ist härter, als eine gesunde aufzubauen. Ich hätte mich an »Ja, und« halten und einen Löffel Honig und eine Tasse Ingwertee nach dem Abendessen zu mir nehmen können, und hätte meine Lust auf Eiscreme noch angehalten, hätte ich sie mit weniger davon auch stillen können. Lenke deinen Fokus vom Ausreißen einer ungesunden Gewohnheit hin zur Förderung einer gesünderen.

Jahre später bin ich aus dem Eiscreme-Schleim-Muster ausgebrochen. Ich gewöhnte mir an, alle sechs Monate zu entgiften. Während ich mich von Ama befreite, entfaltete meine Zunge ihre Intelligenz und verlangte nach Nahrung statt Füllstoffen. Langsam, aber sicher reifte mein Gaumen.

Betrachte deine eigenen Samskaras in Relation zur Zeit und daraufhin, wie tief die schädlichen Wurzeln dieser Muster greifen. So kannst du in Zusammenarbeit mit dir selbst einen kooperativen Weg zu ihrer Auflösung finden. Sei aufrichtig hinsichtlich dessen, was du tun solltest und was du jetzt direkt tun kannst. Etabliere eine kleine, machbare Gewohnheit. So vermeidest du, dich aufgrund deines Mangels an Integrität selbst zu bestrafen, wenn deine Willenskraft nicht ausreicht.

Einschränkende Glaubenssätze und die Prinzipien gesunder Ernährung

In diesem Abschnitt zeige ich dir ein Instrument, mit dem sich Unterströmungen der Selbst-Sabotage aufdecken lassen. Ich wünschte, ich hätte es damals gekannt, in meiner Eiscreme-Schleim-Zeit. Jetzt teile ich es mit dir:

In der linken Spalte einer Tabelle notierst du alle Glaubenssätze, von denen du weißt, dass sie dich auf lange Sicht nicht ans Ziel bringen. Zum Beispiel: »Ich bin ein emotionaler Esser.« Halte inne. Reflektiere. Bringe die höhere, aktuellere Version der Wahrheit ans Licht. Dies ist deine tiefe Wahrheit. Im angeführten Beispiel könnte sie lauten: »Ich habe Phasen, in denen ich emotional esse.« Anhand der Beispiele in der folgenden Tabelle kannst du ablesen, wie sich ein bestehendes ungesundes Verlangen nutzen lässt, um die dahinter verborgenen Annahmen aus ihrem Versteck zu locken.

Limitierender Glaubenssatz	Höhere Wahrheit
Ich habe keine Zeit für Sport.	Ich könnte nach dem Abendessen fünf Minuten spazieren gehen.
Eiscreme ist so befriedigend.	Eiscreme ist nicht mehr so befriedigend, wie es einmal war.
Essen ist eine gute Belohnung.	Ich kann mir bessere Belohnungen vorstellen, die meinen Körper nicht sabotieren.

Ich habe keine Zeit für gesunde Ernährung.	Ich muss lernen, wie ich gesundes Essen zubereite. Ich sollte einen Coach um Hilfe bitten.
Ein Glas Wein am Abend tut mir gut.	Aus einem Glas werden schnell zwei. Ich schlafe häufig schlecht. Morgens bin ich immer noch angeschlagen.

Glaubenssätze, die dich in deiner Entwicklung einschränken, und die zugehörigen höheren Wahrheiten werden dir erst bewusst, wenn du ihnen auf diese Weise nachgehst. Nimm dir die Zeit, zu reflektieren und aufzuschreiben, welche Wahrheiten inzwischen eher zutreffen – das muss man auf dem Papier sehen. Fülle das Arbeitsblatt »Einschränkende Überzeugungen/Höhere Wahrheiten« im *Body-Thrive-Workbook* auf bodythrive.com/workbook aus. Du wirst die tiefere, aktuellere Version der Wahrheit entdecken. Du wirst überrascht sein, was dir dabei begegnet, und dein Handeln in Einklang mit deinen wahren Überzeugungen bringen.

Der Anti-Trend in der Ernährung

Als ich von den PgEs zuerst hörte, entsprachen die meisten nicht meinen damaligen Gewohnheiten. In der Mittagspause ging ich joggen und aß anschließend einen leichten Salat am Arbeitsplatz. Ich aß zwischendurch. Ich wusste nichts von den sechs Geschmacksrichtungen, nichts von Mahlzeiten, die den Magen zu einem Drittel mit Essen und zu einem Drittel mit Wasser füllen und dabei ein Drittel Raum für die Verdauung lassen. Ich ahnte nicht, dass meine Essgewohnheiten Allergien, Gewichtszunahme, ein gestörtes Körperschema und Akne hervorriefen. Nun, nach fünfzehn Jahren, gehören diese Prinzipien zu meiner Grundausstattung. Zwar hatte ich mich gegen jedes einzelne aufgelehnt, aber nun kam ich langsam in Schwung.

Aus Sicht der allopathischen Ernährungslehre sind die PgEs durchaus diskutabel. Dein Arzt empfiehlt dir zum Abnehmen möglicherweise sechs kleine Mahlzeiten am Tag. Nach dem Ayurveda solltest du dagegen zwischen den Mahlzeiten die Verdauung vollständig abschließen und ruhen lassen, um ein Maximum an körperlicher und geistiger Agilität zu erreichen.

Ayurvedische Kost ist eine Anti-Trend-Diät, die Jahrtausende im Schatten verbracht hat. In seiner einfachsten Form ist Ayurveda Volksmedizin: Großmutters Küchenweisheiten.

Meine französische Großmutter saugte gerne das Knochenmark aus den Lammkoteletts. Sie schnappte sich die Knochen, die ich verschmähte, und nannte sie das Beste am Kotelett. Aus ayurvedischer Sicht hatte sie recht. Knochenmark ist das komplexeste, nährstoffreichste Gewebe eines Koteletts. Das wenige, was ich über Innereien als Lebensmittel weiß, lehrte mich meine polnische Großmutter, zum Beispiel ein Rezept für gehackte Hähnchenleber. Inzwischen weiß ich, dass Leber zu den zehn Lebensmitteln mit der höchsten Nährstoffdichte dieses Planeten zählt.

Ayurveda entstammt einer Kultur von Lacto-Vegetariern. Das schließt Geflügelleber aus. Große Mengen von Ghee ersetzen das Knochenmark. Passe die ayurvedischen Lehren an deine Herkunft und dein Ökosystem an. Im Kapitel »Küchen-Sadhana« (ab Seite 187) findest du einige Vorschläge, mit denen du die von deinen Vorfahren geprägten Geschmacksknospen entdecken kannst.

Im Ayurveda ist man deshalb so fasziniert vom Thema Verdauung, weil in den meisten Fällen eine unausgewogene Verdauung die Wurzel eines Körper-Geist-Ungleichgewichts ist. Ist dir schon einmal aufgefallen, dass dein Magen nicht mit der Nahrung zurechtkommt, die du in aufgebrachter Stimmung zu dir genommen hast? Du verbindest, was du isst, mit den Empfindungen beim Essen.

Die ayurvedische Diagnostik betrachtet die individuelle Konstitution und die Beschaffenheit des Ungleichgewichts einer Person. Wir untersuchen den Agni-Typus. »Hangriness« (die Eigenschaft, bei Hunger Ärger zu empfinden) weist auf scharfes Agni hin. Mahlzeiten auszulassen, in beliebig wechselndem Takt zu essen, zeigt sporadischen Agni an, Darmträgheit langsamen Agni. Vollkommene Beschwerdefreiheit, gepaart mit einer freundlichen Grundhaltung, ist das Zeichen für *sama agni*. Die PgEs bringen jeden Typus zu einer ausgeglichenen Verdauung und einer freundlichen Grundhaltung.

Falls du Verdauungsprobleme hast, ist eine Ernährung entsprechend deiner Konstitution von höchster Priorität für dich. Mach dafür den Konstitutionstest auf bodythrive.com/workbook.

Kombiniere deine Nahrungsmittel klug

Du solltest deine Ernährung auf deine Konstitution und deinen Verdauungstyp abstimmen. Im Allgemeinen gilt: Neigst du zu sporadischen Mahlzeiten, solltest du nach einem Zeitplan essen. Neigst du beim Essen zu Völlegefühl, solltest du zu Eintopfgerichten wechseln. Wähle warme, gut gewürzte Suppen und verwende hochwertige Fette. Neigst du bei Hunger zu Ärger, solltest du dich an einen Zeitplan halten, Zwischenmahlzeiten weglassen und mehr Proteine und etwas Fett zu jeder Mahlzeit einnehmen. Eine solche Diät führt gewöhnlich innerhalb von zehn Tagen zu einer Stabilisierung des Blutzuckers. Ist deine Verdauung träge, solltest du nur zweimal am Tag essen, gegen 10 und 16 Uhr, und deine Gerichte besser würzen.

Was du isst, verbindet sich im Topf, auf dem Teller und schließlich in deinem Magen. Die Kombination bestimmter Lebensmittel verbessert die Verdauung, andere legen ihr Steine in den Weg. Das physische Erleben der Vorgänge in deinem Magen-Darm-Trakt hat direkte Auswirkung auf dein mental-emotionales Erleben, während die Nahrung sich in dich hinein und durch dich hindurch bewegt. Wie Manchem schon geraten wurde: Vermähle dich klug.

Hier folgen die wichtigsten ayurvedischen Regeln für Kombinationen von Nahrungsmitteln. Je empfindlicher dein Verdauungstrakt, umso weniger solltest du diese Regeln brechen.

✤ Frische Früchte sollten gar nicht oder nur mit Blättern kombiniert werden, andernfalls lassen sie andere Nahrungsmittel im Darm vergären und rufen Blähungen hervor. Wenn du frisches Obst magst, iss es dreißig Minuten vor einer Mahlzeit. Obst im Müsli mit Joghurt reicht schon aus, dass sich der Darm den ganzen Tag lang daran abarbeitet. Ein grüner Smoothie aus nichts anderem als Obst und Blattgemüse ist leicht verdaulich, doch fügst du Nussmilch oder Proteinpulver hinzu, na dann – viel Glück.

- ❋ Keine Milch zu den Mahlzeiten. Milch ist schwer und schwer verdaulich. Sie wird am besten angewärmt und lediglich gewürzt getrunken, ohne andere Komponenten. Mit einer geringen Menge zu Porridge oder Reisbrei kommst du vielleicht zurecht.
- ❋ Joghurt passt nur zu Gemüse und Körnern.
- ❋ Eier passen nur zu stärkearmen Gemüsen und Körnern.
- ❋ Bohnen passen nur zu Körnern, Blatt- und Wurzelgemüse, zu anderen Bohnen, zu Nüssen und Samen – nicht zu Eiern, Käse oder Fleisch.

Denke daran: Je mehr Energie du zur Verfügung haben willst, umso wichtiger ist es, die Arbeitsbelastung deines Darms gering zu halten. Falls du Verdauungsprobleme hast und bemerkst, dass du die Kombinationsregeln für Lebensmittel brichst, übe Achtsamkeit. Isst du Joghurt zum Müsli, beobachte, ob dies Völlegefühl oder Blähungen auslöst. Beginne immer mit Achtsamkeit, erkenne Ursache und Wirkung, und plan dann vorausschauend, was du zukünftig stattdessen essen willst. Besorge dir ein ayurvedisches Kochbuch – mit diesen Rezepten wirst du dein Essen richtig kombinieren.

TIPPS FÜR EINE GESÜNDERE ERNÄHRUNG

- ❋ Benutze die Arbeitsblätter im *Body-Thrive-Workbook*.
- ❋ Setze ein PgE zur Zeit um. Beginne ganz einfach mit diesem: Genieße dein Essen, schmecke es wirklich. Die PgEs vernetzen sich. Bald wirst du sie anderem Essverhalten vorziehen.
- ❋ Verstößt du gegen eine der Regeln, beobachte die Wirkung. Verfolge deine Symptome zurück bis zum ursächlichen Verstoß. Sei ehrlich, denn das Karma lügt nicht.
- ❋ Wenn du von Snacks nicht lassen kannst, überbrücke die Pausen zwischen den Mahlzeiten mit kurzen Trainingseinheiten, Wassertrinken und Tiefenatmung. Bald wirst du die mentale Klarheit und die emotionale Ausgeglichenheit zu schätzen wissen.
- ❋ Falls du Ama hast, führe eine Detox-Kur durch. Mein Programm auf yogidetox.com geht immer im April und Oktober live online. Schließe dich uns an – wir rocken Detox!
- ❋ Neigst du zu übermäßigem Essen, trinke zwanzig Minuten vor der Mahlzeit einen halben Liter Wasser.
- ❋ Nutze das »Einschränkende Überzeugungen/Höhere Wahrheiten«-Arbeitsblatt im *Body-Thrive-Workbook* zur Reflexion.
- ❋ Informiere dich über die sechs Geschmacksrichtungen in der ayurvedischen Essenszubereitung. Falls du es schaffst alle in deiner Kost unterzubringen, lerne dies aus einem ayurvedischen Kochbuch.

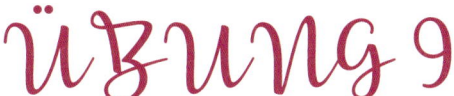

ÜBUNG 9

BEI SINNEN BLEIBEN

WAS ES BRINGT

Erlerne die Grundlagen, mit denen du deine Sinne stärkst, um sie ein Leben lang zu erhalten: Für jedes Sinnesorgan gibt es spezifische Anwendungen und Pflegepraktiken der Selbstfürsorge. Erkenne deine Schwächen und wende diese Therapien an.

WARUM MAN ES TUN SOLLTE

Wir alle wollen auch im Alter noch gut hören, sehen, riechen und schmecken können. Lass nicht zu, dass deine Sinnesorgane vorzeitig geschwächt werden.

WIE MAN BEGINNT

Wähle aus den Vorschlägen in diesem Kapitel eine Sinnesorgan-Pflege aus. Plane die Zeit dafür ein. Integriere das gewählte Ritual schließlich in deine tägliche Routine. Beginne mit etwas Einfachem, etwa dem Schaben der Zunge oder dem Einölen deiner Nasenlöcher. Die meisten dieser vorbeugenden Rituale brauchen täglich nur wenige Sekunden, zahlen sich aber tagtäglich bis ins hohe Alter aus.

Nimm dir einen Moment Zeit und denke darüber nach, was deine Sinne für dich tun. Stell dir ein Leben ohne Sehkraft vor. Ohne Gehör. Ohne Tastsinn. Ohne Geschmackssinn. Ohne Geruchssinn. Deine Sinne sind die Pforte zu deiner Wahrnehmung. Was du wahrnimmst, erlebst du.

Niemand will seine Sinne verlieren. Das Gehör kann nachlassen. Die Augen können ihre Schärfe verlieren und hinter Brillenglas enden. Haut wird runzlig und rau. Auch Geschmacks- und Geruchssinn können Schärfe einbüßen. Wenn all dies eintritt, wird die Welt, die du wahrnimmst, kleiner. Und auch wenn die Technologie sich ständig verbessert, wird dir jeder Träger selbst des modernsten Hörgerätes versichern, dass es nicht das Wahre ist. Dieses Kapitel ist ein Crash-Kurs in Sinnesoptimierung für gegenwärtige und lang anhaltende Sinnesschärfe.

Gewohnheiten der Sinnesorgane eignen sich nicht notwendigerweise als Schlusssteine oder Schlüsselgewohnheiten, die andere Gewohnheiten verankern oder auslösen. Dafür sind sie simpel und schnell und erfordern nur wenig Disziplin oder Motivation. Kombiniere sie mit Gewohnheiten, die du bereits zum Zubettgehen, Aufwachen oder zu Mahlzeiten eingeführt hast.

Ein Beispiel: Gewichtszunahme und Sehschwäche

Durch meine Arbeit mit meiner Klientin Cicely konnte ich beobachten, wie die Ernährung ihr Sehvermögen beeinträchtigte. Als ich sie kennenlernte, hatte sie gerade ihre Prüfung als Yoga-Lehrerin abgelegt, war dreißig Jahre jung und hatte über zwanzig Kilo Übergewicht. Das hatte sie sich während der High-School zugelegt; der Vater war ausgezogen, die Mutter hatte angefangen zu arbeiten. Vierzehn Jahre Last mit diesem zusätzlichen Gewicht – und immer stärkeren Brillengläsern – bewogen Cicely, sich für eine Veränderung zu entscheiden.

Sie schloss sich der Yogi-Detox-Gruppe an und schon begannen die Pfunde zu purzeln. Sie nahm am Living-Ayurveda-Kurs teil, um von einer Umgebung gesunder, hilfsbereiter Menschen und fortlaufender Unterweisung zu profitieren. Mit dieser Unterstützung schmolz das Fett weiter.

Cicely hoffte, der Gewichtsverlust würde ihre Gesundheit insgesamt verbessern. Doch nach einiger Zeit konnte sie mit ihrer Brille nicht mehr gut sehen. Enttäuscht ging sie zum Augenarzt. In der Praxis des Augenarztes stellte sie schockiert fest, dass ihre Brille nicht funktionierte, weil sich ihre Augen verbessert hatten.

Während die Regeneration ihres Sehsinns im darauffolgenden Jahr rapide voranschritt, arbeitete sich Cicely nach und nach durch ihre alten Sehstärken zurück. Ihre ungesunden Ernährungsgewohnheiten hatten ihre Augen beeinträchtigt. Als Cicely überschlug, was sie die Brillengläser während eines Jahrzehnts stetiger Gewichtszunahme gekostet hatten, wurde ihr bewusst, welche Summen ihr neuer Lebensstil einsparen würde.

Die Verschleißrate deines Körpers liegt in deinen eigenen Händen. Wie schnell deine Sinnesorgane altern, ist abhängig davon, wie du sie benutzt und wovon du sie beeinflussen lässt, was wiederum Einfluss darauf hat, was du denkst und fühlst. Nutze deine Gewohnheiten, um deine Sinne zu wecken.

Schütze deine Sinne

Unsere Sinne sind die Pforte zum Erleben der Welt. Wenn du von einem Erlebnis berichtest, analysiere einmal deine Worte, um herauszufinden, auf welche Sinne du dich am meisten stützt. Zum Beispiel: »Gestern habe ich eine Mountainbike-Tour durch den Wald gemacht. Vögel haben gesungen, wilde Blumen wuchsen mir fast über den Kopf und die Wiesen waren schwer von diesem frischen, saftigen Duft.«

Du solltest deine Sinne schützen, um die Welt auch im Alter genau, vollständig und voller Freude wahrnehmen zu können. Andernfalls sammelt sich Schmutz auf der Windschutzscheibe deiner Wahrnehmung. Denn nur mit klarem Geist und klaren Sinnen bleibst du in Kontakt mit der Realität und in Verbindung mit deiner Gemeinschaft.

Spezielle Übungen verlängern die Lebensspanne deiner Sinne. Für jedes Sinnesorgan gibt es einige Anwendungen, die – wenn sie täglich stattfinden – aktuelle Schäden beheben und späteren Problemen vorbeugen können. Bestimme, während du dieses Kapitel durchliest, welche Anwendungen dir am meisten nützen werden und sich am leichtesten neben anderen Gewohnheiten etablieren lassen.

Drucke dir die Tipps und Tabellen zu Sinnesorganen aus dem *Body-Thrive-Workbook* (bodythrive.com/workbook) aus und hefte sie dort an die Wand, wo du sie brauchst. Klebe beispielsweise die Zungenkarte auf Augenhöhe an den Badezimmerspiegel. Klebe die Augenübung in die Nähe deines Computers oder benutze sie als Lesezeichen, wenn du viel liest.

Die Zunge schaben, nicht bürsten

Du weißt bereits, dass deine Zunge dafür zuständig ist, was du schluckst oder ausspuckst. Zur Optimierung deines Geschmackssinns benötigst du für den Anfang zwei Dinge:

- ✳ Einen Zungenschaber aus Edelstahl (den du online bestellen kannst). Ein Löffel reicht für den Anfang aus, kommt aber nicht an einen Zungenschaber heran, der nur rund vier Euro kostet und ein Leben lang hält.
- ✳ Eine Zungenkarte (Seite 162).

Ziehe den Schaber sieben bis vierzehn Mal von hinten nach vorne über deine Zunge – das ist das Erste, was du am Morgen tust, noch bevor du deinen Viertelliter Wasser trinkst. Anschließend betrachte, was sich auf der Kante des Schabers angesammelt hat: Ist es hell und klar? Falls ja, gut. Ist es dick, grob und weiß? Falls ja, nicht so gut. Das ist Ama. Wenn du Ama auf deinem Zungenschaber findest, lies auf der Zungenkarte ab, wo genau in deinem Magen-Darm-Trakt sich das Ama angesammelt hat. Im Magen? Im Dünndarm? Im Dickdarm? Mach Jagd auf Ama.

Nach dem Schaben betrachte deine Zunge. Ist sie gesund rosa? Fleckig? Weiß? Blass? Schleimig? Trocken? Entzündet? Sind entlang der Kante Bögen erkennbar? Risse? Lies deine Zunge anhand der Zungenkarte auf Seite 162. Lies auch die Zungen von Freunden, um Unterschiede und Anzeichen von Unausgewogenheit zu erkennen. Das bringt Spaß. Deine Zunge spiegelt deine Verdauung wider, den Zustand deines Nervensystems und deiner Organe. Deine Zunge ist das Hologramm deines Systems.

Sobald du Selbstdiagnose und Schaben deiner Zunge vorgenommen hast, nimm dir einen Moment der Reflexion. Erinnere dich: Als Botschafterin des Körpers signalisiert dir die Zunge den aktuellen Bedarf. Hat sie laut Zungenkarte Symptome gezeigt? Was kannst du heute anders machen, um besser für dich zu sorgen? Falls du einen dicken weißen Zungenbelag hast, schabe sanft alles ab, was sich leicht lösen lässt, und trinke sofort danach und verteilt über den Tag Ingwertee. Iss leichte, warme und würzige Speisen wie Linsensuppe. Der weiße Belag weist auf übermäßigen Schleim in deinem Magen hin. Falls du jetzt etwa einen Bagel mit Frischkäse essen willst, könnte das ausreichen, deinen Körper zu überfordern und einer Erkältung oder Grippe Tür und Tor zu öffnen. Da du den dicken weißen Belag morgens feststellst, kannst du während des Tages gesunde Entscheidungen fällen, um deine Verdauung zu harmonisieren und Erkrankungen vorzubeugen.

Beobachte, wie dein Appetit und dein Geschmackssinn mit der Gesundung deiner Zunge immer klüger werden. Raffinierter Zucker hinterlässt nun einen bitteren, leblosen Nachgeschmack und ein klebriges Gefühl im Mund. Wildkräuter werden kräftig, lebendig und einfach toll schmecken, dein Mund wird sich nach ihrem Genuss sauber anfühlen. Essen, das deine Zunge nicht mit einem »Aber hallo!« antworten lässt, wirst du gar nicht mehr schlucken wollen.

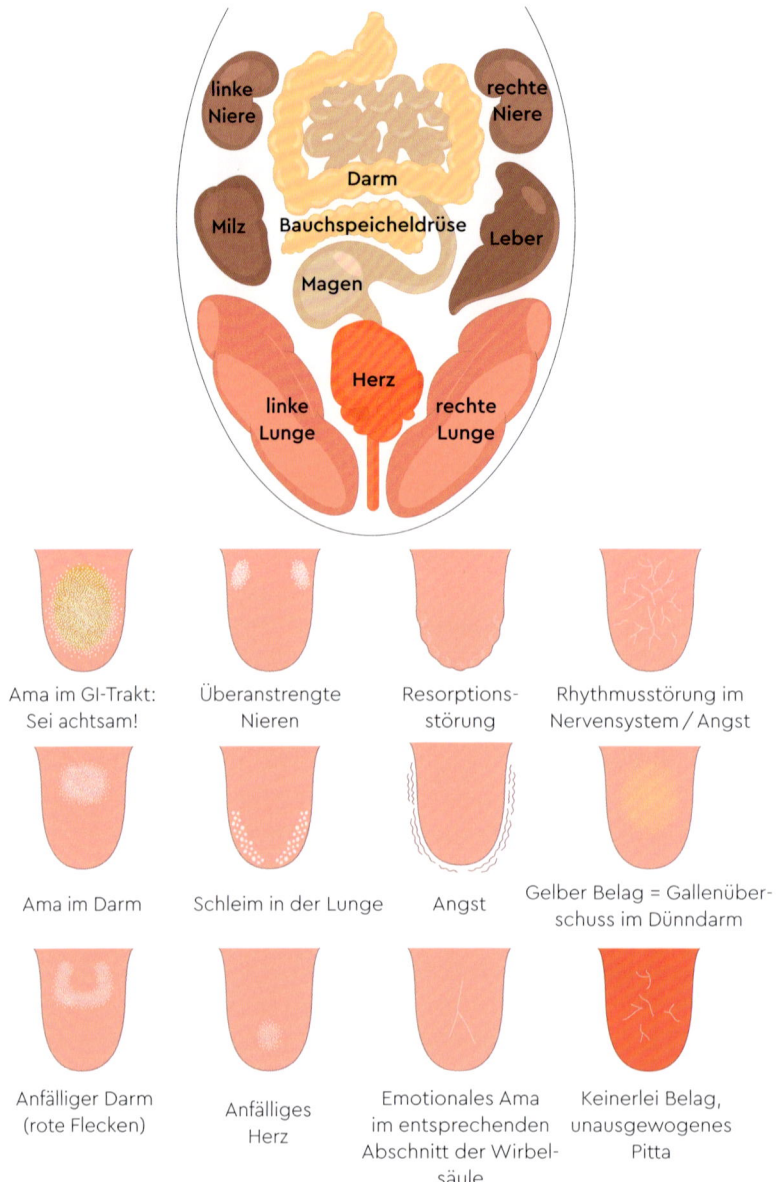

Ayurvedische Zungenkarte

Drucke dieses Blatt aus dem Body-Thrive-Workbook aus, befestige es an deinem Badezimmerspiegel und studiere deine Zunge. Ist sie gesund und rosa? Oder zeigen sich Flecken, Risse, Pickel, unterschiedliche Färbungen? Wenn du deine Zunge besser kennenlernst, wirst du auch kleine Veränderungen bemerken. Du kannst verfolgen, wie deine Zunge wieder eine frische rosa Färbung entwickelt, während du deine gesunden Gewohnheiten weiter verfeinerst.

Die Augen: Du bist, was du siehst

Unsere Augen sind sehr anfällig für Stress, Spannungen und Erschöpfung jeder Art, ob physischer, emotionaler oder mentaler Natur. Wenn die Augen beim Fokussieren etwas nach vorn aus ihren Höhlen treten, ist das strapaziös. Viele Leser und Leserinnen werden aus dem Yoga-Kurs die Anweisung kennen, die Augen weich werden zu lassen (unscharf zu stellen), selbst in anspruchsvollen Haltungen. So erlaubst du deinen Augen zu entspannen und deinen Nerven, zur Ruhe zu kommen, die Tränen- und Kammerflüssigkeiten können das Augengewebe reinigen und erfrischen und so für seine Langlebigkeit sorgen.

Während ich dies schreibe, spüre ich, wie meine Augen müde werden. Was soll ich tun? Ich treffe eine Entscheidung. Statt die Botschaft meiner Augen zu ignorieren, stehe ich auf und lasse meinen Blick passiv und weit werden. Wenn ich den Himmel nicht durch ein Fenster sehen kann, trete ich nach draußen. Ich lasse meine Augen am Horizont Zerstreuung suchen. Alle, die am Computer arbeiten oder viel lesen, sollten dies mehrmals am Tag tun.

Balance bedeutet, Gegensätze nicht zu ignorieren: Müssen deine Augen viel fokussieren, integriere eine Gewohnheit in deine Abläufe, die deinem Blick erlaubt, sich unscharf zu stellen. Andernfalls wirst du deine Augen bereits verschleißen, wenn noch Jahrzehnte zu leben sind. Noch ein Tipp: Wenn du die längste Zeit deines Tages auf einen Bildschirm starrst, stelle eine Pflanze auf oder neben deinen Schreibtisch und lass deine Augen zwischendurch auf der grünen Farbe der Pflanze ausruhen. Das menschliche Auge erholt sich durch die kühlenden, harmonisierenden Wellen lebender grüner Blätter. Lege alle dreißig Minuten eine »Leerblickpause« von wenigstens dreißig Sekunden ein.

Wenn deine Augen müde sind, lege dich auf den Rücken und ein Augenkissen auf deine Augen. Es sollte am besten mit Leinsaat gefüllt sein – Gewicht und Textur der weichen, öligen Samen sind perfekt, um den Augäpfeln zu ermöglichen, sich von der trockenen Luft weg und in die Höhlen zurücksinken zu lassen, wo die pflegenden, erfrischenden Fluide zirkulieren. Falls du kein Augenkissen besitzt, reibe deine Handflächen aneinander und lege sie auf deine Augen (Palmieren). Probiere jetzt eine dieser Praktiken aus und spüre die Wirkung.

TIPPS FÜR LEBENSLANGES GUTES SEHEN

- ✿ Führe die Übungen auf dem Arbeitsblatt »Augenpflege-Praktiken« durch: Palmieren, Fokussieren (Nähe und Ferne), die Augen rollen und spielen lassen.
- ✿ Lass deine Augen nach Lese- und Konzentrationsphasen auf dem Horizont ruhen.
- ✿ Ruhe mit einem Augenkissen aus, um unbewusste Spannungen vor dem Zubettgehen zu lösen.
- ✿ Halte dein Idealgewicht.
- ✿ Brillengläser und Kontaktlinsen korrigieren nicht das zugrunde liegende Muster, das die Fehlsichtigkeit hervorruft und aufrechterhält. Konsultiere einen ganzheitlichen Augenspezialisten.
- ✿ Beim Yoga: Entspanne deine Augen. In Gesprächen: Entspanne deine Augen. Beim Lesen: Entspanne deine Augen. Beim Fahren: Entspanne deine Augen und bleibe aufmerksam.
- ✿ Lerne *netra basti* kennen, wenn du müde, trockene Augen hast. Das ist eine traumhafte Therapie, bei der deine Augen in Ghee (geklärter Butter) gebadet werden. Konsultiere dazu einen ayurvedischen Arzt oder probiere es mit der Do-it-yourself-Version.
- ✿ Sitze in Stille und lass deine Augen ruhen.

Das Gehör – pflegen und schonen

Unsere Ohren hören ständig. Ihre Funktion basiert auf Schallwellen. Schall benötigt Raum und die Bewegung durch diesen Raum. Die Ohren mit angewärmtem Öl zu füllen ist die beste Methode, sie zu pflegen und ihre expansive Natur auszubalancieren. Diese Anwendung wird *karna purana* genannt. Nimm dir einmal monatlich zehn Minuten Zeit für dieses Auffüllen deiner Ohren. Ich wärme dazu 30 ml Sesamöl in einer Tropfflasche an, indem ich diese in eine Teetasse mit körperwarmem Wasser stelle. Dann lege ich mich gemütlich auf eine Seite, den Kopf von einem alten Handtuch gestützt, und fülle das nach oben weisende Ohr mit dem warmen Öl. Ich entspanne. Nach einigen Minuten drehe ich mich langsam um, lasse dabei das Öl in eine flache Schale laufen und verschließe das Ohr mit einem Wattebausch. Dann wiederhole ich den Vorgang mit dem anderen Ohr.

Dies ist die schnelle, einfache Version für täglich: Wenn du aus der Dusche kommst, trockne zuerst Gesicht und Ohren ab. Mit ein paar Tropfen Sesam- oder Kokosöl auf den Spitzen deiner Mittelfinger steckst du sie knapp 1,5 cm weit in den äußeren Gehörgang, der nun durch schnelle, kreisende Bewegungen deiner Finger sanft geölt und gedehnt wird.

Achte den ganzen Tag über auf Laute, die dir wohltun. Du bist nicht nur, was du isst, du bist auch, was du hörst. Lausche attraktiven Stimmen. Verbringe mehr Zeit mit Menschen, deren Stimmen dir angenehm sind. Übe Aufmerksamkeit. Horche auch in der Natur auf Geräusche, die du anziehend findest – rauscht da Wasser oder sind es Blätter? Habe Respekt vor der feingliedrigen Natur deiner Ohren. Welche Töne stehen im Einklang mit der Person, zu der du dich entwickeln willst?

Die Nase ölen, nicht darin bohren

Deine Nasenlöcher sind der Haupteingang für Lebenskraft in deinem Körper. Durch Nasenatmung (nicht Mundatmung) erreicht Prana die unteren Lungenlappen, was die natürliche Entspannungsreaktion deines Körpers aktiviert. Falls du unsicher oder gestresst bist, atme durch die Nase bis in den unteren Brustkorb.

Eine trockene Nase zieht trockene Nebenhöhlen nach sich und macht das Luftfiltersystem unwirksam: Trockene Schleimhäute können unerwünschte Krankheitserreger, Keime oder Mikroben nicht abfangen. Die Keime passieren unbemerkt, nisten sich im System deines Körpers und seinem Tiefengewebe ein und richten in Lungen, Rachen und Nebenhöhlen Unheil an, aus dem Infektionen, Erkältungen und Grippe entstehen können. Deine Nase frei und gut gefettet zu halten beugt Krankheit vor und sorgt gleichzeitig dafür, dass du mehr Sauerstoff aufnimmst.

Anhand der wiederkehrenden Themen Öl und Körperöffnungen kannst du schon erahnen, dass das Ölen der Naseneingänge eine weitere große Sache im Ayurveda ist. Wenn trockene Haut gut gefettet wird, wirkt sie als effektiver Filter. Von allen Körperöffnungen ist es die Nase, die konstant Luft durchleitet und entsprechend am häufigsten austrocknet. Ich kann die postmenopausalen Vata-Frauen da draußen hören, die sagen, dass ein ganz anderes Loch noch trockener ist. Nun, deine Nasenlöcher solltest du jedenfalls täglich mit einer schönen Ölung verwöhnen.

Bonus-Tipp: Lehre auch deine Kinder, sich der Nase mit Liebe und Öl zuzuwenden. In gut geölten Nasen sammelt sich nicht übermäßiges Schnodder an und die Kinder müssen nicht in der Nase bohren.

WIE DU DEINE NASENLÖCHER EINÖLST

- Halte eine kleine Dose Kokosöl oder Ghee griffbereit in der Nähe des Waschbeckens, an dem du dir die Zähne putzt. Verteile das Fett mithilfe von kreisenden Bewegungen des kleinen Fingers im Naseninneren.
- Alternativ kannst du Nasya-Öl oder »Sinus Lube« von Yogahealer verwenden: Gib täglich morgens wenige Tropfen oder bis zu einer halben Pipette in jedes Nasenloch und ziehe kräftig hoch. Spucke aus, was eventuell durch deinen Mund zurückkommt. Die ätherischen Öle öffnen deine Sinne.

Tipps, die Zeit sparen

Viele der Gewohnheiten zur Pflege der Sinnesorgane können gleichzeitig stattfinden. Wenn du deine Selbst-Massage mit Öl durchführst, reibe das Öl auch in Nase und Ohren. Halte einen Augenblick inne und palmiere die Augen. So versorgst du alle vier Organe in wenigen Minuten. Und wenn du außerdem schon die Zunge vor dem morgendlichen Wassertrinken geschabt hast, beweist du wahren Sachverstand in der Selbstfürsorge. Du hast Haut, Ohren und Nase gefettet. Du hast die Zunge geschabt. Du hast die Augen entspannt. Nun verweile einen Moment in Stille, um deine Sinne ausruhen zu lassen. Du bist ganz bei Sinnen.

Was du liebst, öle – Anwendungen für jede Region

Im Ayurveda gibt es eine sehr einfache Formel für Liebe und Schutz des Körpers. Sie lautet: Um Liebe und Schutz zu steigern, reibe Öl ein.

Nachdem ich meine Ausbildungen am Ayurveda College und am Yoga Institute im Jahr 2001 gleichzeitig abgeschlossen hatte, wollte ich einen Workshop mit dem Titel »Öl und Körperöffnungen« geben. Ich sprach einige Yoga-Studios an, aber wir kamen zu dem Schluss, dass die Studios in San Francisco nicht bereit für einen solchen Kurs waren … noch nicht. (Du kannst jedoch auf das Arbeitsblatt »Öl & Körperöffnungen zur Selbst-Massage« im *Body-Thrive-Workbook* zurückgreifen.)

Spulen wir fünfzehn Jahre vor – wir sind so weit. Wie viele Öffnungen hat dein Körper? Nur zu! Zähle nach, wie viele Löcher dein Kosmos hat: zwei Nasenlöcher, zwei für die Ohren, eines fürs Essen, zwei Augenhöhlen, zwei Tränenkanäle, ein After, eine Harnröhrenöffnung, zahllose Ausführungsgänge von Schweißdrüsen, ein Bauchnabel (einst ein echtes Loch), zwei Brustwarzen und, bei Frauen, eine Öffnung, um Babys zu machen und sie zu gebären, die Vagina. Dies sind die vielen Ein- und Ausgänge, durch die Kräuter und Öle den Körper heilen, trösten und entgiften können.

Vielleicht möchtest du den Mund mit Öl spülen, zum Lösen von Schmutz und zum Schutz der Zähne (Ölziehen), deine müden Augen im Ghee-Bad entspannen (Netra-Basti-Therapie), gegen vaginale Trockenheit einen mit Kokosöl getränkten Tampon einführen oder Öleinläufe durchführen, um Angst zu besänftigen. Um was auch immer es geht, Ayurveda hat ein Öl, ein Kraut, eine Körperöffnung dafür. Über deine Ein- und Ausgänge nachzudenken wird dir helfen, wenn du mit deinem Körper experimentierst, um zu besseren Entscheidungen darüber zu gelangen, was du in dich aufnehmen und was du freilassen willst.

Wende das Polaritätsgesetz an, um das Gleichgewicht zu finden: Wenn dicker Schleim üblicherweise deine Nase verstopft, wird eine Salzwasserspülung mit dem Neti-Kännchen helfen, die Kanäle zu öffnen. Salbeitee und schwarzer Pfeffer wird dich aufheizen und austrocknen. Ist der Schleim jedoch dünn und deine Atemwege fühlen sich trocken an, dann setze besser Nasenöl ein und trinke lindernden Tee, etwa von Süßholzwurzel und Fenchel.

Wie du deine Sinne verlierst

Wer sich dafür interessiert, auf welch komplexe Weise unsere Sinne in Krankheiten verwickelt sind, sollte hier aufmerksam weiterlesen. Alle anderen dürfen jetzt zum Kapitel über Übungsschritt 10 und das Leben in Gelassenheit springen. Zur Erinnerung zunächst noch einmal die drei Krankheitsursachen:

- *prajnaparadha*: nachlässig getroffene Entscheidungen
- *asatmendriyartha samyoga*: Missachtung der Sinne
- *parinama*: Leben gegen den Rhythmus

Prajnaparadha wird ausgelöst, wenn du entgegen besseren Wissens nicht anwendest, was du gelernt hast, und dadurch Muster von Unausgewogenheit verstärkst, die die Sinnesschärfe reduzieren. Der betroffene Sinn stumpft schließlich ab und ist nicht mehr voll funktionstüchtig. Mit der schrumpfenden Wahrnehmung aber schrumpft auch deine Welt ein wenig.

Asatmendriyartha samyoga bedeutet, dass du deine Sinne überbeanspruchst, schlecht einsetzt, vernachlässigst oder missbrauchst. Überbeanspruchung der Augen tritt ein, wenn du ununterbrochen auf den Computer starrst, obwohl deine Augen schon müde sind. Wenn du dies Tag für Tag tust, wirst du Kopfschmerzen bekommen und bald eine Brille brauchen. Du nutzt deine Zunge falsch, wenn du Appetit auf Kartoffelchips hast und gleich eine ganze Tüte verschlingst. Ein Missbrauch deiner Ohren geschieht zum Beispiel bei lauten Konzerten und in U-Bahnstationen.

Deine Sinne leiten und schützen die Biochemie deines Körpers. Wenn du deine Sinne ignorierst, verengst du deine Biochemie und deine Wahrnehmung. Deine Sinne sind von Natur aus auf die höchste Präzisionsstufe eingestellt. Gerade eben ausreichend süß ist gesund. Gerade eben ausreichend visuell und mental stimuliert ist bestens. Wenn du die Möglichkeiten darüber hinaus ausreizt, beschädigst du nicht nur ein Organ, du setzt dein gesamtes Betriebssystem unzumutbarem Stress aus.

Benutze deine Sinne genau im richtigen Maße. Sie sind exquisit. Dein Geschmackssinn wird sich mit den Jahren sogar noch weiterentwickeln. Erweise deinen Organen Respekt und du wirst im Alter mehr wahrnehmen als zuvor, nicht weniger.

Wenn du dich das nächste Mal zu Tisch setzt, achte darauf, wann das Essen weniger lustvoll wird. Nimm den exakten Moment fest, in dem dein Körper genug hat. Lausche. Übe Respekt. Gehorche. Kluge Entscheidungen schärfen deine Sinne und machen dich bereit für exquisite Erlebnisse am folgenden Tag.

Parinama bringt nun einen Hauch von Unvermeidlichkeit hinein, den normalen Verschleiß im Laufe der Zeit. Und doch … es gibt auch da Spielraum.

Parinama und saisonale Ruhepausen zur Regeneration der Sinne

Wenn Parinama auch unabwendbar scheint, so kannst du doch die Jahreszeiten und andere zyklische Ereignisse nutzen, um deine Gesundheit zu fördern. Das ist das Ziel von *ritucharya*, die optimale Anpassung an den saisonalen Rhythmus.

Die Jahreszeiten sind durch Übergänge markiert – gute Gelegenheiten, das Wohlbefinden auszubauen. Saisonale Reinigung oder halbjährliche Entgiftung erweitert dein Leben durch den Abtransport von inneren Abfällen. Das sind in diesem Fall jahreszeitlich bedingt unausgewogene Doshas und angehäuftes Ama. Zum Ende des Sommers hast du wahrscheinlich ein Übermaß an Hitze in Blut und Leber. Zum Ende des Herbstes hast du wahrscheinlich ein Übermaß an Trockenheit in Darm, Lymph- und Nervensystem. Zum Ende des Winters hast du wahrscheinlich ein Übermaß an Kälte und Stagnation in Lymphe, Lungen und Fettgewebe. Zum Ende des Frühlings hast du wahrscheinlich ein Übermaß an kühler Feuchtigkeit in Lymphe und Magen.

Dein Karussell dreht und dreht sich. Keiner weiß, wann es anhält. Nur in welcher Weise du den Kreisläufen folgst und wann du deinen Mülleimer leerst, liegt ganz bei dir. Die meisten von uns sind nicht mit dieser Körperweisheit aufgewachsen, die uns sagt, wann der Müll rauszutragen ist. So wissen wir oft nicht, welche Symptome des Alterns abwendbar sind.

Wenn du den Doshas erlaubst, sich von Jahreszeit zu Jahreszeit weiter anzuhäufen und überzulaufen, wandern sie von äußerem Körpergewebe (etwa vom GI-Trakt aus und durch Lymphe, Blut und Muskelgewebe) in die Tiefengewebe der Sinne, inneren Organe und Systeme. Diese unausgewogenen, ungesunden Verhältnisse entwickeln sich zu Krankheiten, wenn sie sich tief im Körper eingraben und Funktionsstörungen hervorrufen. Je tiefer das Ungleichgewicht eindringt, umso heftiger der Angriff auf die Verfassung der betroffenen Gewebesysteme. Etwa so lautet die ayurvedische Theorie der Pathogenese.

Zum Beispiel kann sich die über den Sommer akkumulierte Hitze im Juni als Hautausschlag zeigen, im Juli als Reizbarkeit, im August als Burnout im Beruf, als Nebenhöhlenentzündung im Oktober und als Mandelentzündung nach den Feiertagen. Wird dieses Muster Jahr für Jahr aufrechterhalten, entwickelt sich im nächsten Jahr vielleicht eine Gürtelrose daraus.

Wenn du den Wechsel der Jahreszeiten dazu nutzt, durch Entgiftung ein Ungleichgewicht der Doshas loszuwerden (wie das überschüssige Pitta im obigen Beispiel), kommt das einem Update für das Betriebssystem deines Körpers gleich. Du kannst emotionales Ama ebenso auflösen wie physisches. Von Jahreszeit zu Jahreszeit kannst du mit mehr Weisheit erwachen. Mit aufgeweckten und erfrischten

Sinnen kannst du die Welt viel akkurater und auf subtilerer Ebene wahrnehmen. Erneuert und verjüngt kommst du zu gesünderen Entscheidungen.

Ich habe tausend Leute, die das Yogi-Detox-Programm absolviert haben, vom Erwachen ihrer Sinne berichten hören – Sehschärfe, Gehör, Haut und Tastsinn verbessern sich, die Zunge kann präziser schmecken, die Nase wird so wachsam wie die eines Hundes.

Die Lektion ist einfach: Wenn du die Macht saisonaler Detox-Kuren nicht für dich entdeckst, treibst du den Verschleiß deiner Sinne nur voran. Trotz des mit den Jahreszeiten fortschreitenden Alterungsprozesses hast du Möglichkeiten, dein Wohlbefinden zu fördern. Ritucharya lehrt uns, die schönen Übergangszeiten wertzuschätzen, an denen Zeit und Raum sich öffnen, um uns Gelegenheit zu Heilung und Neuanfang zu geben. Achte darauf, wenn Wandel in der Luft liegt.

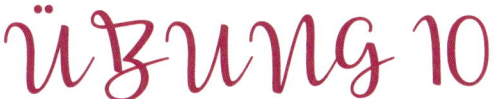

ÜBUNG 10

GELASSENHEIT LEBEN

WAS ES BRINGT

Wenn du Stress verspürst, wähle Gelassenheit. Das Problem ist nicht das Problem. Deine Reaktion auf das Problem ist das Problem. Stabilisiere deine alltägliche Perspektive vor dem erweiterten Hintergrund eines entspannten Bewusstseins; bleibe in Kontakt mit der inneren Fülle.

WARUM MAN ES TUN SOLLTE

Als gäbe es einen Kippschalter in deinem Nervensystem, lebst du entweder in einem reaktiven oder rezeptiven, empfänglichen Zustand. Ersterer reproduziert Stress, Letzterer kultiviert Gelassenheit. Mangelndes Bewusstsein lässt uns in Richtung unbewusster Spannung, Begrenztheit und Abkopplung abdriften. Empfänglichkeit hingegen führt uns zielgerichtet zu einem außergewöhnlichen, innigen, mit dem Herzen verbundenen und evolutionären Leben.

Stress, Überforderung und Ängste dürfen im Hintergrund verblassen, während du deinen Fokus darauf richtest, auf alles hinzuleben, was ein jeder Tag vor dir ausbreitet. Du wirst ein außergewöhnliches Leben genießen und dich selbst inspiriert in die Zukunft führen.

WIE MAN BEGINNT

Kehre im Laufe des Tages immer wieder zu den einfachen Berührungspunkten zurück: Empfange das Geschenk des Atems. Empfange die Erde unter dir. Empfange die Himmel in der Höhe. Empfange das Wasser, das du trinkst. Empfange das Geschenk der Gesellschaft, die du pflegst. Entspanne dich und genieße deine Sinne. Deine Sinne betten dich in die Gegenwart ein. Richte deine Sinne auf Empfang aus. Halte Ausschau nach Schönheit. Lausche nach Weisheit. Sprich mit Verbundenheit. Berühre mit Empfindsamkeit. Erlaube deiner Achtsamkeit jetzt, sich auszudehnen, in die Unendlichkeit jenseits deines selbst. Bette deine Perspektive, deine Haltung in eine ausgedehnte, vernetzte Achtsamkeit ein.

Indem du bewusst und verbunden bist und den Segen widerspiegelst, der dem Leben innewohnt, wirst du anderen zum Geschenk. Du kannst zunehmend empfänglich für die winzigen, wie für die riesigen Gaben des Lebens werden, wenn du dir eine gelassene, vernetzte Haltung zur Gewohnheit machst. Eingebettet in ausgedehnte Achtsamkeit gewinnst du Zugang zur evolutionären Entfaltung des Jetzt an der Schwelle zur Zukunft.

Gemeinsam bringen die anderen neun Übungsschritte nach und nach die Gewohnheit eines Lebens in Gelassenheit hervor. Wenn sich dir diese Gewohnheit noch nicht erschließt, beginne mit den anderen. Schritt für Schritt wird es dir schließlich gelingen, bei der Empfindung von Stress auf Gelassenheit umzuschalten. Du hast immer eine Wahl.

Wählst du Stress oder Gelassenheit?

Finde heraus, wo auf der Skala zwischen Gelassenheit und Stress du stehst. Wie viele der unten aufgeführten Aussagen treffen auf dich zu? Atme durch. Sei ehrlich. Aufrichtigkeit hebt deine Integrität auf das nächste Level.

Bestimmt Stress deine Ausrichtung?

- Du bist überlastet, fühlst dich überfordert.
- Du wachst auf und beginnst deinen Tag mit einem gehetzten Gefühl.
- Du wünschst dir häufig, etwas anderes zu tun.
- Du stehst unter Zeitdruck und verspätest dich oft.
- Dein Körper fühlt sich am Morgen träge und schwer an.
- Du fühlst dich in deinem Leben oder Körper gefangen.
- Du möchtest etwas ändern, aber das kommt dir zu schwierig vor.
- Du bist geladen, du bist müde und du wünschst dir, die Nacht ohne Unterbrechung durchschlafen zu können.
- Die Menschen in deinem Leben deprimieren dich.

Bestimmt Gelassenheit deine Ausrichtung?

- Du wachst voller Freude auf.
- Du arbeitest hart und setzt dich voll für dein Leben ein.
- Dein Leben ist zielgerichtet, Zeiten der Reflexion und Kurskorrekturen gehören dazu.
- Die Menschen in deinem Leben inspirieren dich.
- Du verbringst täglich Zeit in Stille, fragend oder reflektierend.
- Andere erleben dich als geerdet, interessant und inspirierend.
- Deine Beziehungen sind zutiefst aufrichtig, integer, innig und zukunftsorientiert.
- Du übernimmst das Steuer, wenn eine Situation es verlangt.
- Du ertappst dich häufig dabei, in ein zeitloses, weitläufiges Erleben einzutauchen, wenn du für dich bist, aber auch in Gesellschaft deiner Lieben.

Stress in Gelassenheit verwandeln

Bei diesem letzten essenziellen Übungsschritt geht es darum, ein Leben in Gelassenheit hervorzubringen. Ob ein Leben voller Gelassenheit gelingt, hängt davon ab, wie du deine Achtsamkeit ausrichtest und was dadurch Bestand erhält. Diese Übung ruft deine Wandlungsfähigkeit wach: vom Opfer zum Sieger, von passiv zu aktiv, von reaktiv zu evolutionär. Du solltest während des ganzen Tages an der Optimierung der Standardeinstellung deiner Haltung arbeiten.

In jedem Kern finden wir einen Samen. Im tiefen Kern eines jeden Menschen finden wir den Samen der Orientierung. Wird er Richtung Stress oder Gelassenheit ausschlagen? Jeder Mensch hat die Macht zu wählen. Halb voll oder halb leer? Gift oder Heiltrank? Verengung oder Ausdehnung? Die Entscheidung liegt ganz bei dir, von Augenblick zu Augenblick, von Tag zu Tag, Jahr zu Jahr und Jahrzehnt zu Jahrzehnt. Du kannst giftigen Stress in das Elixier der Gelassenheit umwandeln.

Die Reibung evolutionärer Spannungen akzeptieren

Kulturell betrachtet wachsen wir unter existenziellen Spannungen auf. Diese Kräfte wirken verengend, verdichtend, verhärtend und sind notwendige Komponenten von Evolution und Entwicklung. Ihnen gegenüber steht nach dem Polaritätsprinzip die dynamische Größe der Ausdehnung. Wenn du unbewusst aus einer Anspannung heraus handelst, fühlst du dich abgespalten, gestresst und auf subtiler Ebene unzufrieden, denn Gleiches verstärkt Gleiches. Und wenn du unachtsam bist, wirst du dein Erleben von Abspaltung oder Unzufriedenheit nicht einmal bemerken – es fühlt sich normal an. Kontraktion und Verengung setzen sich fort.

Doch selbst unter der Wirkung von Spannungen kannst du dich für Ausdehnung entscheiden. Du kannst deine Achtsamkeit trainieren. Du kannst dir angewöhnen, deine Perspektive auszudehnen, dich auf den Seinsgrund auszurichten, der außerhalb deines Körpers und Geistes liegt. Du kannst eine größere Perspektive kultivieren, die über die gegebene Zeit, den gegebenen Raum hinausreicht. Das entspannt deine Nerven und vergrößert dein Ich-Erleben und deine Fähigkeit, dich zu vernetzen. Damit ist kein Leben in Selbstbezogenheit oder Ekstase gemeint. Gelassen zu leben heißt, aus der offenen Weite und Verbundenheit des eigenen inneren Raumes jeden Tag bewusst und aktiv hervorzutreten.

Wann immer du beschließt, mehr aus dir zu machen, bekommst du Reibung zu spüren. Yogis nennen die Reibung durch Transformation *tapas*. Obwohl es ein zu erwartender Teil des Weges zur Bewusstheit ist, ist Tapas doch niemals angenehm. In seinen »Principles of Evolutionary Culture« (»Prinzipien evolutionärer Kultur«) schreibt Craig Hamilton: »Wäre uns nicht unbehaglich, wir würden uns vermutlich nicht weiterentwickeln.«[1]

Während der Entwicklung deiner Gewohnheiten werden Spannungen auftreten. Natürlich ist die Herausforderung, der du mit deinem Wachstum entgegensiehst, einschüchternd und manchmal schlicht zu groß. Das alte und das neu entstehende Selbst stehen sich jetzt im Existenzkampf gegenüber. Rechne mit Streit, Rückschlägen, Schatten, Irritation, Verwirrung und Ablenkungen.

Wenn es hart auf hart kommt, ermöglicht ein gelassenes Leben, aus einer größeren Perspektive heraus zu agieren. Bereitwilligkeit, ein Bewusstsein für Wunder und die Gelegenheitsorientierung dieser Haltung gleichen Ängste vor dem Unbekannten, vor Versagen und Unzulänglichkeit aus. Stress perlt ab wie Wasser vom Federkleid einer Ente. So gelingt es uns, eine größere und bessere Version unserer selbst zu werden.

In der Geschichte der Menschheit ist dies eine jüngere Kompetenz. Mit ihr befreist du dich aus einer primitiveren, reaktiveren, ichbezogenen und überforderten Kultur. Du kultivierst, empfänglich, aufgeschlossen und zugänglich zu sein, selbst wenn du dich unsicher oder ängstlich fühlst.

Ich bin nichts anderes als du

Der wunderbare tantrische Lehrer Dr. Douglas Brooks lehrt: »Ich bin nicht du; ich bin nicht wie du; ich bin nichts anderes als du.«[2] In dieser Aussage erkennen wir die grundlegende Lehre der Non-Dualität, der Nicht-Zweiheit, wo Einheitsbewusstsein und Spaltungsbewusstsein nebeneinander bestehen. Da wir alle zu beiden veranlagt sind, können wir Mühelosigkeit im Umgang mit beiden kultivieren. Spaltungs- oder Trennungsbewusstsein ist etwas, zu dem die meisten von uns problemlos Zugang finden. Spannungen werden erst spürbar, wenn wir unser Bewusstsein für die Ganzheit der Schöpfung zu stabilisieren suchen.

»Tantrismus beginnt mit einem spirituellen Paradigma«, sagt Brooks. »›Ich bin nicht du; ich bin nicht wie du; ich bin nichts anderes als du.‹ Denke darüber nach: ›Ich bin nicht du‹, denn wir sind verschiedene Menschen. ›Ich bin nicht wie du‹, denn wir denken und fühlen und verstehen die Welt auf unterschiedliche Weise. Doch ›ich bin nichts anderes als du‹, denn wir sind alle Teil derselben Schöpfung. Wie kann das sein? Das ist es, was wir versuchen zu verstehen, wenn wir Religion studieren.«[3]

Du kannst die Gewohnheit entwickeln, deine Perspektive zu vernetzen. Dann beginnst du, den anderen als das Selbst zu sehen. Dein Geist öffnet sich und du wirst bewusster Verbindung zugänglich. Manche erleben diesen Zugang als Möglichkeit, das kleine Selbst zu überwinden und Teil des größeren Ganzen zu werden. Viele sind davon überzeugt, dass diese Perspektive zwingende Voraussetzung einer aussichtsvolleren Zukunft für uns alle ist. Dieser geweitete Blickwinkel richtet dich auf Zugehörigkeit und Empathie aus. Du stellst wieder Vernetzung her, überbrückst so die Schlucht der Spaltung und verwandelst Stress in Zufriedenheit. Worum es hier geht, ist, sich als zugehörig zur Ganzheit der Schöpfung zu erkennen und doch gleichzeitig ein unabhängiger Akteur zu sein, der auf die Schöpfung Einfluss nimmt. Der Weg vom Gefühl des Abgespaltenseins hin zu dem Gefühl, Teil des Ganzen zu sein, verwandelt Stress in Gelassenheit.

Nimm deinen natürlichen Zustand an

Ein anderer Begriff für die eine Schöpfung, deren Teil wir alle sind, ist der »Seinsgrund«. Entwurzelung bedeutet, dass du deinen Zugang zum Seinsgrund verlierst. Unbewusst gerätst du in die Falle des Standpunkts von Mangel und Begrenzung. Bist du entwurzelt, verändert sich dein Handeln, deine

Gedanken und sogar deine Emotionen. Unter dem Trugbild der Spaltung agierend wendest du dich von inniger Verbundenheit und Tiefe ab. Du wiederholst deine Vergangenheit. Yogis bezeichnen die Illusion der Spaltung als *maya*, Schleier, und die Wiederholung des Vergangenen als *samskara*.

Direkt hinter der Fassade von Stress liegt der subtile Hintergrund des erweiterten Bewusstseins. Hinter deiner Unsicherheit ruht deine Kompetenz. Stress beeinflusst deine Denkweise und lässt dich vergessen, dass du ein Ganzes bist und wie gut es dir eigentlich in diesem Moment geht. Dann konkurrierst du, statt zu kooperieren. Du konstruierst Hindernisse, statt kooperative Lösungen zu entwerfen. Doch deine ausgedehnte Achtsamkeit ist immer ganz in deiner Nähe, nicht einmal einen Atemzug entfernt.

Leben in Gelassenheit ist die geerdete Verbindung zu deinem natürlichen Zustand, deinem heiligen Erbe als Mensch und den elementaren Lehren vom Himmel auf Erden. Drei Worte aus dem Sanskrit – *purna*, *sukha* und *dukkha* – können eventuell helfen, die Einfachheit dieser subtilen Übung zu entschlüsseln.

Du erinnerst dich, dass *purna* (*purnatva*) die »innewohnende Fülle« bezeichnet, den vollen Mond, unseren wahren Zustand. In den übrigen Mondphasen missdeuten wir das, was vom Mond sichtbar ist, als seine Form. Der Mond wird von der Sonne erleuchtet. Das Licht des Seins erleuchtet deine innere Fülle. Wenn du es nicht entgegennimmst, scheint das Licht durch dich hindurch und erleuchtet andere. Wie sehr du dich abgespalten fühlst bestimmt, wie viel des Lichts abgeschirmt wird, ähnlich wie beim Halbmond.

Leben in Gelassenheit kann auch durch die Lehren von Sukha und Dukkha verstanden werden: Sukha ist Gelassenheit. Dukkha ist Leid. Ihr gemeinsamer Stamm *kha* bedeutet ›Äther‹ (*akasha*) – der Raum, aus dem alles erwächst, auch wir.

Wie ist dieser innere Raum beschaffen, in dem deine Gedanken und Emotionen zirkulieren? Welche Beschaffenheit hat der Raum zwischen uns? Sukha bezeichnet den reinen, klaren Raum – nichts verschleiert deine Verbundenheit zu ausgedehnter Achtsamkeit. Umgekehrt bezeichnet Dukkha den verschmutzten, verschleierten Raum, aus dem Leid hervorgeht, weil du unter der Sinnestäuschung des Gefühls von Abgespaltenheit und Einsamkeit agierst.

Auch mit dem Lehrsatz *Sthira Sukham Asanam*, den ich als »Bewusstheit entspringt einer beständigen, gelassenen Orientierung« übersetze, hilft uns das Yogasutra, die Kraft eines gelassenen Lebens zu verstehen. Das Sanskrit-Wort *asanam* bedeutet »Sitz« oder »Haltung«, aus der heraus wir unser Leben ausrichten. Als erstes Wort im Vers bildet *sthira* (»beständig«) den Ausgangspunkt. *Sukham* heißt »Behaglichkeit«, basierend auf *sukha*, dem »reinen Raum« (im Gegensatz zu *dukkha*, was »Leid« und »schmutziger Raum« bedeutet). Wenn du die 10 Body-Thrive-Übungsschritte umsetzt, befinden sich in deinen Zellen weniger Anstauungen und Gifte, dafür mehr rhythmische Koordination, die aus dem geklärten Raum kommt. Dies erzeugt die tägliche Erfahrung von beständiger Gelassenheit.

Sthira Sukham Asanam birgt dein Potenzial täglicher Orientierung – entspannt und aufmerksam. Stelle diesem Modus den Zustand gegenüber, in dem du von einer Aktion zur nächsten eilst, gehetzt, missmutig und müde. Wie praktizierst du nun den Wechsel deiner Lebenseinstellung? Welches sind die nächsten Schritte?

Die anderen Gewohnheiten und das Leben in Gelassenheit

Zugang zu einem Leben in Gelassenheit findest du mit der Zeit durch das Zusammenwirken der anderen neun Gewohnheiten. Umgekehrt verbarrikadierst du das Tor zum gelassenen Leben, falls du die anderen Gewohnheiten in den Wind schlägst. Gehst du zu spät schlafen, wirst du nicht ausgeruht sein, um vor der Morgendämmerung aufzustehen und die tiefe, ätherische Fülle zu empfangen. Isst du zu spät zu Abend, werden unvollständig verdautes Essen und Rückstände dich belasten und den Zugang zur Weiträumigkeit deines Seins blockieren. Falls du dir keinen Raum für deine Meditation oder einen guten Start in den Tag verschafft hast, wird diese Gewohnheit für dich unerreichbar bleiben.

Die Übungsschritte »Den Tag richtig beginnen« und »In Stille sitzen« bringen dich dahin, deine egoistische Natur aufzugeben und dich einer weiteren Perspektive zu öffnen. Das Problem ist, dass du dies im Laufe des Tages vergisst. Einige Stunden später bemerkst du, dass dir die Gelassenheit fehlt. Du bist im Stress. In dem Versuch, in der verfügbaren Zeit noch mehr zu erledigen, hast du vielleicht eine Druckkammer erzeugt. Durch fehlenden Schlaf aus der Ruhe gebracht, hörst du vielleicht deine eigene Stimme in einer Weise auf dein Kind einreden, die deiner tieferen Weisheit widerspricht. Einem starken emotionalen Muster folgend, richtest du deine Aufmerksamkeit vielleicht auf überholte Gedanken und veraltete Glaubenssätze, die sich in deinem Kopf drehen. Ein Auslöser führt dich in die Anspannung, deine Reaktionen sind Schutz und Rückzug. Um deine Emotionen zu besänftigen, greifst du wider besseres Wissen zu Mitteln, die dir nicht gut tun. Das Muster wird verstärkt. Und doch …

Gerade wurde dir eine zweite Chance angeboten, deine Neuroplastizität weise einzusetzen. Du kannst jede noch so kleine Gelegenheit nutzen, um deine Achtsamkeit – und in der Folge deine Biochemie – erneut darauf auszurichten, was du wahrnehmen und empfangen willst. Nimm dir einige Minuten Zeit und führe diese simplen Übungsschritte aus:

1. Spüre den Boden (die Erde) unter dir.

2. Spüre den Himmel (das Himmelreich) über dir.

3. Lass deine Aufmerksamkeit zwischen beiden pulsieren.

4. Spüre dabei dem Gefühl nach, dass sich dein Inneres ausdehnt: Du gibst deinen Zellen Raum, sich zu weiten.

5. Spüre dabei dem Gefühl nach, dass dein Geist (deine Achtsamkeit) wächst: Du gibst deinem Geist Raum, sich zu weiten.

Aus dieser geweiteten Geist-Körper-Perspektive nimmst du jetzt deine Tätigkeit wieder auf. Wiederhole das mehrmals täglich.

Öffnen dir tägliche Übungen die Tore zu einem heiligen, außergewöhnlichen Leben, so ist das gelassene Leben der krönende Abschluss. Es erhebt sich, sobald deine anderen Schritte zu greifen beginnen. Mit den Tipps am Ende dieses Kapitels kannst du deine Umstellung beschleunigen.

Dein Glückseligkeitskörper

Die Tantra-Yogis haben das gelassene Leben längst durch den Glückseligkeitskörper (die »Wonne-hülle«) erlangt. Tantrische Lehren aus den Schriften des neunten bis elften Jahrhunderts legen Wert auf die Wellen der Glückseligkeit, die auf ganz natürliche Weise von uns ausgehen, und weisen auf die Erweckung des *anandamaya kosha* hin, der »Wonnehülle« in uns, die uns näher ist als unser Körper oder unser Atem.

Die Tantrikas betonten, dies sei unsere Identität, unsere innere Natur, und zwar mehr als selbst unser eigener Körper. Sie schrieben unermüdlich über dieses Thema, über das innere Reich der Glückselig-keit, das uns allen innewohnt und den Kern purer Achtsamkeit, den Seinsgrund, umgibt. Die Verbin-dung zur Wonnehülle kann uns neu erfüllen und die Wunden des ungezügelten Spaltungsbewusstseins heilen lassen.

Wenn du bisher noch an keinem »Bliss-Body-Teaching« teilgenommen hast, hört sich das alles wahrscheinlich sehr abgehoben an. Allerdings ist möglicherweise nicht nur deine Verbindung zu deinem Glückseligkeitskörper tief gestört, sondern auch die zum Bewusstsein ausgedehnter Acht-samkeit. Der Ursprung von Intimitätsproblemen – Selbstverachtung, Essstörungen, Abhängigkeiten, Ängste und Depressionen – liegt in jenen Schichten des Selbst, die vom Glückseligkeitskörper abge-koppelt sind.

Selbst ein repetitives Mantra wie »Ich mag meine Oberschenkel nicht« spricht die unterbrochene Verbindung an. Mit der Einbettung deiner Achtsamkeit in ein erweitertes Bewusstsein ist deine Grund-linie Liebe, Respekt, Wertschätzung und Dankbarkeit. Aus dieser Achtsamkeit heraus wirst du dir auch des Prinzips der rhythmischen Schwingung bewusst: Kein Zustand ist statisch. Wenn du also deine Oberschenkel ändern oder neu formen willst, dann tu das aus einem Gefühl der Liebe und Verbunden-heit heraus.

Während du das freundliche Wohlgefühl erlebst, das die anderen neun Gewohnheiten hervorru-fen, sammelst du die feinstofflichen, seligen Empfindungen des Anandamaya Kosha. Mit der Vertie-fung deiner Übungen und Gewohnheiten richtest du dich fortlaufend auf das Zentrum der Unend-lichkeit aus – und knackst den Code der erweiterten Aufmerksamkeit.

Sicherungsanker setzen

Einfache, sich wiederholende tägliche Übungen ermöglichen dir, in anderen Lebensbereichen un-glaubliche Tiefe, Verbundenheit und Erfolg zu genießen. In seinem Buch *Uncertainty* (»Unsicherheit«) erklärt Jonathan Fields dieses unter hoch kreativen Menschen verbreitete Phänomen: Sie werfen über den Tag verteilt Sicherungsanker – kleine Rituale mit repetitivem Charakter. Je kreativer du sein möch-test, umso mehr Sicherungsanker brauchst du in deinem Tag, die sich um das Sitzen in Stille, um Essen, Schlafen, Trainieren, Arbeiten, Einkaufen und so weiter platzieren. Je besser du einfache Rituale, die Körper, Geist und Seele ansprechen, in dein Leben integrierst, umso mehr kreative Energie machst du dir verfügbar. Deine hochfunktionalen täglichen Sicherungsanker machen dich effizient in Bezug auf deine Energie, schaffen Freiräume für Klarheit und Kreativität und dafür, in dein Potenzial zu treten.[4]

Du kannst dein Leben in Gelassenheit durch Sicherungsanker unterstützen. Ich selbst verwende Stress als emotionalen Auslöser für diese Gewohnheit. Ich habe mir beigebracht, meinen Blickwinkel zu öffnen und eine größere Perspektive einzunehmen, sobald Stress meinen Flow beeinträchtigt. Das wirkt Wunder.

Heute ist ein neuer Tag

Wenn du heute nicht den Samen für morgen legst, stellst du dem nächsten Tag ein Bein. Die meisten von uns benötigen mehr Raum. Unsere Leben sind geschäftig und übervoll, doch wenn sie überlaufen, ist das mit einem Füllhorn nicht vergleichbar. Läuft das Gefäß unseres Tages über, dann eher in dieser Art: Dreh schnell das Wasser ab, hier läuft ja alles voll! Schon die kleinste Änderung deiner täglichen Gewohnheiten aber schenkt dir die Energie und den Frieden, die schon auf die geringste Zunahme an Weiträumigkeit folgen.

Morgen ≠ ein neuer Tag

Heute = ein neuer Tag

Zeit ist in verzwickter Weise an Raum gekoppelt. Fehlt dir Raum, fühlst du dich, als hättest du nicht genug Zeit. Zeit entspringt dem Raum. Zeitmangel ist also vielmehr eine Frage des Raumes. Wenn du in Geist und Körper Räume öffnest, eröffnest du dir Lebenszeit. Falls dir ein gelassenes Leben unerreichbar scheint, gehe zurück zu Übungsschritt 1: Abends zeitiger und leichter essen. Öffne den Raum in deinen Abendstunden – und öffne den Raum deines Morgens.

TIPPS FÜR EIN LEBEN IN GELASSENHEIT

- ✿ Richte deine Aufmerksamkeit auf den Hintergrund dieses Augenblicks aus. Trainiere deine Aufmerksamkeit auf Gelassenheit, Tiefe und Raum.
- ✿ Räume dem Mitgefühl für andere und der Verbindung zu ihnen Präferenz ein.
- ✿ Schenke dir selbst Zeit für die Aufgaben des Tages, um zu vermeiden, dass sich Spannungen und Stress unablässig fortsetzen.
- ✿ Übe die fünf simplen Schritte zur Ausrichtung deiner Aufmerksamkeit (Seite 176) mehrmals am Tag.
- ✿ Meditiere.
- ✿ Übe die »Ah-Atmung« nach Bedarf, so wie prämenstruelle Frauen zur emotionalen Entlastung Bitterschokolade essen.
- ✿ Nutze die unteren Bereiche deiner Lunge, um dich durch das Leben zu atmen. Verlängere die Ausatmung, wenn du unter Stress stehst.
- ✿ Verbringe weniger Zeit mit unerfreulichen und sehr gestressten Menschen.
- ✿ Verbringe mehr Zeit mit entspannten, glücklichen Menschen, die ein zielgerichtetes Leben führen.
- ✿ Falls du Geldsorgen hast, werde aktiv. Nimm deine Probleme in Angriff, verschaffe dir die nötigen Wirtschaftskenntnisse oder auch eine entsprechende Therapie. Wenn du neue Wege findest, dich nützlich zu machen, wird Geld kein Problem sein.
- ✿ Wenn du unter Zeitdruck leidest, belege ein Zeitmanagement-Seminar und meditiere. Meditation öffnet deine zeitliche Wahrnehmung von Zeit.
- ✿ Wenn deine Wohnräume dich stressen, hilft dir die Marie-Kondo-Methode beim Aufräumen.
- ✿ Wenn deine negative Haltung um ein schwaches Selbstwertgefühl kreist, konzentriere dich darauf, dich nützlich zu machen und hilfsbereit zu sein. Nimm die Wertschätzung anderer für deinen Einsatz ganz in dir auf. Lass dich entspannt in dein verbessertes Selbstempfinden sinken, in die Person, zu der du dich entwickelst.
- ✿ Lies Berichte über erleuchtete, bewusste Menschen. Erforsche deren Gewohnheiten, Einstellungen, Überzeugungen und die kosmischen Prinzipien, die ihr Handeln kennzeichnet.

TEIL 3

Ausklang

ES GIBT KEIN ENDSPIEL

Wenn du dir in den vergangenen zehn Wochen anhand der einzelnen Übungsschritte jeweils eine neue Gewohnheit erarbeitet hast, warst du auf einer Odyssee durch die Gewohnheitsevolution. Gut möglich, dass du die Auslöser gesunden und ungesunden Verhaltens jetzt sogar ohne genaues Hinsehen erkennst – ein Zeichen dafür, dass du für das nächste Level der Gestaltung von Körper, Leben und Tagesablauf ganz nach deinen Wünschen bereit bist.

Du bist durch eine Diksha gegangen, ein Initiationsritual. Du bist der Held dieser Reise und eingeweiht. Du hast die Abläufe deines Tages durchquert, hast im Licht der Achtsamkeit inspiriert, was genau du tust, wie du entscheidest und welche Veränderungen du zwecks Optimierung und Automatisierung mit Blick auf dein zukünftiges Ich planst.

Du hast Änderungen vorgenommen, manch kleine, manch größere. Du automatisierst diese Veränderungen in der Art und Weise, wie deine Auslöser diese Mikrogewohnheiten auf täglicher Basis hervorrufen. Du bist mitten im Prozess. An diesem Punkt empfiehlt es sich, die Reise durch die 10 Body-Thrive-Übungsschritte noch einmal zu wiederholen. Beginne erneut mit Schritt 1. Du wirst nun tiefer einsteigen und dieses Mal leichter vorankommen.

Im Lernprozess wächst du. Deine Begrenzungen lösen sich in den Schatten der Fähigkeiten auf, die du durch neue Auslöser, kleine Verbesserungen und deinem Wunsch nach fortgesetzter Entwicklung gewonnen hast. Du weißt jetzt, wie du dir selbst helfen kannst. Du weißt auch, wie du anderen helfen kannst, die ihr Befinden verbessern wollen.

Die 10 Body-Thrive-Übungsschritte erwecken deine heilige Anatomie und richten dich auf ein heiliges Leben aus. Durch sie wirst du in dein heiliges Leben eingeführt. Die Übungsschritte wirken auf deine feinstofflichen Kanäle und öffnen dich für den Bewusstseinsfluss. Je bewusster du wirst, umso stärker vernetzt du dich. Deine Fürsorge weitet sich aus, dein Ich-Erleben weitet sich aus und du erkennst schließlich, dass du selbst aktive Evolution bist. Du erkennst, die einzige Möglichkeit, wie Evolution sich zeigen kann, ist genau jetzt in dir und in allen und allem anderen.

Für diejenigen, die nicht in einer Familie geboren und aufgewachsen sind, in der solche Schritte bereits kultiviert wurden, ist der Weg zur Automatisierung dieser Gewohnheiten mühsam und mit Rückschlägen durch Widerstände und Rückschritte verbunden. Doch unabhängig von deinem Ausgangspunkt, Diksha ist Diksha. Hast du die Passage durchschritten – mit Geschick und dem Wissen, dass es wieder gelingen wird –, wirst du wissen, wie du auch andere dabei unterstützen kannst. An diesem Punkt hast du das nächste Level erreicht.

Das nächste Level – Dharma leben

Nach Body Thrive geht es im nächsten Level um Dharma, um das zielgerichtete, tugendhafte Leben. Die Grundgewohnheiten des Body-Thrive-Programms verleihen dir ein Upgrade an energetischer Integrität. Durch gelebte Integrität manifestiert sich in dir das Leben selbst, und während du dich neu organisierst und deine Verfassung stetig erweiterst, verbesserst und aufwertest, wächst du in immer höherentwickelte Konfigurationen hinein. Damit hast du ein Level erreicht, auf dem du dein Dharma intensiv leben kannst.

Dharma bedeutet »Pflicht« und »Bestimmung«. Während du lernst, deinen Körper zu optimieren, energetische Integrität aufzubauen und deine Konstitution zu berücksichtigen, werden Ablenkungen und Muster der Vergangenheit dich auf den Prüfstand stellen und können dich zurückzerren. Du verteidigst dich durch den Einsatz von Tapas und kleinen Kaizen-Schritten, durch Abhyasa (beständiges Üben) und die Lehren des Karma (Ursache und Wirkung).

Gelingt es dir, diese Muster zu durchbrechen, bestehst du den Test. Du betrittst wieder ein neues Reich von Realität und Potenzialität. Aus sozialwissenschaftlicher Sicht trittst du durch die Verinnerlichung veränderter Verhaltensweisen in ein höherentwickeltes Mem der menschlichen Evolution ein. Du erlangst die Fähigkeit, dein Prana, dein Tejas und dein körperliches Ojas sämtlich und gleichzeitig aufzubauen.

Halte hier inne.

Blicke auf dein altes Leben zurück, auf deine unklugen Gewohnheiten, deine alten Vorlieben und Schwächen, dein altes Temperament, deine überholten Glaubenssätze: Waren Körper, Geist und Seele deines alten Ichs, wenn auch zeitlich gesehen jünger, nicht stärker gealtert? Hast du deine Vorstellungen von Alter und Krankheit hinterfragt?

Du bist nicht mehr, wer du warst, als du dieses Buch das erste Mal in die Hand genommen hast. Natürlich hast du nicht alles darin perfekt umgesetzt; es war ja auch nur ein erstes Durchfegen.

Und doch, etwa so wie beim Durchfegen der Garage ergibt das erste Zusammenkehren den größten Haufen Unrat, der zu entsorgen ist. Mit jedem weiteren Fegen werden die Haufen kleiner und die Garage beginnt zu strahlen. Durchlaufe die zehn Übungsschritte regelmäßig in zehn Einheiten von je einer Woche. Die Übungen bauen aufeinander auf. Auch du wirst nach jedem Durchgang mehr strahlen.

Bausteine für das Außergewöhnliche

Die Handlung in einem typischen Superhelden-Film läuft ungefähr so ab: Zu Beginn ist der Superheld oder die Superheldin auffallend normal (denke beispielsweise an Cinderella, Luke Skywalker oder Neo aus Matrix). Eine Katastrophe veranlasst die Initiation des Helden oder der Heldin. Sie lernen, Hürden zu überwinden. Das führt zu ihrer Verwandlung und der intuitiven Erkenntnis, dass die Welt anders sein sollte: Sie verlangt größere Veränderungen, die Heldin verschreibt sich diesem Ziel. Doch zu ihrem Erschrecken zeigt sich, dass es viel schwieriger zu erreichen ist als gedacht.

Die künftige Superheldin ist bestürzt. Bestürzt und abgeschreckt. Da tritt vielversprechende Hilfe auf – ein Lehrer, eine Zauberfee, ein seltsam anmutender Jedi-Meister mit spitzen Ohren, eine inspirierende Anführerin aus dem Jenseits, ein Body-Thrive-Coach – ein Bündnis wird geschmiedet. Es wird gelernt. Es wird gekämpft, die Unschuld geht verloren. Die Superheldin gewinnt an Macht. Sie wandelt sich und mit ihrer Wandlung entwickelt sich die Welt. Die Heldin hat die Diksha bestanden. Und dann? Eine neue Welt ist möglich.

So werden Gewohnheiten gefestigt. Die 10 Body-Thrive-Gewohnheiten stellen die Kernkompetenzen überdurchschnittlicher Gesundheit dar. Die Gesetze von Ursache und Wirkung werden viel offensichtlicher, sobald du sie verstehst. Du entscheidest dich, die Naturgesetze aufmerksam zur Kenntnis zu nehmen: die biorhythmische Uhr, die Prinzipien von Ursache und Wirkung (Kausalität), Polarität und Resonanz (oder Anziehung). Indem du das tust, gewinnst du an Energie, Zeit, Verbundenheit und Freude. Du wirst humaner – sozusagen *human+*. Die Kräfte, die dir die Bewältigung der Kernkompetenzen durch wiederholtes Üben verleiht, sind das, was Yogis *siddhis* nennen. Siddhis sind Superkräfte, die Menschen sich erschließen können, wenn sie den Weg zu einem bewussten Leben praktizieren.

Human+

Die Body-Thrive-Gewohnheiten wirken so offensichtlich, so grundlegend, dass du dich vielleicht fragen wirst, ob nicht schon deine Vorfahren diese human+ Erfahrungen hatten. Mein Eindruck ist, seltene Fälle einmal ausgenommen, dass dies nicht der Fall ist. Ein erdverbundeneres Leben? Das hatten sie. Aber ein Leben umfassenderer Vernetzung? Das bezweifle ich. Rückblickend sehen wir, dass das Frauenwahlrecht gerade einmal hundert Jahre alt ist, und die Rassentrennung endete in den USA vor kaum mehr als fünfzig Jahren. Unsere Vorfahren befanden sich im Überlebenskampf, die wenigsten kamen in den Genuss von Bildung oder Freizeit, ein Luxus, den wir heute haben.

Aufgrund von Krankheiten, Krieg, Konflikten, Witterung und jeder Art von Misshandlung, darunter Rassismus, Sexismus und Imperialismus, hatten vor hundert Jahren nur sehr wenige Menschen die Zeit, sich selbst zu entwickeln. Den größten Teil ihrer Zeit verwendeten die meisten auf die Grundversorgung mit Essen, Wasser, Unterkunft und Schutz. Sie mögen früh zu Bett gegangen und früh wieder aufgestanden sein, mögen sich von saisonaler, pflanzenbasierter Kost ernährt haben, unterbrochen von unvermeidlichen Fastenzeiten, doch nur sehr wenigen waren die Informationen und sozialen Freiheiten verfügbar, die uns heute erlauben, selbstbestimmt nach diesen Gewohnheiten zu leben. Der Zugang zu Informationen verbessert sich nahezu überall, doch mehr als doppelt so viele Menschen, wie die USA heute Einwohner zählen, leben ohne Zugang zu sauberem Wasser.[1] Da mobile Breitband-Vernetzung und Social Sharing zunehmen, können wir Menschen auf der ganzen Welt beim gemeinsamen Wachstum unterstützen, indem wir Ideen und Ressourcen an die Orte bringen, wo sie am dringendsten gebraucht werden.

Durch die Body-Thrive-Übungsschritte erschaffst du eine tiefgreifende, nachhaltige Energie. Sie ruft in dir die Lust und die nötige Kapazität wach, über dein aktuell erreichtes Potenzial hinauszuwachsen. So trittst du in die Entwicklungsphase ein, die dir erlaubt, zu einer Person zu werden, die du niemals zuvor warst. Es weckt dich ein Ruf, ein starkes Verlangen, mit deiner Energie etwas Großes anzufangen.

Body-Thrive-Gewohnheiten zu leben führt zur Expansion deiner Bewusstseinsebene oder -dimension. So kannst du auch die zähen Brocken verdauen, die dir das Leben auftischt. Du erlebst eine neue Größenordnung von Integrität und dem folgt der Wunsch, eine Kraft positiver Entwicklung zu sein.

Du richtest dich aus auf die tiefen Rhythmen der Natur, *deiner* Natur, entwickelst dadurch einen widerstandsfähigen Körper und Geist und wirst so auf natürliche Weise deine eigene pulsierende Schwingung anheben und verfeinern. Auf natürliche Weise wirst du intuitiv dein nächstes Ziel erkennen. Du wirst spüren, was du tun sollst und wer du als Nächstes werden musst, um das umzusetzen. Du wirst dir wünschen, dass dein Leben im Einklang mit der tieferen Bedeutung steht, die du nun durch deinen dynamischen, mittels der 10 Body-Thrive-Gewohnheiten gestärkten Biorhythmus wahrnimmst.

Du bist jetzt leistungsfähiger. Du bist besser in der Lage, Positives zu bewirken, auch weit über dein Selbst und das eigene Wachstum hinaus. Es wird dir ein Anliegen sein, deine überschüssige Energie für lebensbejahendes Handeln in größerem Maßstab oder in größerer Tiefe einzusetzen. Du bist eine sich stetig erweiternde Version deiner selbst. Das ist zwar nicht die leichteste Route, aber die natürliche Entwicklung eines Menschen im Wachstum.

Achte auf deine neuen, tieferen Bedürfnisse, wenn du den Body-Thrive-Gewohnheiten folgst. Dies ist der Weg deines sich verwirklichenden Potenzials.

Setze in die Tat um, was du täglich lernst. Optimiere deine persönliche Hygiene mithilfe der Body-Thrive-Übungsschritte und beginne, aktive Evolution zu leben. Befreit von deinen überholten Gewohnheiten wirst du nicht mehr in die Geisteshaltung und das Muster zurückgerissen, die du auf Kosten unserer kollektiven Zukunft im Relativen festgehalten hast, in deinem kleinen Ich, in ewigen Wiederholungen deiner Vergangenheit.

Wenn du jetzt in deine Übungen startest, dann auf einem ganz anderen Niveau von Fürsorge, Verpflichtung und Interessen jenseits deiner selbst: aller Schritte bewusst, die du unternommen hast, um deinen Körper zu erwecken, dein Dharma und dein Leben und mit dem Wunsch, anderen dabei zu helfen, die Puzzleteile für ein besseres Leben zusammenzufügen.

An diesem Punkt befähigen dich deine Übungen und heiligen Gewohnheiten, sich vollkommen lebendig und kooperativ einzubringen. Die Ideen, Projekte und Menschen in deinem täglichen Leben sind anregend und wirkungsvoll. Zentriert, geerdet, offen und empfänglich hast du mehr Fähigkeiten als je zuvor. Dein Dharma dehnt sich aus – die Projekte und Menschen, mit denen du jetzt arbeitest, hättest du dir zuvor nicht einmal erträumt. Man wird dir dafür danken, dass du du selbst bist. Danke für die Arbeit, die du leistest.

Wir ziehen munter unsere Kreise

Falls du in einen Trott verfällst, schnapp dir eine Freundin und geht mit ihr die zehn Übungsschritte in zehn Wochen gemeinsam durch. Es wird jedes Mal einfacher. Glaub mir, ich spreche aus Erfahrung.

KÜCHEN-SADHANA: DIE KÜCHE ERLEUCHTEN

WAS ES BRINGT

Plane alle sieben oder vierzehn Tage zwei Stunden ein, in denen du das Essen für die Woche vorbereitest und deine Küche auf die Ernährung deiner Seele ausrichtest.

WARUM MAN ES TUN SOLLTE

Betrachte es als Übung, wöchentlich oder vierzehntägig Extrazeit (rund zwei Stunden) für die Küche zu reservieren, in denen du dich auf alles konzentrierst, was die schnelle und einfache tägliche Zubereitung von Gerichten im Alltag erleichtert.

WIE MAN BEGINNT

Nimm deinen Kalender zur Hand und markiere zwei Stunden am Morgen eines freien Tages. Eliminiere alles aus der Küche, was dort nicht gebraucht wird, und reinige die Küchenschränke.

Das Sadhana für die Küche lädt dich zu einer Disziplin oder Praxis rund um die Küche ein und wie sie dazu dient, deinen Körper (und die anderen Körper, die du versorgst) zu formen. Von dieser Disziplin erfuhr ich das erste Mal durch Maya Tiwaris wegweisendes Buch, das sich unter dem Titel *Ayurveda: A Life of Balance* (»Ayurveda: Ein Leben im Gleichgewicht«) an die westliche Welt richtet. Obwohl der größte Teil des Küchen-Sadhana, wie Tiwari es in ihrem Meisterwerk darlegt, nicht aussieht wie das in meiner Küche praktizierte Sadhana, funktioniert das Konzept auch noch nach zwei Jahrzehnten. Dennoch kann aus der alle ein oder zwei Wochen reservierten Zeit, die wir mit Aufstocken, Instandsetzen und dem Kreieren unserer Mahlzeiten mit den Pflanzen gemeinsam nutzen, durchaus ein Ritual entstehen. Das Ziel ist einfach: Gestalte deine Küche funktional und dein Essen mit Absicht (intentional) – mit Blick auf die Person, die du werden willst.

Als die Priester die Köche waren

Vor langer Zeit im alten Indien bereitete die priesterliche Kaste der Brahmanen die Speisen für den König und seine Familie zu. Die Priester waren sowohl Köche als auch spirituelle, ethische und politische Ratgeber. Dahinter stand zum einen der Gedanke, die Energie bewusster Achtsamkeit – die Gottes, des Göttlichen und der Erleuchtung – in das Essen einzubringen, zum anderen die Alchemie der Essenszubereitung unter Berücksichtigung von Saison und Konstitution zugunsten der Gesundheit des Königs. Und so kann es auch in deiner Küche sein. Die Energien, die du in deine Küche bringst – von den Zutaten bis hin zu deiner inneren Haltung –, rufen die Energien und den Geist hervor, die du durch dein Essen erfährst.

Sadhana bedeutet »spirituelle Praxis«. Jede Praxis, alles, was du regelmäßig mit dem Ziel wiederholst, dich mit dem Höchsten zu verbinden, ist Sadhana. So wird auch das Küchen-Sadhana zu einem natürlichen, mühelosen Teil eines Lebens in Verbundenheit mit deinem Dharma. Wenn du zweimal monatlich etwas Zeit am Stück in der Küche verbringst und dich Tätigkeiten widmest, die die Zubereitung von Mahlzeiten künftig beschleunigen, wirst du umso mehr Zeit sparen und gesünder essen. Zu diesen Tätigkeiten können gehören: Großreinemachen in den Küchenschränken, Aufstocken der Vorräte von Körnern, Bohnen, Samen oder Gewürzen, Zubereitung von Rohkost wie Sauerkraut, grüne Pulver, Müsli. All diese Tätigkeiten können wir in Sadhana verwandeln, also in eine Übung mit dem Ziel, den Geist zu beleben.

»Sadhana ist ein Mittel, durch das Knechtschaft zur Befreiung wird«, so der Yoga-Historiker N. N. Bhattacharyya.[1] Mag Küchenarbeit in deinen Ohren auch nach Sklaverei klingen, so wird vielleicht gerade sie zum Eingangstor. Der Yoga-Meister B. K. S. Iyengar erinnert uns daran, wie unmittelbar Sadhana mit Üben und Handeln verknüpft ist:

> Sadhana ist eine Disziplin, die im Streben auf ein Ziel hin geübt wird. Abhyasa, das wiederholte Üben, wird aufmerksam und reflektiert ausgeführt. Kriya, das Handeln, impliziert ebenfalls die durch Studium und Erforschung perfektionierte Ausführung. So ist mit Sadhana, Abhyasa und Kriya dasselbe gemeint. Ein Sadhaka ist ein Übender, der […] Sinne und Verstand in der Praxis geschickt gebraucht, um ein spirituelles Ziel zu erreichen.[2]

Die Konsequenzen sind drastisch: Ohne Küchen-Sadhana fällst du zurück in einen Schlendrian mit unaufgeräumten Vorräten, Fertiggerichten und einem weniger verbundenen Körper. Diese Übung verhilft dir zu der Disziplin, deinen Speiseplan für eine Woche aufzustellen. Küchen-Sadhana braucht nicht mehr zu sein als sich einmal Zeit zu nehmen und die Schränke und Vorräte durchzugehen, das Kochbuch oder eine Rezept-Website zu öffnen, den Wochenspeiseplan auszufüllen und den Einkaufszettel zu schreiben. Die Gewinne aus dem Küchen-Sadhana sind dafür beträchtlich:

- ✪ Du sparst Zeit.
- ✪ Du isst besser.
- ✪ Du sparst Geld.
- ✪ Deine Küche verbindet sich mit den Jahreszeiten.

- Deine Küche wird zweckmäßiger.
- Du wirst entspannter und gelassener, da du weniger Stress dabei empfindest, dich (und deine Familie) Tag für Tag gesund zu bekochen.
- Du lebst insgesamt gesünder, weil du mit der Praxis in deiner Küche gesunde Entscheidungen für deinen Körper triffst.

Zwei Stunden Küchen-Sadhana alle vierzehn Tage ermöglichen es mir, köstliche hausgemachte, nährstoffreiche Mahlzeiten in weniger als zwanzig Minuten auf den Tisch zu bringen. Das nützt besonders denjenigen, die chronisch ausgebucht und schlecht ernährt sind. Du brauchst diese Gewohnheit aber auch bei den folgenden Anzeichen: Du trägst ein paar Extra-Pfunde mit dir herum; du musst deine Ernährungsweise verbessern; du fühlst dich oft gestresst; du fühlst dich nicht gut genährt; du kommst ausgehungert in die Küche und schnappst dir schnell irgendwas; du hast keine gesunden Lebensmittel griffbereit und du siehst deine Küche nicht als einen heiligen, gern genutzten Ort.

Moderne Essenszubereitung von Grund auf

Wenn du dein Essen von Grund auf selbst zubereitest, sammelst du zugleich Erfahrung darin, die Rezepte deinem Körper anzupassen, und schon bald wirst du ganz ohne Rezept kochen können. Du brauchst deine eigene Kost. Zu häufig nacheinander vorgefertigte Gerichte oder auswärts zu essen schmälert deine Kraft, dein Verstand ist nicht so klar, dein Körper nicht so stark, dein Heim nicht so behaglich, wie sie sein sollten. Warum? Weil sich deine Sinne, Hände und Intuition so nicht auf deine Bedürfnisse einstimmen und deine Nahrungsmittel auf feinstofflicher Ebene energetisieren können.

In der Geschichte haben die Menschen ihr Essen im Familienverbund ausgewählt und zubereitet. Falls du die Köchin deines Haushalts bist, weißt du, was die anderen gerne mögen. Du weißt, wer Kardamom Zimt vorzieht, wer mit Salz oder Pfeffer nachwürzt, wer mehr Blattgemüse als Körner braucht. Wenn deine Küche mit Saison, Klima und den lokal wachsenden Pflanzen im Einklang ist, wirken Flow und Gelassenheit umso tiefer.

Küchen-Sadhana verlangt, dass du nicht nur deine eigene Küche besitzt, sondern den Raum auch alle zwei Wochen revitalisierst. Verwende eine bestimmte Zeit darauf, die Art deiner Ernährung an der Art, wie du sein willst, auszurichten. Wärst du gern leichter? Schwerer? Wärmer? Kühler? Besser ernährt? Klarer? Geborgener? Denke an diese *gunas*, diese Attribute, und justiere die Ausrichtung deiner Vorräte und die Atmosphäre deiner Küche so, dass dein Körper mit mehr Präzision ernährt wird. In diesem Sinne kannst du deinen Wohnraum, die Küche eingeschlossen, zu einer Aufgabe, einem Dharma machen. Frage dich:

- Wie kann ich mein Zuhause nutzen, sodass es die Gewohnheiten unterstützt, die ich mir aneignen will?
- Wie kann ich meinen Haushalt so organisieren, dass er mich in meinen Zielen unterstützt?

✿ Wie kann ich diese Räume zukünftig nutzen, sodass sie mich in der Entwicklung meiner Gewohnheiten bestmöglich unterstützen?

Denke an deinen Besitz, alles, was dir Platz wegnimmt, als etwas, das dir Miete zahlt. Was verdient seinen Unterhalt, indem es deinen Bedürfnissen dient? Was nimmt ohne Gegenleistung Platz weg? Bewerte und entscheide rigoros. Der Zweck meiner Küche ist es, meinen Körper effizient und mit Liebe zu nähren. Meine Küche entwickelt sich mit mir weiter.

Ohne Küchen-Sadhana schleichen sich Lebensmittel in deine Schrankfächer, die sich nicht an die Person richten, die du werden willst: Sortiere alles aus, gib weiter, was brauchbar ist. Entscheidend ist die Frage, was in der Küche passieren muss, damit der Raum den gemeinschaftlichen Bedürfnissen dient und dir hilft, deine Ernährung mit deinen Zielen in Einklang zu bringen. Handle danach.

Am Anfang steht das Großreinemachen

Die allererste Küchen-Sadhana-Aktion ist ein Großputz. Lade dazu Buddhi, die erleuchtete Version deiner selbst, zur Party ein. Buddhi ist dein höherentwickeltes Selbst – der Teil, der die Zwei-Wege-Kommunikation zwischen dem Selbst und dem Ganzen beherrscht. Der Teil, der die Meditation liebt und das Konzept gelassenen Lebens versteht. Buddhi verlangt Verbindung zum Sein, was, wie du weißt, freien, klaren Raum voraussetzt: Sukha. Dein Buddhi kann mit nur zwanzig Minuten und zwei Pappkartons freien Raum in deiner Küche schaffen. Lass Buddhi deine Küche durchsieben. Einer der Kartons ist für alles, was du weggeben willst, direkt an jemanden in Not oder an einen Gebrauchtwarenladen. Im anderen sammelst du alles, was dich vielleicht später noch interessiert, aber nicht gerade jetzt.

Dies ist der Schlüssel, um deinen höherentwickelten Verstand die Arbeit erledigen zu lassen. Deine alten Muster werden versuchen, dich mit starken Argumenten zu sabotieren, warum du diese Schachtel Graham-Cracker aufbewahren solltest oder jenes Küchengerät, das du noch nie gebraucht hast. Vergiss nicht: Es geht hier um Sadhana, um Disziplin. Buddhi tritt auf und gibt den Ton an. Hier ist das Beispiel von Jackie aus dem Yogi-Detox-Programm:

> Letztes Wochenende habe ich die Entrümplungsanleitung beherzigt und meine Wohnung aufgeräumt. Dann habe ich das fortgesetzt und so viel Zeug rausgeschafft. Mein Zuhause fühlt sich jetzt anders an. Ich fühle mich leichter.

Buddhi weiß genau, wie das geht: Hiermit bist du fertig. Das hier wirst du später brauchen. Wenn beide Kartons voll sind, klebe sie zu. Beschrifte sie: »Essen und Küchenzeug zum Verschenken« und »Zeug zum Aussortieren in sechs Monaten«. Letzteren stellst du in deine Garage, den anderen ins Auto.

Gut gemacht. Du hast etwas Sukha erzeugt, das den natürlichen Fluss von Gelassenheit aktiviert. Das ist Anregung genug, um weiterzumachen. Zum Schluss stellst du eine Liste der Tätigkeiten auf, die du beim Küchen-Sadhana in zwei Wochen angehen willst. Dies ist eine Übung. Trage diesen zweimal monatlich wiederkehrenden Termin in deinen Kalender ein. Dies ist keine einmalige Angelegenheit. Du vertiefst deine Verbindung zur Seele der Küche – den Geist der Essenszubereitung. Das ist es, was dein Essen und deinen Körper heiligt.

Aufgaben bündeln mit Buddhi

Ist deine Küche einmal aufgeräumt, sortiert und hochfunktional, solltest du deine Küchen-Sadhana-Liste nutzen, um deine Mahlzeiten portionsweise vorzubereiten. Das Küchen-Sadhana hat zwei Ansatzpunkte:

1. Küchen-Aufgaben

2. Hausgemachte Vorräte

Küchen-Aufgaben umfassen den Bereich Reinigen, Organisieren und Bevorraten. Markiere die Aufgaben, die aktuell anliegen.

- Küchenschränke und -schubladen reinigen
- den wöchentlichen Speiseplan aufstellen
- eincn Einkaufszettel schreiben
- den Kühlschrank sauber machen (Hilfe organisieren)
- Küchenvorräte aufstocken
- die Küche aufräumen, reinigen und saisonale Vorräte anlegen
- die Gewürze erneuern (alle sechs bis zwölf Monate)
- im Garten ernten
- eine Kompost-Tonne anschaffen
- den Kompost wenden

Hausgemachte Vorräte sind vorbereitete Lebensmittel, die du nur einmal in der Woche herstellen musst (z. B. Salat-Dressing), einmal im Monat (Müsli) oder einmal im Jahr (Miso). Dies sind die Vorräte, die ich mir anlege, sortiert nach »wöchentlich« bis »jährlich«:

- Salat-Dressings und Saucen
- geröstetes Gemüse
- (in Salzwasser) gekochtes Gemüse
- eingeweichte Chia-Samen für Porridge (halten sich im Kühlschrank eine Woche)
- Brühe für Suppen und andere Gerichte
- gekeimte Nüsse und Samen
- Kekse oder rohe Schoko-Kugeln

- Hummus oder Bohnen-Cremes
- Müsli
- rohe Cracker
- eingelegtes Gemüse oder Sauerkraut
- Frucht-Rollups (getrocknete Fruchtrollen) für die Kinder
- Grüne Pulver und Superfood-Mischungen
- Kräutertee
- Miso-Paste

Mein Küchen-Sadhana in Aktion

Ich organisiere meine Küchen-Sadhana-Aufgaben gern in Zeitblöcken. Meine Empfehlung ist, mit dem Speiseplan zu beginnen (mach dir gleich mehrere Ausdrucke aus dem *Body-Thrive-Workbook*). Beobachte, welche Vorbereitungen du für die kommende Woche in einem Zeitblock erledigen kannst. Allmählich wirst du und dein Küchen-Körper einen Rhythmus finden und feststellen, dass das Wann und Was während des Küchen-Sadhana seine eigene Struktur, Gelassenheit und Effizienz entfaltet. Um den Prozess zu veranschaulichen, werde ich dir verraten, wie ich meine Küchenzeit effizient nutze und außerordentlich gut esse, aber deine Abläufe werden wahrscheinlich anders aussehen. Ich bevorzuge das Wochenende, du vielleicht einen Wochentag. Wie bei allen Gewohnheiten gilt: Mach eine Routine daraus und halte dich daran, bis du eine noch bessere Gewohnheit findest. An meinem Kühlschrank hängt die Liste mit den Aufgaben für die nächste Küchen-Sadhana-Aktion. Es ist eine ganz konkrete To-do-Liste. Hier ein Beispiel:

- Gemüse rösten
- Gemüse kochen
- Zitronen-Miso-Dressing herstellen
- Miso-Vorrat im Keller kontrollieren
- Basilikum ernten
- Pesto herstellen
- die Kompost-Tonne saubermachen

Hier ein jüngeres Beispiel aus einer anderen Woche:

- Buchweizen-Knuspermüsli vorbereiten
- Honig-Senf-Vinaigrette herstellen
- einen Zwei-Wochen-Vorrat an Möhren ernten
- Wildkräuter in den Trockenschrank legen
- Traubenkirschen und Hagebutten pflücken

Ich habe gern etwas gegartes Gemüse zur Hand, um in wenigen Minuten eine Suppe oder einen Salat machen zu können, denn oft komme ich mittags oder abends hungrig nach Hause und möchte flink eine Gemüse-Mahlzeit zusammenrühren. Also röste ich Süßkartoffeln, Kartoffeln, Wurzelgemüse, manchmal auch Blumenkohl, Zwiebeln, Brokkoli oder Spargel. Wurzelgemüse gebe ich im Ganzen in den Ofen, alles andere schwenke ich grob zerkleinert mit Salz und Pfeffer in Olivenöl. Der Ofen muss heiß sein, etwa 220 °C. Ich heize den Ofen vor und setze gleichzeitig einen Topf mit Salzwasser auf. Diese Vorbereitungen brauchen höchstens zehn Minuten und zahlen sich durch gesünderes Essen sowie Zeitersparnis und weniger Stress in den nächsten Tagen aus.

Viele lebendige, rohe Lebensmittel sind reich an Enzymen und sehr förderlich für eine optimale Verdauung, Resorption und Ausscheidung. Ich habe festgestellt, dass sie in größeren Portionen einfacher vorzubereiten und gut frischzuhalten sind. Sauerkraut, gekeimtes Buchweizen-Müsli, eingeweichte Chia-Samen und selbst getrocknete grüne Pulver sind Vorräte, die ich zuweilen täglich verwende. Solche Vorräte in Portionen herzustellen spart in der Küche enorm Zeit und reduziert den Aufwand vor den Mahlzeiten. Lebendige, rohe Lebensmittel sind randvoll mit Enzymen, Nährstoffen und Prana. Enzyme und Prana zerfallen in gegartem Essen, wenn man es aufbewahrt, so auch beim Einkochen. Doch Fermentierung und Trocknung erhalten Enzyme und Prana vollständig. Das ist wirklich klasse.

Rohes Buchweizen-Knuspermüsli gehört zu meinen Frühstücksvorräten, denn ich beginne meinen Tag gern mit Rohem. Zuerst trinke ich einen grünen Smoothie aus wilden oder angebauten Zutaten. Wenn der verdaut ist (nach zwanzig Minuten), esse ich häufig Chia-Porridge mit einer Handvoll Buchweizen-Knuspermüsli als Topping. Wie viele rohe Lebensmittel erfordert Buchweizen-Knuspermüsli nicht, lange in der Küche zu stehen, selbst ein Monatsvorrat nicht, aber es sind über einige Zeit hinweg eine Reihe verschiedener schneller Handgriffe zu erledigen.

Wenn »Buchweizen-Müsli vorbereiten« auf meiner Liste steht, ziehe ich einige kurze Schritte vor und beginne schon ein paar Tage vor dem Küchen-Sadhana-Wochenende damit, den Buchweizen in einer großen Schale Wasser einzuweichen. Das ist in ungefähr einer Minute getan und die Schale bleibt über Nacht stehen. Am nächsten Morgen gieße ich den Buchweizen ab und breite ihn auf einem großen Backblech aus, bedecke ihn mit einem leichten Geschirrtuch und stelle das Blech an eine freie Stelle auf der Anrichte in meiner Küche, wo die Buchweizen-Babys dann wachsen dürfen. Ein oder zwei Tage lang hebe ich jeden Morgen und Abend das Tuch an und lockere die Buchweizen-Babys ganz behutsam auf. Nicht spülen, nur auflockern. Wenn ich in Mexiko bin, wo die Luft feuchtwarm ist und Schimmel gedeihen lässt, spüle ich allerdings doch zweimal am Tag und schüttele die Keimlinge dann leicht auf – so keimen sie in der Hälfte der Zeit. Am Abend vor meiner Küchen-Sadhana-Aktion weiche ich Rosinen und Datteln in einer Schüssel ein, die Mandeln in einer zweiten. Bis hierhin habe ich zusammengenommen etwa fünf Minuten meiner Zeit investiert.

Am Küchen-Sadhana-Tag bin ich vorbereitet. Auf meiner Liste stehen Buchweizen-Knuspermüsli und Honig-Senf-Vinaigrette, außerdem Möhren ernten, Hagebutten und Traubenkirschen für den Wildkräuter-Tee pflücken. Ich beginne mit dem Müsli. Ich verwende zehn bis fünfzehn Minuten darauf, alle Zutaten zusammen im Mixer zu zerkleinern, dann auf den Einschüben des Trockenschranks auszubreiten und schließlich aufzuräumen. Jetzt habe ich ausreichend hausgemachtes Knuspermüsli für einen Monat. Ich mache die Salat-Vinaigrette (fünf Minuten) und ernte und wasche die Möhren (vierzig Minuten). Jetzt bleibt mir noch fast eine Stunde, um mein Kind auf einen Spaziergang durch den Wald mitzunehmen, wo wir Hagebutten und Traubenkirschen pflücken. Die wachsen dort in Hülle und Fülle, und ich kenne die guten Stellen. Kein Stress.

In dieser Art funktioniert Küchen-Sadhana. Sind deine Routinen erst einmal eingeübt, profitierst du auf lange Sicht von anhaltenden Vorteilen. Du sparst massenhaft Zeit, schaffst die Verbindung zwischen deinem Körper und deinem Essen, vielleicht sogar zu deinem Ökosystem, und isst hochwertigere Nahrung für weniger Geld.

Wenn du die Nahrung für deinen Körper zubereiten willst, die ihn am besten anfüllt, gibt es eine Möglichkeit, dies in besser organisierter, effizienterer, heiligerer und freudvoller Weise zu tun? Nimm dir einen Moment Zeit und liste deine Ideen auf. Integriere den Sadhana-Aspekt in deine Praxis. Du wirst begeistert sein, wie schon ein bisschen erleuchtetes Zupacken an nur einem Tag der Woche dir ermöglicht, jeden Tag einfach in die Küche zu tanzen, um ohne Weiteres ein tolles, schnell zubereitetes Essen zu zaubern. Du wirst entspannter sein und besser wissen, was dein Körper braucht.

Wie mein Freund Johnny Brannigan mich lehrte: »Das Bewusstsein des Kochs ist die wichtigste Zutat im Essen.« Du wirst beides sein, Priesterin und Königin.

LISTE DER ARBEITSBLÄTTER

Lade dir dein kostenfreies Exemplar des *Body-Thrive-Workbooks* auf bodythrive.com/workbook herunter. Die darin enthaltenen Arbeitsblätter beziehen sich auf die 10 Body-Thrive-Übungsschritte.

Arbeitsblätter	Kapitel/Übung
Dein Was, dein Warum & dein Anker	Crash-Kurs in Gewohnheitsevolution
Monatliche Übersicht über bessere Gewohnheiten	alle Übungsschritte
Wöchentlicher Essensplan	Übung 1: Abends früher und leichter essen
Fokus & Essen für ein früheres, leichteres Abendessen	Übung 1: Abends früher und leichter essen
Um wie viel Uhr ist das Abendessen?	Übung 1: Abends früher und leichter essen
»Früh ins Bett«-Flowchart	Übung 2: Früh zu Bett gehen
Rezept für Goldene Milch & Mittel für guten Schlaf	Übung 2: Früh zu Bett gehen
Checkliste für den richtigen Start in den Tag	Übung 3: Den Tag richtig beginnen
Dos & Dont's für einen richtigen Start in den Tag	Übung 3: Den Tag richtig beginnen
Leitfaden für den richtigen Start in den Tag mit achtsamem Atmen	Übung 3: Den Tag richtig beginnen
Arbeitsblatt »Intuition, um richtig in den Tag zu starten«	Übung 3: Den Tag richtig beginnen
Körper- und Atempraxis online	Übung 4: Körper- und Atempraxis
Trainingstabelle	Übung 4: Körper- und Atempraxis

Arbeitsblätter	Kapitel/Übung
Harte, moderate und einfache Workouts	Übung 4: Körper- und Atempraxis
Liste der Gemüse- und Obstsorten, die ich esse	Übung 5: Pflanzliche Ernährung
Liste der Pflanzensorten, die ich esse	Übung 5: Pflanzliche Ernährung
20 Tipps für eine pflanzliche Ernährung	Übung 5: Pflanzliche Ernährung
Nahrungsmittel-Journal	Übung 5: Pflanzliche Ernährung
Selbst-Massage-Rezepte	Übung 6: Selbst-Massage
Dos & Dont's zur Selbst-Massage	Übung 6: Selbst-Massage
Öl & Körperöffnungen für die Selbst-Massage	Übung 6: Selbst-Massage
Arbeitsblatt, um mit Meditation zu beginnen	Übung 7: In Stille sitzen
Einfache Checkliste, um gesünder zu essen	Übung 8: Prinzipien gesunder Ernährung
Dos & Dont's für eine gesündere Ernährung	Übung 8: Prinzipien gesunder Ernährung
Habe ich Ama?	Übung 8: Prinzipien gesunder Ernährung
Ayurvedische Zungenkarte	Übung 9: Bei Sinnen bleiben
Leere Zungentabellen	Übung 9: Bei Sinnen bleiben
Tabelle zur Analyse meiner Zunge	Übung 9: Bei Sinnen bleiben
Augenpflege-Praktiken	Übung 9: Bei Sinnen bleiben
Nasenpflege-Praktiken	Übung 9: Bei Sinnen bleiben

Arbeitsblätter	Kapitel/Übung
Bewertung von »Gelassenheit leben«	Übung 10: Gelassenheit leben
Arbeitsblatt Auswertung	Übung 10: Gelassenheit leben
Arbeitsblatt »Wähle deine Orientierung«	Übung 10: Gelassenheit leben
Skizziere deine sich abzeichnende Ausrichtung	Übung 10: Gelassenheit leben
Tausche Schlechtes gegen Besseres – Arbeitsblatt 1	Alle Übungen
Tausche Schlechtes gegen Besseres – Arbeitsblatt 2	Alle Übungen
Arbeitsblatt zur Identitätsfindung	Alle Übungen
Arbeitsblatt »Schlüsselgewohnheit«	Alle Übungen
Arbeitsblatt zur gegenseitigen Unterstützung	Alle Übungen
Arbeitsblatt zur Abrechnung	Alle Übungen
Du und der Widerstand	Alle Übungen
Arbeitsblatt für niedrige oder hohe Motivation	Alle Übungen
Einschränkende Überzeugungen/ Höhere Wahrheiten	Alle Übungen
Kernstrategien zur Veränderung von Gewohnheiten	Alle Übungen

GRÜNDE EINEN BODY-THRIVE-BUCH-CLUB

Yoga-Studios, Meditationszentren, Gesundheitsgruppen und ganzheitliche Wellness-Einrichtungen können das Body-Thrive-Programm gut mithilfe eines Buch-Clubs in ihre Gemeinschaft einbinden. Die 10 Body-Thrive-Übungsschritte legen natürlich eine Laufzeit von zehn Wochen nahe, ein Format, das günstigerweise auch für den Buch-Club gelten sollte.

Als Starthilfe findest du unten vorschlagsweise einige Fragen, die bei den wöchentlichen Treffen diskutiert werden können. Wenn du diesem Format folgst, sollte deine Gruppe zu Schritt 1 auch die einleitenden Kapitel und zu Schritt 10 auch die abschließenden Kapitel lesen. Falls du dich lediglich auf die einzelnen Übungsschritte konzentrieren willst, überspringe die anderen Abschnitte – was immer für deine Gruppe am besten funktioniert. Allerdings solltest du Wert darauf legen, dass »Ein Crash-Kurs in Gewohnheitsevolution« (Seite 29) als Grundlage gelesen wird, auf die jederzeit während der Arbeit an den Übungen zurückgegriffen werden kann. Setze die Strategien in diesem Kapitel ein, um Fehlern und Schwierigkeiten bei der Aneignung der gesünderen Gewohnheiten zu begegnen.

Das begleitende *Workbook* zu diesem Buch kann sich jedes Mitglied deiner Gruppe kostenfrei unter bodythrive.com/workbook herunterladen. Bitte alle Teilnehmenden, das *Workbook* auszudrucken und in einem Hefter zu den Gruppenstunden mitzubringen.

Diskutiere Body Thrive in deinem privaten Lesekreis

Wenn du bereits einen Buch-Club oder Lesekreis hast, in dem jeden Monat ein Buch gelesen wird, müsst ihr als Gruppe entscheiden, ob ihr dieses Buch über zehn Wochen durcharbeitet oder bei eurem bewährten Format bleiben wollt. Ich empfehle, dass ihr euch zehn Wochen Zeit nehmt, damit die Gruppe Gelegenheit hat, in die Übungen einzutauchen und eine Gewohnheit nach der anderen zu implementieren. Falls ihr euch dennoch an das Schema »Ein Buch pro Monat« halten wollt, solltet ihr an die Lektüre und Diskussion von Body Thrive anknüpfend vielleicht ein weiteres Buch mit ähnlicher Botschaft zu Wellness, Spiritualität oder Inspiration lesen. Meine Vorschläge: *Erfinde dich neu* von Gretchen Rubin, *Experiment Hingabe* von Michael Singer, *Choose Yourself* (»Wähle dich selbst«, nicht auf Deutsch erhältlich; Anm. d. Verl.) von James Altucher, *Magic Cleaning – wie richtiges Aufräumen Ihr Leben verändert* von Marie Kondo oder *Wild Edibles* (»Wilde Lebensmittel«, nicht auf Deutsch erhältlich; Anm. d. Verl.) von Sergei Boutenko.

Gründe einen virtuellen Body-Thrive-Buch-Club

Auch in einer virtuellen Gemeinschaft ist es möglich, einen Buch-Club zu gründen – unterschätze dessen Wirkung nicht! Vielleicht sind die Kalender aller Interessierten so voll, dass es leichter scheint, einen Sack Flöhe zu hüten, als ein Treffen zu organisieren, zu dem alle kommen. Trotz allem kannst du einen Raum für gehaltvolle Diskussionen schaffen und ihr euch beim Erarbeiten der zehn gesunden Gewohnheiten gegenseitig unterstützen, wenn ihr soziale Plattformen dafür nutzt.

Buch-Club-Fragen

Wie formt ihr euren Körper?

F: Auf einer Skala von 1 bis 10 – wie hoch ist eure Selbstverpflichtung, das Programm dieses Buches in den kommenden zehn Wochen tatsächlich umzusetzen? Seid ehrlich zu euch selbst und anderen.

Wie könnt ihr euren Körper nach dem Ayurveda neu formen?

F: Was fällt euch persönlich hinsichtlich der drei Krankheitsursachen nach dem Ayurveda auf?

F: Wie wirkt es sich aktuell auf eure Entscheidungen aus, aus der eigenen Vergangenheit nicht zu lernen? Habt ihr Angewohnheiten, die ihr ändern möchtet? Falls ja, welche?

Ein Crash-Kurs in Gewohnheitsevolution

F: Was fehlt euch aktuell an eurem Lebensstil? Zeit? Energie? Schlaf? Gesunde Ernährung? Ein besserer Tagesablauf? Macht euch das Was bewusst und tauscht euch darüber aus.

F: Warum wollt ihr dies gerade jetzt? (Beispiel: Ich will mehr Schlaf in allen Nächten, damit ich mich an allen Tagen gut fühle.)

F: Welche der Strategien zur Änderung von Gewohnheiten spricht euch am meisten an? (Beispiel: Unterstützung in der Gruppe, die Kaizen-Methode, die Leitsätze usw.)

Übung 1: Abends früher und leichter essen

F: Wie könnt ihr in Bezug auf frühere, leichtere Abendmahlzeiten in dieser Woche die Kaizen-Methode anwenden oder 1 Prozent Verbesserung erreichen?

F: Wie viel Zeit wollt ihr in dieser Woche (fünf bis sieben Abende) dem Abendessen widmen?

F: Wie könnt ihr eine der Techniken aus dem »Crash-Kurs in Gewohnheitsevolution« nutzen, um einen Plan aufzustellen, der euren Zielen entspricht und sich auch einhalten lässt?

Übung 2: Früh zu Bett gehen

F: Wer in der Runde hat einen Körper, der mehr Schlaf braucht? Wie viel mehr?

F: Wie viel Zeit wollt ihr in dieser Woche (fünf bis sieben Abende) dem frühen Schlafengehen widmen?

F: Wenn ihr vom Ziel aus auf euren Weg dorthin blickt, was erfahrt ihr über die Entwicklung eurer neuen Gewohnheit?

F: Was wollt ihr eurer Abendroutine hinzufügen, was daraus streichen?

F: Welche Aufgaben aus dem *Workbook* findet ihr besonders hilfreich?

Übung 3: Den Tag richtig beginnen

F: Welches sind die größten Hindernisse, die euch davon abhalten, eine »Lerche« zu werden? Entdeckt ihr limitierende Glaubenssätze hinter diesen Hindernissen?

F: Wie viele von uns trinken jeden Morgen nach dem Aufstehen Wasser und entleeren sich?

F: Welche Praktik findet ihr besonders hilfreich, um euch einer ausgedehnteren Perspektive zu öffnen? Dankbarkeit? Meditation? Tagebuchschreiben? Falls ihr noch keine Praktik etabliert habt, welche 1-Minuten-Übung wollt ihr in dieser Woche ausprobieren?

Übung 4: Körper- und Atempraxis

F: Wie viele von uns bewegen sich wirklich morgens als Erstes?

F: Was müsste sich ändern, damit ihr bereit seid, eine Körper- und Atempraxis von zwanzig Minuten als Teil eurer täglichen Morgenroutine aufzunehmen?

F: Könnt ihr eine Aussage nach Fogg formulieren, um diese Routine zu etablieren? »Gleich nachdem ich _____, werde ich _____ (was immer auf euch zutrifft).«

F: Hilft euch das Protokoll-Blatt aus dem *Workbook* dabei, eure Work-outs besser zu planen und konsequent durchzuführen?

Übung 5: Pflanzliche Ernährung

F: Wie abwechslungsreich ist eure derzeitige Ernährung? Wie viele verschiedene Pflanzenarten habt ihr in der letzten Woche gegessen?

F: Wie hat sich eure innere Haltung in Bezug auf Ernährung verändert, seit ihr euch mit den verschiedenen Sorten, Pflanzenteilen und saisonaler Kost befasst?

F: Welche neuen Pflanzenarten könnt ihr in dieser Woche eurem Speiseplan hinzufügen? Und in dieser Saison?

F: Welche Aussage nach dem Schema »Ja, und« könntet ihr verwenden, um saisonaler, lokaler und an Vielfalt der Nährstoffe orientiert zu essen? Etwa »Ja, ich esse gesund und in dieser Woche werde ich auf dem Markt Gemüse kaufen, dessen Zubereitung ich noch nicht kenne«.

Exkurs: Wie du deine Gewohnheiten in Beziehungen weiterentwickelst

F: Wer sind eure Helden und Heldinnen auf eurer Reise durch das Body-Thrive-Programm?

F: Wer bildet »die fragliche Mitte«? Wer sind die »Runterzieher«?

F: Wie könnt ihr eure Beziehungen so navigieren, dass sie für eure Entwicklung förderlich sind?

F: Wo könnt ihr die unterstützenden Beziehungen finden, die ihr vermisst?

Übung 6: Selbst-Massage

F: Praktiziert ihr Selbst-Massage aktuell mit Öl, Lotion oder einer trockenen Bürste? Was habt ihr aus diesem Kapitel gelernt?

F: Könnt ihr einen Leitsatz für die Selbst-Massage formulieren, um noch besser für euren Körper zu sorgen?

F: Wisst ihr, welche Stoffe ihr durch Mittel wie Make-up, Feuchtigkeits- oder Sonnencreme auf eure Haut auftragt? Falls nicht, werdet ihr das recherchieren (z. B. auf ewg.org, codecheck.info oder hautschutzengel.de)?

F: Könnt ihr eure Morgenroutine ändern und dreimal wöchentlich eine Selbst-Massage mit der Trockenbürste oder mit Öl integrieren? Welche Auslöser werdet ihr benutzen, um diese Gewohnheit zu automatisieren?

Übung 7: In Stille sitzen

F: Wollt ihr mit Meditation beginnen oder eure gegenwärtige Praxis noch intensivieren? Falls ja, warum? Und was könnte sich in eurem Leben ändern, weiterentwickeln oder vertiefen?

F: Was sind die größten Hindernisse, die euch von täglicher Meditation abhalten?

F: Welche Praxis spricht euch am meisten an? Welche wird am nachhaltigsten wirken?

F: Wie viel Zeit könnt ihr in der aktuellen Phase eures Lebens dauerhaft der Meditation widmen, ohne daran zu scheitern? Wendet die Kaizen-Methode an!

F: Falls ihr bereits regelmäßig Meditation praktiziert, was könnte sie effektiver machen?

Übung 8: Prinzipien gesunder Ernährung

F: Welche der Prinzipien gesunder Ernährung integriert ihr in eure Gewohnheiten?

F: Wie häufig am Tag esst ihr? Knabbert ihr zwischendurch Kleinigkeiten?

F: Wie viele der sechs Geschmacksrichtungen finden sich aktuell in eurer Nahrung?

F: Welches sind im Hinblick auf die Prinzipien gesunder Ernährung eure überholten Muster? Seid ihr bereit, Glaubenssätze zu überdenken und infrage zu stellen?

Übung 9: Bei Sinnen bleiben

F: Wie zeigt sich Asatmendriyartha Samyoga in eurem Leben? In welcher Weise missbraucht ihr eure Sinne?

F: Welches Ritual für die Sinnesorgan-Pflege könnt ihr in eurer Morgenroutine unterbringen? Die Zunge schaben? Öl ziehen? Die Augen palmieren? Nase und Ohren einölen?

F: Welche der ersten Übungen aus diesem Programm beginnen sich für euch zu automatisieren?

F: Welche Techniken aus dem »Crash-Kurs in Gewohnheitsevolution« findet ihr am effektivsten, um neue Gewohnheiten aus diesem Programm zu implementieren?

Übung 10: Gelassenheit leben

F: Was gibt euch in eurem Tag Orientierung – Stress oder Gelassenheit? Bemerkt ihr, dass ihr die Wahl habt?

F: Könnt ihr in eurem Tag Trigger (Auslöser) setzen, die euch innehalten und erkennen lassen, ob ihr gestresst oder gelassen seid?

F: Wie richten die bisherigen Body-Thrive-Gewohnheiten euch in Raum und Zeit aus? Empfindet ihr mehr Weiträumigkeit in eurem Alltag? Habt ihr mehr Zeit? Mehr innere Freude?

F: Gibt es jemanden, dessen gelassene, erleuchtete Existenz eine Inspiration für euch ist? Könnt ihr in dieser Woche »durch Schein zum Sein« kommen, um Gelassenheit zu kultivieren?

Es gibt kein Endspiel

F: Kehrt noch einmal zu eurem Warum und Was aus den Buch-Club-Fragen zum »Crash-Kurs in Gewohnheitsevolution« zurück: Was ändert sich in eurem Leben aufgrund der zehn Wochen unserer Body-Thrive-Reise? Inwiefern sind euer Tag und euer Leben anders?

F: Spürt ihr Dynamik in eurem Fortschritt? Fühlt ihr euch »halb gar«, also noch nicht ganz fertig mit dem Prozess? Wollt ihr noch einmal mit Übungsschritt 1 beginnen und diesmal mehr in die Tiefe gehen?

F: In welcher Weise haben die Übungen euch zu Wachstum und Veränderung herausgefordert?

F: Welche Gewohnheit ist euer »Schlussstein«? Welche Gewohnheiten braucht ihr, um weiterzumachen?

Küchen-Sadhana: Die Küche erleuchten

F: Hat euch das Großreinemachen in eurer Küche und ihre neue Ausrichtung auf die Body-Thrive-Gewohnheiten inspiriert?

F: Mit welchen einfachen Schritten könnt ihr eure Mahlzeiten früher in der Woche oder am Tag vorbereiten?

F: Wann werdet ihr in eurem Wochenplan Zeit für Aufgaben reservieren, durch die ihr Vorbereitungen chargenweise erledigt, um die Zubereitung der täglichen Mahlzeiten zu vereinfachen?

F: Was habt ihr euch für euer nächstes Küchen-Sadhana vorgenommen?

Allgemeine Fragen

F: Welcher Teil des Buches ist bei euch auf die größte Resonanz gestoßen? Wo spürt ihr den größten Widerhall?

R: Welches ist eure Schlüsselgewohnheit, euer »Schlussstein«, der die anderen Gewohnheiten einrasten lässt?

F: Welchen Einfluss hat die Reise durch dieses Buch auf eure Körper, euer Denken und/oder eure Beziehungen?

F: Welche Bögen aus dem kostenfreien *Workbook* waren für euch besonders hilfreich?

F: Wenn ihr liebt, wie ihr euch jetzt fühlt, wollt ihr andere durch diesen Prozess begleiten? Falls ja, geht auf bodythrive.com/coach (auf Englisch).

BODY-THRIVE-KURSTEILNEHMENDE INSPIRIEREN

Lies die bahnbrechenden Geschichten von Teilnehmerinnen, die sich Cates Body-Thrive-Live-Coaching und der Community für ein Jahr angeschlossen haben:

»Das Body-Thrive-Programm zu absolvieren hat mich zu mir selbst zurückkommen lassen, nach Hause.« **CAROLYN BOND**

»Es scheint mir völlig verrückt, wie massiv sich kleine Veränderungen meiner täglichen Routine ausgewirkt haben.« **FRANNIE FERRARA**

»Die 10 Body-Thrive-Gewohnheiten zu üben hat mein Leben nicht nur zu Beginn dramatisch verändert, die Weiterentwicklung setzt sich ununterbrochen fort. Ich erneuere mich jeden Tag als Person. Ich erschaffe das Ich, das ich sein will, und das Leben, das ich führen will!« **DR. BETH CLAXTON, OB-GYN**

»Body Thrive hat mich als Person verändert. Vorher fühlte ich mich überfordert, fett und aufgebläht, jetzt bin ich im Einklang mit Körper, Geist und Seele. Die Gewohnheiten einer 58-Jährigen zu ändern war unter der einfachen, praktischen Anleitung von Cate Stillman nicht schwer. Inzwischen sind es keine Gewohnheitsänderungen mehr, sondern Gewohnheiten, die wirklich Teil meines täglichen Lebens sind.« **BATOOL MERALI**

»Body Thrive ist mehr als ein Zehn-Wochen-Kurs, in dem man lernt, sich besser zu fühlen. Es fordert mich heraus, auf meine Intuition zu hören und mich darauf einzulassen, ihr in allen Aspekten meines Lebens zu folgen. Ich lerne, das Leben als eine dynamische Erfahrung zu betrachten und dass ich darin eine zentrale Rolle spiele, jeden einzelnen Moment zu gestalten.« **HEATHER FERRILL**

»Body Thrive gibt mir, was ich in dieser entscheidenden, stürmischen Phase meines Lebens am meisten brauche: die Fähigkeit, meine Bedürfnisse und meine Stimme anzuerkennen, und die Zugehörigkeit zu einer wunderbaren Gemeinschaft.« **M. MAR DÍAZ HERRERO**

»Ich habe dieses Programm geliebt – ich habe noch so viel zu tun, um zu lernen, in mir selbst zu wachsen. Ich fühle mich besser; ich verstehe die Nahrung besser, die ich meinem Körper gebe, und wo ich mich in meiner täglichen Routine befinde. Meine Energie und mein mentaler Zustand sind viel klarer und ich habe gesündere Gewohnheiten, die ich weiter pflegen muss. Ich denke, ich würde gerne noch einen Durchgang machen, um die Gewohnheiten noch besser zu verankern. Body Thrive ist unglaublich. Danke schön.« **WENDI BUICK**

»Wir leben im Haus der Natur. Wir dürfen den Tummelplatz genießen, den sie uns so großzügig anbietet. Das Mindeste, was wir für diesen Segen tun können, ist, in Harmonie mit ihr zu leben und ihrem Beispiel zu folgen. Body Thrive führt uns auf diesen Weg der vertieften Verpflichtung gegenüber uns selbst und unserer Umwelt. Der Einladung dieses Programms zu folgen ist Lebensbejahung und bedeutet, vorzutreten und das Angebot größerer Möglichkeiten anzunehmen. Das bringt die Wende ins Spiel! Ich bin so glücklich, alles darauf zu setzen! Danke, Cate!« **JAMIE TURNER ALLISON**

»Body Thrive hat mich gelehrt, wie ich meinen Körper richtig ernähre, und ich habe ohne jede Schwierigkeit knapp 5 kg abgenommen.« **VANESSA SULZER**

»Vor Body Thrive war mein Leben angefüllt mit den vielen ›Dos and Dont's‹ eines gesunden Lebensstils, die aufgrund neuer Forschung, neuer Erkenntnisse oder Moden immer wieder wechseln. Seit ich die Body-Thrive-Gewohnheiten in mein Leben integriert habe, habe ich mich von diesen ›Dos and Dont's‹ endgültig verabschiedet. Ich fühle mich jetzt mehr im Einklang mit meinem Körper als jemals zuvor. Ich beobachte auch, wie meine Klienten sich mit der gleichen Zuversicht und Gelassenheit zu gesünderen Individuen entwickeln, wenn auch sie in Einklang mit ihren Körpern kommen!« **SHELLY AARON**

»Ich war bereits auf diesem Weg, bevor ich mit dem Body-Thrive-Programm anfing, aber die Übungen haben sich vertieft und an Zugkraft gewonnen. Wofür ich dankbar bin, ist der subtile Wechsel von jemandem mit guten Absichten zu jemandem, der weiß, wie man sie auch durchzieht. Danke an Cate und ihr Team, dass ihr dieses geniale Paket aus Wahnsinnsmaterial, Inspiration und rückhaltloser Gruppenunterstützung geschnürt habt!« **JUDY ORLOFF**

»Body Thrive sowohl als Schülerin als auch als Coach zu erleben hat mich wirklich sehr gestärkt. In einer unterstützenden, an der Gemeinschaft orientierten Umgebung selbst daran zu arbeiten und gleichzeitig auch Zeuge so persönlicher Transformationen zu sein, hat mich auf ein ganz neues Level von Selbstliebe und Würdigung meiner Erfahrung von Embodied Living gebracht. Ich werde dieser Gemeinschaft immer dankbar sein.« **DINA CROSTA**

»Ich habe Frieden mit meinem Körper geschlossen und arbeite mit meinen natürlichen Rhythmen statt gegen sie. Es fühlt sich nicht nur in Ordnung an, sondern wundervoll, in mir selbst zu leben. Die sichtbaren und greifbaren Veränderungen an der Oberfläche (mehr Ruhe, weniger Gewicht!) deuten auf wahre Umwälzungen hin, die darunter vor sich gehen. Jede Gewohnheit ebnet den Weg für die nächste, sodass ich mich jetzt beim Experimentieren mit neuen Gewohnheiten wiederfinde, die ich mir nie zugetraut hätte, und ich finde sie hilfreicher und nährender, als ich mir hätte vorstellen können. Ich bin sehr dankbar.« **JENNY FAULKNER CAMPBELL**

»Seit ich vor fünf Wochen mit dem Body-Thrive-Programm begonnen habe, habe ich gut sieben Pfund abgenommen! Keine Diät, kein Zählen von Kalorien oder Kohlenhydraten, einfach dem Programm folgen, so gut man kann. Danke, Cate Stillman!« **MICHELE SUMMERS COLÓN**

»Body Thrive, aber wirklich! Ich habe mehr Energie, ein liebevolleres, freundlicheres Verhältnis zu mir selbst und eine reinere Ernährung – außerdem hat sich meine Selbst-Integrität vertieft. Ich bin Teil einer Gemeinschaft von Leuten, die auf derselben Route unterwegs sind. Nicht nur als Schülerin, auch als Coach bin ich dankbar, diesem Tribe anzugehören. Es ist unglaublich! Ich befinde mich gerade im zweiten Durchgang von Body Thrive und kann spüren, wie der Abstimmungsprozess meiner täglichen Rhythmen sich fortsetzt. Body Thrive ist ein simpler, geradliniger Ansatz mit sehr tiefgreifendem Erfolg.« **JAMIE LYNN WORSTER**

»Body Thrive bedeutet für mich Verbundenheit, Zugang und Akzeptanz. Ich verbinde mich auf einer tieferen Ebene mit meinem Körper, meinem Geist, meiner Natur und meiner Fähigkeit, auf die Weisheit des Ayurveda zuzugreifen und sie in meinem Leben täglich anzuwenden. Endlich kann ich – dank Cates Beleuchtung der Wissenschaft hinter den Gewohnheiten – akzeptieren, dass ich mich langsam an diese Gewohnheiten heranarbeiten darf, um sie zu meinen zu machen. Ich bin so dankbar für all die Unterstützung, Infos und Cates unglaubliches Talent, Katalysator für Wachstum und Veränderung auf so vielen Ebenen zu sein. Du bist super, Cate!« **TRACY GRAVES**

ZUM WEITERLERNEN

Inspirationsquellen auf Englisch

Höre Cates Yogahealer Podcast auf yogahealer.com/podcasts.

Informiere dich über Cates Yogi-Detox-Programm unter yogidetox.com.

Du interessierst dich für das Yoga-Health-Coaching-Programm? Schau dir die kostenlose Einführung an auf bodythrive.com/coach oder yogahealthcoaching.com.

Tipps für die Schwangerschaft und die Zeit nach der Entbindung gibt Cate in ihrem kostenlosen E-Book auf mamabirthing.com.

Ayurveda-Training mit Cate – kostenlos auf yogahealer.com/Ayurveda

Kontakte und Quellen auf Deutsch

Kostenloser Habit-Guide von Dana Schwandt auf ihrer Website ichgold.de/habitguide »Da ist Gold drin«

Podcasts von Dana Schwandt auf ichgold.de/podcasts

Blog von Dr. Marie Weitbrecht auf ihrer Webseite drmarieweitbrecht.com/blog

Warum überhaupt Gewohnheiten ändern? Hier geht es zu Maries kostenfreier Video-Serie »Werde zu deiner Vision. Fühle deine Ziele und schaffe die Struktur, sie umzusetzen«: drmarieweitbrecht.com/werde-deine-vision

Weitere Yoga-Health-Coaches – auch im deutschsprachigen Raum – findest du auf der Website yogahealthcoaching.com/find-a-coach

GLOSSAR

A

Abhyanga ist die ayurvedische Praxis täglicher Massage.

Abhyasa ist das absichtsvolle, repetitive, beständige Üben, das spirituelle Entwicklung oder das Erlangen langfristiger Ziele fördert.

Adhikara bedeutet »qualifizierter Schüler« und impliziert das Bemühen um die Aneignung von Autorität und Qualifikation in einem Fach.

Agni ist das biologische Feuer, das den Stoffwechsel regelt, d. h. Digestion (Verdauung, Aufschluss), Resorption (Aufnahme) und Assimilation (Umwandlung) der Nahrung. Als Kraft von Hitze und Licht im feinstofflichen Körper ruft Agni Willensstärke, Weisheit und Erkenntnis hervor.

Ahamkara ist das Ego, die Erfahrung der separaten, begrenzten Identität, die der Seele ermöglicht, Individualität zu erleben.

Ama bezeichnet das Rohe, das Unverdaute und bezieht sich auf alles, was sich in einem Zustand unvollständiger Transformation befindet: physisch betrachtet die Nahrung, die nicht gründlich verdaut wurde, mental-emotional die Eindrücke, die nicht vollständig verarbeitet wurden.

Ananda ist die Glückseligkeit, die unserer inneren Natur entspringt.

Anandamaya ist die »Wonnehülle«, unsere subtilste Umhüllung, die innerste feinstoffliche Schicht des Selbst, wo unser unendliches Ich mit unserer Intuition in Verbindung tritt. Seine energetische Schwingung ist Ananda, die höchste Wahrheit, Schönheit und Glückseligkeit.

Apana Vayu ist der abwärtsführende Wind des Prana und für die Darmtätigkeit zuständig.

Asatmendriyartha Samyoga ist eine der zentralen Krankheitsursachen: der unangemessene Gebrauch unserer Sinne (Sehen, Hören, Schmecken, Tasten, Riechen).

Atman bezeichnet das unendliche Selbst – die unveränderliche, ewige und bewusste Seele – im Gegensatz sowohl zum geistigen Verstand als auch zum physischen Körper.

B

Brahmamuhurta ist die Tageszeit des Gottes Brahma, nämlich *muhurta*, die Morgendämmerung – die günstigste Zeit für Meditation, ausgedehnte Achtsamkeit, Erwerb von Wissen oder das Durchbrechen von Mustern.

Buddhi ist unsere höhere Intelligenz, die einerseits Zugang zu ausgedehnter Achtsamkeit hat, andererseits zu den Informationen aus unseren Erlebnissen.

C

Chakra bezeichnet eines der Zentren (auch: Räder oder Wirbel) feinstofflicher Energie im menschlichen Körper. In den sieben Hauptchakren entlang der Wirbelsäule, von Steißbein bis Haupt, begegnen sich Materie und Bewusstsein.

Charya bezieht sich auf unser Potenzial, Gewohnheiten an den Gesetzen und dem Rhythmus der Natur auszurichten, um durch Balance optimale Gesundheit zu erlangen.

D

Dharma bezeichnet unsere Verpflichtung gegenüber der Gesellschaft und die höhere Bestimmung unseres Lebens.

Diksha ist ein Übergangs- oder Initiationsritual, das uns erlaubt, unsere gegenwärtigen Grenzen zu überschreiten (transzendieren).

Dinacharya fasst die täglichen Gewohnheiten und Routinen zusammen, die für evolutionäre Gesundheit, ein erweitertes Bewusstsein und optimales physisches, mentales und emotionales Wohlbefinden unerlässlich sind.

Dosha bezieht sich auf die drei Energien, die die Konstitution alles Lebendigen bestimmen: Anabolismus oder Stoffaufbau unter Energieeinsatz (*kapha*), Metabolismus oder Stoffwechsel generell (*pitta*) und Katabolismus oder Stoffabbau zu Energie (*vata*).

Dukkha wird wörtlich mit »verunreinigter Raum« übersetzt und impliziert Leiden.

E

Ekagrata ist der zugespitzte Fokus, der entsteht, wenn das Fokussieren als Disziplin geübt wird, um ungestörte Aufmerksamkeit zu erfahren.

K

Kaizen ist die unablässige Verbesserung mit dem Ziel der Perfektion und basiert auf aktivem Lernen, konsequenter Übung und gesunder Skepsis. Im Japanischen bedeutet *kai* »Wandel, Veränderung« und *zen* »Idealzustand«.

Kapha bedeutet »durch Wasser erblühen« und gehört (neben *pitta* und *vata*) zu den triadischen Energien oder Doshas. Kapha erzeugt Kohäsion, also den Zusammenhalt der Zellen, und bewirkt Schutz und Heilung. Die Kapha zugeordneten Eigenschaften sind: schwer, träge, stabil, fest, kühl, weich und ölig.

Karma ist das Gesetz von Ursache und Wirkung.

Karna Purana ist eine Anwendung für die Ohren, die dabei für einige Augenblicke mit Öl gefüllt werden. Das pflegt die empfindlichen Haarzellen im äußeren Gehörgang, entfernt Unreinheiten und schärft das Gehör.

Khichari ist ein Eintopf aus Reis, gespaltenen Mungbohnen und Currygewürzen, die in Ghee geschwenkt werden. Khichari wirkt entgiftend und verjüngend.

Koshas sind die fünf Schichten oder Energiehüllen des Selbst: der physische Körper (die »Nahrungshülle«), der feinstoffliche Energiekörper (bestehend aus Energie, geistig-emotionaler und intellektueller Hülle) sowie der Glückseligkeitskörper (oder »Wonnehülle«). Von unserer unendlichen

Natur ausgehend und durchdrungen, leiten uns diese fünf Schichten vom Groben zum Feinen, vom Offensichtlichen zum Subtilen.

Krama bezieht sich auf die Chronologie, die zeitliche Abfolge oder eine spezielle Zeitspanne, die genutzt wird, um einen angestrebten Effekt zu erzielen.

Kula ist die Gemeinschaft des Herzens, eine familiäre, passionierte spirituelle Gemeinschaft.

M

Maha Vaha Srota (»lang führender Strom«) ist der Verdauungskanal, der vom Mund bis zum After reicht und der wichtigste Kanal unseres physischen Körpers ist.

Mahavakya bedeutet, die Macht des Wortes zu nutzen, um unsere Achtsamkeit mit größtmöglicher Ausdehnung in uns selbst zu verankern.

Marma ist ein Energiepunkt zwischen der physischen und den subtileren Hüllen, ein Berührungspunkt von Körper und Bewusstsein. Marmapunkte ähneln Akupressurpunkten.

Muhurta bezeichnet die frühen Morgenstunden vor Sonnenaufgang, die Morgendämmerung.

N

Nadi ist ein feinstofflicher Kanal oder Strom, der Bewusstheit und Energie aus dem Astralkörper in den physischen Körper leitet.

Nasya ist eine Anwendung für die Nase, bei der therapeutische Öle in die Nase gesogen werden, um dadurch die Atemwege zu öffnen, das geistig-emotionale Befinden positiv zu beeinflussen oder Allergien, Entzündungen der Nebenhöhlen, Kopfschmerzen oder Erkältungen zu lindern.

Netra Basti (»Augenspülung«) ist eine ayurvedische Anwendung, bei der müde Augen zur Erholung in Ghee gebadet werden.

Nimesha ist die kontrahierende Energiekomponente von *spanda*, die dem Blinzeln verwandt ist. Nimesha bezeichnet die Erfahrung, die Augen zu schließen, sich nach innen zu wenden, sich nach außen zu verschließen, sich zu erden. Das Gegenteil ist *unmesha*, das Aufschlagen der Augen, die Bewegung von Ausdehnung, das In-Erscheinung-Treten.

O

Ojas ist die tiefe Reserve unserer Vitalenergie, die physische wie psychische Stabilität und Ausdauer gewährleistet und für Immunität, Ausdauer, Ruhe und Zufriedenheit sorgt. Ojas ist der Treibstoff für Gesundheit und Wachstum.

P

Panchakarma werden die fünf ausleitenden Handlungen genannt, die im Verlauf einer traditionellen ayurvedischen Entgiftung vorgenommen werden.

Parinama ist der Wandel im Lauf der Zeit und verweist damit auch auf die Möglichkeit eines Lebens in Disharmonie mit den täglichen, monatlichen (menstrualen), saisonalen und/oder lebensphasenbedingten Rhythmen und Zyklen der Natur.

Pitta bedeutet »Galle« und gehört (neben *kapha* und *vata*) zu den triadischen Energien oder Doshas. Pitta kontrolliert Verdauung, Stoffwechsel und die Bereitstellung von Energie. Seine wichtigste Funktion ist die Transformation. Die Pitta zugeordneten Eigenschaften sind: heiß, leicht, intensiv, durchdringend, feurig, scharf und sauer.

Prajnaparadha ist jene Krankheitsursache, die eintritt, wenn wir bereits Gelerntes missachten oder nicht verinnerlichen. *Prajna* ist das unmittelbare Erkennen von Wahrheit, *aparadha* die Missachtung der eigenen Einsicht. Zusammengesetzt bezeichnen die Worte den Verstoß gegen das, was wir bereits als wahr erkannt haben.

Prana ist die lebenspendende Energie der Luft: Sie koordiniert den Atem, die Sinne, den Verstand und ermöglicht uns Bewusstheit, Flexibilität, Anpassungsfähigkeit und die Ausrichtung auf unser Wachstum. Prana ist die feinstoffliche Energie der Informationen hinter allen mental-körperlichen Funktionen und der Katalysator aller Manifestation und Entwicklung.

Pranayama ist eine Yoga-Technik des bewussten Atmens zur Stärkung der Lebensenergie.

Purna, auch *purnima*, bedeutet »Fülle« oder »Vollständigkeit«.

Purnatva ist die Perfektion, die Essenz aller Dinge.

R

Raja bedeutet »König«, »Prinz« oder »Herrscher«.

Rajas ist (neben *sattva* und *tamas*) eine der drei Eigenschaften der Natur und offenbart sich in Aktivität und Leidenschaft.

Ritucharya ist das saisonale Ordnen von Leib und Seele zur Beseitigung von jahreszeitlich angehäuftem Ama. Der Prozess hilft, Raum für verlangsamtes, würdevolles Altern zu schaffen.

S

Sadhaka m. / **Sadhika** f. bezeichnet eine suchende Person, die sich der Wahrheit verschrieben hat und *sadhana* übt.

Sadhana ist die spirituelle Praxis, deren Übung zu einem harmonischen Leben führt.

Sama agni (»gleichmäßiges Feuer«) bezeichnet den gesunden Verdauungsvorgang.

Samskara ist ein wieder und wieder hervorgeholtes oder eingespieltes Muster, das aus dauerhaft aufrechterhaltenen, unterbewussten geistigen Tendenzen resultiert.

Sangha ist eine spirituelle Gemeinschaft, einem *kula* ähnlich, jedoch weniger familiär als dieses.

Sankalpa ist ein von Herz und Verstand formulierter Vorsatz, der die Aufmerksamkeit in eine bestimmte Richtung lenkt. Durch Sankalpa wird der tiefere Grund der Absicht konkretisiert.

Sattva (oder **sattvig** *Adj.*) ist (neben *rajas* und *tamas*) eine der drei Eigenschaften der Natur und entspringt gerichteten Handlungen. Sattviges Handeln bringt Licht, Frieden und Vernetzung hervor.

Savasana ist die sog. Totenstellung, eine Ruhephase, die am Ende einer Yoga- oder Pranayama-Reihe praktiziert wird, um die tiefe feinstoffliche Integration der vorausgegangenen Übungen herbeizuführen.

Shakti ist das weibliche Prinzip göttlicher Energie, sie bewegt den Kosmos und alles im Universum ist eine Manifestation von ihr.

Shri ist der Funke des Göttlichen.

Siddhis sind Fähigkeiten, die durch das Praktizieren von Yoga erlangt werden.

Sneha bedeutet sowohl »Öl« als auch »Liebe«.

Spanda ist das kosmische Prinzip von Rhythmus und Schwingung. Es steht im Zusammenhang mit dem Polaritätsgesetz, dem in allem und allen gegenwärtigen Pulsieren zwischen Expansion und Kontraktion. *Unmesha* und *nimesha* bilden zusammen *spanda*.

Subtle Body – der feinstoffliche Leib – besteht aus den Eindrücken, die unsere fünf Sinne wahrnehmen (Gehör-, Tast-, Seh-, Geschmacks- und Geruchssinn): Aus ihnen generiert sich unsere energetische, mental-emotionale und intellektuelle Verfassung.

Sukha bedeutet wörtlich »reiner Raum« und impliziert die Gelassenheit, die aus gerichteter Handlung erwächst.

Sushumna Nadi ist der wichtigste Energiekanal der feinstofflichen Anatomie und verläuft entlang der Nord-Süd-Achse unseres Nervensystems zwischen Scheitel und Beckenboden.

Svastha heißt »im Selbst befindlich« oder »unverletzt an Körper, Geist und Seele«. Svastha ist der Zustand, auf dem im Ayurveda Gesundheit basiert.

Svatantriya beschreibt unsere innere Natur als vollständig frei.

T

Tamas ist (neben *sattva* und *rajas*) eine der drei Eigenschaften der Natur und zeigt sich als Trägheit, Regungslosigkeit und Widerstand. Es baut Hürden und Hindernisse auf, die der Bewegung von *rajas* entgegenwirken.

Tapas ist die Reibung und Hitze, die durch disziplinierte spirituelle Praxis entsteht. Tapas erzeugt Licht.

Tejas ist das innere Strahlen, das wir aus der feinstofflichen Energie des Feuers und der positiven Kraft von Pitta gewinnen. Tejas feuert die Entwicklung von Tatendrang und Streben an.

U

Unmesha ist die expansive Energiekomponente von *spanda*, die dem Öffnen der Augenlider verwandt ist. Unmesha bezeichnet die Erfahrung, sich zu entfalten, sich zu öffnen und zu erblühen. Das Gegenteil ist *nimesha*, das Niederschlagen der Augen, die kontrahierende, schließende Bewegung, die Wendung nach innen.

V

Vaidya ist ein Ayurveda-Arzt, ein versierter Experte der Veden (Heilige Schriften der Hindu-Tradition).

Vata bedeutet »Wind« und gehört (neben *kapha* und *pitta*) zu den triadischen Energien oder Doshas. Vata kontrolliert die Bewegungen im Körper, d.h. Atmung, Blutkreislauf, Verdauung, Stuhlgang und Nervenaktivität, und es bewegt die anderen Doshas. Die Vata zugeordneten Eigenschaften sind: kalt, leicht, trocken, unregelmäßig, rau, beweglich, schnell und unbeständig.

Vinayam vereint Schulung, Disziplin und (durch Schulung) kultivierte Eigenheiten mit Demut. Vinayam tritt ein, wenn wir angesichts unserer höheren Wahrheit demütig sind und diszipliniert angesichts der Schulung unserer Gewohnheiten und Eigenheiten zum Besseren.

Viveka bedeutet Unterscheidung, d.h. die Handlung oder Fähigkeit, Verschiedenheit differenziert wahrzunehmen. Es ist die Unterscheidungskraft zwischen richtig und falsch, wirklich und scheinbar, ewig und vorübergehend, besser und schlechter.

Y

Yoga ist die praktische Übung, das separate Selbst in eine ganzheitliche Perspektive einzubinden.

Yogis sind Menschen, die Yoga praktizieren und sich in der Kunst üben, Geist, Körper und Seele ihrer Persönlichkeit in optimaler Gesundheit und hoch entwickelter Achtsamkeit für die Vernetztheit des Planeten und zum Wohle aller zu verbinden.

ANMERKUNGEN

Wie du deinen Körper nach dem Ayurveda neu erschaffst

1. William Durant, The Story of Philosophy: The Lives and Opinions of the World's Greatest Philosophers, 1st ed. (New York: Simon and Schuster, 1926).
2. Sadhguru, »The Significance of 108 – Why Is It So Important?«, December 29, 2014, Isha Foundation, isha.sadhguru.org/us/en/wisdom/article/the-significance-of-108.

Ein Crash-Kurs in Gewohnheitsevolution

1. James Clear, »How Willpower Works: The Science of Decision Fatigue and How to Avoid Bad Decisions«, accessed October 1, 2018, lifehack.org/317884/how-willpower-works-the-science-decision-fatigue-and-how-avoid-bad-decisions.
2. William James, The Principles of Psychology: Volume I (New York: Henry Holt and Company, 1890), psychclassics.yorku.ca/James/Principles.
3. B. J. Fogg, »3 Steps to Changing Behavior«, accessed October 1, 2018, foggmethod.com.
4. Charles Duhigg, »How Habits Work«, accessed October 1, 2018, charlesduhigg.com/how-habits-work.
5. Chris Winfield, »This Is Warren Buffett's Best Investment Advice«, Time, July 23, 2015, time.com/3968806/warren-buffett-investment-advice.

ÜBUNG 1   Abends früher und leichter essen

1. Für die USA: »Body Measurements«, Centers for Disease Control and Prevention's National Center for Health Statistics, May 3, 2017, cdc.gov/nchs/fastats/body-measurements.htm; für Deutschland: https://durchschnittliche.de/koerper-mittelwerte/93-durchschnittlicher-bauchumfang.
2. Für die USA: »Prevalence of Obesity among Adults and Youth: United States, 2015–2016«, Centers for Disease Control and Prevention, October 2017, cdc.gov/nchs/data/databriefs/db288.pdf; für Deutschland: »Zwei Drittel der Männer (67 Prozent) und die Hälfte der Frauen (53 Prozent) in Deutschland sind übergewichtig. Ein Viertel der Erwachsenen (23 Prozent der Männer und 24 Prozent der Frauen) ist stark übergewichtig (adipös)«, [Erhebung 2008–2011] www.rki.de/DE/Content/Gesundheitsmonitoring/Themen/Uebergewicht_Adipositas/Uebergewicht_Adipositas_node.html.
3. Remy C. Martin-Du Pan et al., »The Role of Body Position and Gravity in the Symptoms and Treatment of Various Medical Diseases«, Swiss Medical Weekly 134, nos. 37–38 (September 18, 2004): 543–551, smw.ch/article/doi/smw.2004.09765.
4. Micah Abraham, »Anxiety Always Comes with Shallow Breathing«, Calm Clinic, last updated September 28, 2017, calmclinic.com/anxiety/symptoms/shallow-breathing.
5. Akash K. Agrawal, C. R. Yadav, and M. S. Meena, »Physiological Aspects of Agni«, An International Quarterly Journal of Research in Ayurveda 31, no. 1 (July–September 2010): 395–398, doi.org/10.4103/0974-8520.77159.

6. Koert van Ittersum and Brian Wansink, »Plate Size and Color Suggestibility: The Delboeuf Illusion's Bias on Serving and Eating Behavior«, Journal of Consumer Research 39, no. 2 (August 1, 2012): 215–228, doi.org/10.1086/662615.

ÜBUNG 2   Früh zu Bett gehen

1. Für die USA: »Allergy Facts and Figures«, Asthma and Allergy Foundation of America, accessed October 1, 2018, aafa.org/page/allergy-facts.aspx, für Deutschland: https://allergiecheck.de/zusatzliche-informationen-presse/fakten-zur-allergie.
2. Julia Rodriguez, »CDC Declares Sleep Disorders Are a Public Health Epidemic«, Advanced Sleep Medicine Services, accessed October 1, 2018, sleepdr.com/the-sleep-blog/cdc-declares-sleep-disorders-a-public-health-epidemic.
3. Yosef Brody, »Losing Sleep in the 21st Century«, Psychology Today, May 7, 2013, psychology today.com/us/blog/limitless/201305/losing-sleep-in-the-21st-century.
4. Ann Pietrangelo and Stephanie Watson, »The Effects of Sleep Deprivation on Your Body«, Healthline, June 5, 2017, healthline.com/health/sleep-deprivation/effects-on-body.
5. »Researchers Are Studying the Line Between Sleep and Cancer«, Cancer Exercise Training Institute, April 10, 2018, thecancerspecialist.com/2018/04/10/researchers-are-studying-the-link-between-sleep-and-cancer.
6. Elizabeth Millard, »The Cortisol Curve«, Experience Life, March 2016, experiencelife.com/article/the-cortisol-curve.
7. Eve Van Cauter et al., »The Impact of Sleep Deprivation on Hormones and Metabolism«, Medscape #7, no. 1 (2005), medscape.org/viewarticle/502825.
8. Van Cauter et al., »The Impact of Sleep Deprivation«.
9. See note 2. Also »Drowsy Driving and Automobile Crashes: 1998 NCSDR/NHTSA Expert Panel on Driver Fatigue and Sleepiness«, National Highway Traffic Safety Administration, US Department of Transportation, April 1998, nhtsa.gov/sites/nhtsa.dot.gov/files/808707.pdf.
10. Swami Lakshmanjoo, »The Theory of Letters That Expand the Universe and Quantum Reality«, accessed October 1, 2018, inannareturns.com/articles/shivasutras/sutra002-07.htm.
11. W. Sayorwan et al., »The Effects of Lavender Oil Inhalation on Emotional States, Autonomic Nervous System, and Brain Electrical Activity«, Journal of the Medical Association of Thailand 95, no. 4 (April 2012): 598–606.
12. »Night Owls May Be More Sedentary, Less Motivated to Exercise«, American Academy of Sleep Medicine, June 3, 2014, aasm.org/night-owls-may-be-more-sedentary-less-motivated-to-exercise.
13. »›Night Owls‹ Drive Much Worse in the Morning«, ScienceDaily, June 27, 2014, sciencedaily.com/releases/2014/06/140627094553.htm.
14. Jessica Rosenberg et al., »Early to Bed, Early to Rise: Diffusion Tensor Imaging Identifies Chronotype-Specificity«, NeuroImage 84 (January 1, 2014): 428–434, doi.org/10.1016/j.neuroimage.2013.07.086.

15. Linda Geddes, »First Physical Evidence of Why You're an Owl or a Lark«, New Scientist, September 30, 2013, newscientist.com/article/dn24292-first-physical-evidence-of-why-youre-an-owl-or-a-lark.

16. American Academy of Sleep Medicine, »Night Owls May Be More Sedentary, Less Motivated to Exercise«; University of Granada, »Night Owls Drive Much Worse in the Morning«; Jessica Rosenberg et al., »Early to Bed, Early to Rise: Diffusion Tensor Imaging Identifies Chronotype-Specificity«; Kenneth Seaton, »Cortisol: The Aging Hormone, the Stupid Hormone«, Journal of the National Medical Association 87, no. 9 (1995): 667–683.

ÜBUNG 3   Den Tag richtig beginnen

1. William James, The Principles of Psychology: Volume I (1890). York University (Toronto, ON), Classics in the History of Psychology online database, psychclassics.yorku.ca/James/Principles.

2. Vagbhata, Ashtanga Hridayam, Volume I, trans. K. R. Srikantha Murthy (Near Golghar: Krishnadas Academy, 2001), 2:1, Scribd.

3. Tagore, Rabindranath (Hg.), *Hundert Gedichte Kabirs.* Autorisierte deutsche Übersetzung von Dr. G. M. Muncker und Dr. A. Haas. Freiburg, Hyperion-Verlag, o. J., S. 73–75 (Gedicht Nr. 36).

4. Christopher Bergland, »25 Studies Confirm: Exercise Prevents Depression«, Psychology Today, October 23, 2013, psychologytoday.com/us/blog/the-athletes-way/201310/25-studies-confirm-exercise-prevents-depression.

5. Jalal al-Din Rumi, »Enough Words?« from The Essential Rumi: New Expanded Edition, trans. Coleman Barks (New York: HarperOne; Reprint Edition, 2004), 20.

ÜBUNG 4   Körper- und Atempraxis

1. H. Guiney and L. Machado, »Benefits of Regular Aerobic Exercise for Executive Functioning in Healthy Populations«, Psychonomic Bulletin & Review 20, no. 1 (February 2013): 73–86, doi.org/10.3758/s13423-012-0345-4.

2. »Why Do Pranayama?« Kripalu Center for Yoga and Health, accessed October 1, 2018, kripalu.org/resources/why-do-pranayama.

3. Seinfeld, episode 86, »The Opposite«, directed by Tom Cherones, written by Larry David, Jerry Seinfeld, and Andy Cowan, aired May 19, 1994, on NBC. Dt. Fassung: *Seinfeld*, Staffel 5, Folge 22: »Das Gegenteil«, Castle Rock Entertainment 1994. Deutsche Erstausstrahlung: 21.09.1998, ProSieben.

4. Eric Grasser, »10 Simple Steps to Wellness …«, Dr. Grasser Integrative Medicine & Ayurveda, accessed October 1, 2018, drgrasser.com/blog-1/2014/1/29/protect-promote-project-wellness.

ÜBUNG 5   Pflanzliche Ernährung

1. Katrina Blair, The Wild Wisdom of Weeds: 13 Essential Plants for Human Survival (White River Junction, VT: Chelsea Green Publishing, 2014), 49.

2. Philip J. Tuso et al., »Nutritional Update for Physicians: Plant-Based Diets«, Permanente Journal 17, no. 2: 61–66, doi.org/10.7812/TPP/12-085.

3. Blair, The Wild Wisdom of Weeds, 48.
4. »What Is Happening to Agrobiodiversity?«, Food and Agriculture Organization of the United Nations, 2004, fao.org /docrep/007/y5609e/y5609e02.htm.
5. »Building on Gender, Agrobiodiversity and Local Knowledge«, Food and Agriculture Organization of the United Nations, 2006, fao.org/docrep/009/y5956e/Y5956E00.htm. See also Peter J. Jacques and Jessica Racine Jacques, »Monocropping Cultures into Ruin: The Loss of Food Varieties and Cultural Diversity«, Sustainability 4, no. 11 (July 21, 2102): 2970–2997, doi.org/10.3390/su4112970.
6. Blair, The Wild Wisdom of Weeds, 48.
7. Alex Van Buren, »What's the Deal with … Invasivorism?«, Yahoo! Lifestyle, April 2, 2014, yahoo.com/lifestyle/whats-the-deal-with-invasivorism-81502314588.html.

EXKURS Wie du deine Gewohnheiten in Beziehungen weiterentwickelst

1. Letter from Albert Einstein to Robert Thornton, PhD, December 7, 1944, EA 61-574 in »Einstein's Philosophy of Science«, Stanford Encyclopedia of Philosophy website, Stanford Center for the Study of Language and Information, February 11, 2004.
2. Vasant Lad, Textbook of Ayurveda, Volume 1: Fundamental Principles (Albuquerque, NM: Ayurvedic Press, 2002), 280; dt. Ausgabe: Lehrbuch des Ayurveda – Band 1, Narayana Verlag, Kandern 2012.

ÜBUNG 6 Selbst-Massage

1. Vaidya Bhagwan Dash and Ram Karan Sharma, Caraka Samhitā, Volume 1 (Delhi: Chawkhamba Sanskrit Series Office, 2015), 88–89.
2. Pat Thomas, »Behind the Label: Nivea Moisturising Lotion«, Ecologist, June 1, 2005, theecologist.org/2005/jun/01/behind-label-nivea-moisturising-lotion.

ÜBUNG 7 In Stille sitzen

1. The Yoga Sutras (sutras 1.47–1.50), translated by Swami Jnaneshvara Bharati, accessed October 1, 2018, swamij.com/yoga-sutras-14051.htm; dt. Übersetzung aus: Patañjali – Das Yogasutra. Von der Erkenntnis zur Befreiung. Einführung, Übersetzung und Erläuterung von R. Sriram. Theseus, Bielefeld 2006:77–80.
2. Yi-Yuan Tang et al., »Short-Term Meditation Increases Blood Flow in Anterior Cingulate Cortex and Insula«, Frontiers in Psychology 6, (February 26, 2015): 212, doi.org/10.3389/fpsyg.2015.00212.
3. Talya Dagan, »Meditation Builds Brain Cells, Harvard Study Shows«, Natural News, February 4, 2015, naturalnews.com/048499_meditation_brain_cells_stress.html
4. Rebecca Gladding, »This Is Your Brain on Meditation«, Psychology Today, May 22, 2013, psychologytoday.com/us/blog/use-your-mind-change-your-brain/201305/is-your-brain-meditation; das Buch dazu ist auf Deutsch unter dem Titel »Du bist mehr als dein Gehirn« im Arbor Verlag, Freiburg, erschienen.

5. Jim Loehr and Tony Schwartz, The Power of Full Engagement (New York: Simon and Schuster, 2003), 14.

6. James Clear, »How Willpower Works: The Science of Decision Fatigue and How to Avoid Bad Decisions«, accessed October 1, 2018, lifehack.org/317884/how-willpower-works-the-science-decision-fatigue-and-how-avoid-bad-decisions.

7. Loehr and Schwartz, The Power of Full Engagement, 4.

8. Durant, The Story of Philosophy.

9. Loehr and Schwartz, The Power of Full Engagement, 181.

10. John Douillard, »15 Benefits of Breathing through Your Nose during Exercise«, LifeSpa, May 6, 2014, lifespa.com/15-benefits-nose-breathing-exercise.

11. »Why Do Pranayama?«, Kripalu Center for Yoga and Health, accessed October 1, 2018, kripalu.org/resources/why-do-pranayama.

ÜBUNG 10 Gelassenheit leben

1. Craig Hamilton, »Principles of Evolutionary Culture: How You Can Create a Microcosm of ›Heaven on Earth‹«, Integral Enlightenment, accessed October 1, 2018, integralenlightenment.com/home/culture.

2. Scott Hauser, »Rediscovering a Lost Spiritual ›Book‹«, Rochester Review 68, no. 3 (Spring 2006), rochester.edu/pr/Review/V68N3/feature3.html.

3. Hauser, »Rediscovering a Lost Spiritual ›Book‹«.

4. Jonathan Fields, Uncertainty: Turning Fear and Doubt into Fuel for Brilliance (New York: Penguin, 2012), chapter 4.

Es gibt kein Endspiel

1. »2.1 Billion People Lack Safe Drinking Water at Home, More than Twice as Many Lack Sanitation«, World Health Organization, July 12, 2017, who.int/en/news-room/detail/12-07-2017-2-1-billion-people-lack-safe-drinking-water-at-home-more-than-twice-as-many-lack-safe-sanitation.

Küchen-Sadhana: Die Küche erleuchten

1. N.N. Bhattacharyya, History of the Tantric Religion (New Delhi: Manohar, 1999), 174.

2. B.K.S. Iyengar, Light on the Yoga Sutras of Patanjali (London: Thorsons, 2002), 22; dt. Ausgabe: B.K.S. Iyengar: Der Urquell des Yoga – Die Yoga-Sūtras des Patañjali – erschlossen für den Menschen von heute. O.W. Barth 2010.

REGISTER

A

Abendessen, 43–55, 96
    und Familie, 49 f.
    frühes Essen, Probleme, 49
    gesunde Sättigung überprüfen, 55
    als Gewohnheit, 43–45, 49, 52 f.
    und Nachtschichten, 54 f.
    planen, 51 f.
    und Schlaf, 49
    Suppe, 48
    Tipps, 55
    und Verdauung, 46–48
    wann essen, 38, 43, 53
    was essen, 49 f.
    Zeitplanung, 45 f., 49, 53 f.
abhyanga, 122, 125, 127
    s. a. Selbst-Massage
abhyasa, 25, 65, 184, 188
Achtsamkeit, 173, 176 f.
ätherische Öle
    Bettzeit-Routine, 66, 69
    und Körperöffnungen, 166 f.
    Nase, 165 f.
    Ohren, 164 f.
    Selbst-Massage, 124 f.
Agni, 46 f., 49, 148 f., 150, 152, 156
    s. a. Metabolismus
Ah-Atmung, 65 f., 179
ahamkara, 68, 134
akrama, 46, 47
Akupressur, 129
Aktivitäten für das Herz-Kreislauf-System, 87
Alkohol, 64, 69, 73, 111, 151
Allergien, 58, 153 f.
Altern, 15 f., 18, 26 f., 90, 169
ama, 46 f., 73, 146, 150 f.
ananda, 141

anandamaya kosha, 177
Angst, 49, 77 f., 136, 138, 171, 174
Anziehung, Prinzip der 24, 46, 85
apana vayu, 72
Appetit, 61, 152
Arbeiten in Spät- und Nachtschichten, 54
asanam, 175
asatmendriyartha samyoga, 25 f., 153, 167
Ashtanga Hridayam, 75
Atem und Atmung
    Ah-Atmung, 65, 179
    Achtsamkeit, 83 f.
    am Morgen, 81 f., 142
    Atemkörper-Übungen, 84–91, 141 f.
    und Bewegung, 82–84
    bewusst, 83
    und essen, 146
    kleine Übung für die Abendroutine, 62 f.
    und (kosmische) Intelligenz, 83, 84 f.
    pranayama, 75, 83, 141 f.
    und Schlaflosigkeit, 64 f.
    tief, 179
    und Verdauung, 49
    Vorteile, 83
Atemkörper-Übungen, 84–91, 141 f.
    s. a. Sport; Bewegung
Augenlicht, 160, 163 f.
Aufmerksamkeit, 26, 54, 76, 111, 136 f., 143, 179
Aufräumen, 36, 51, 64, 190
Ausdauertraining (Cardio), 86–88
Auslöser, 33, 35, 63, 108 f.
Ausscheidung, s. Stuhl
Aussortieren (Küchenschränke), 187, 191
Autoimmun-Erkrankung, 58
Automatisierung von Gewohnheiten, 37

Ayurveda, 11, 15 f., 20
    Ärzte, 16
    Konstitution, 89
    und Krankheit, 25
    Leben im Einklang, 15
    und Schlaf, 58
    und Verdauung, 46 f.
    als Volksmedizin, 155
Ayurveda: A Life of Balance (Tiwari), 187

B

Beine, 124
Belohnungen, 20, 35, 154
Bettzeit-Routine, 57–69
    s. a. Schlaf
Bewegung
    und altern, 81, 90
    am Morgen, 78, 82
    atemzentriert, 82 f.
    und atmen, 86
    Vielfalt von, 86
    s. a. Sport
Beweglichkeitstraining, 87 f.
Bewusstsein, 16, 26, 45, 66, 72, 76, 83, 131,
    133, 174, 177
Beziehungen, 107–120
    analysieren, 113–115
    und Gewohnheitsentwicklung, 109 f.
    Interdependenz, 118
    kosmische Verbundenheit, 174
    Kurz-Evaluation (Fünf-Minuten-Check), 108 f.
    Meetings, 109 f.
    nicht unterstützende, 110
    Peer Support, 107–110, 116 f.
    Tipps, 120
    Umgang pflegen, 117
    unterstützende, 107–109
    verändern, 110
    wählen, 111–116

Biochemie, 15, 24, 129, 141 f., 168
bitter, 152
Blair, Katrina, 94, 97, 106
Blattgemüse, grünes 73, 95 f., 100, 104, 105,
    152 f. 156 f.
Body-Thrive-Methode
    Abendessen, 43–55, 96
    Atemkörper, 81–91, 141 f.
    und Ayurveda, 20
    Beziehungen, 107–120
    bodythrive.com, 21, 203, 209
    Buch-Club, 21, 37, 199 f.
    Coaches, 18, 20, 37
    Erfolgserlebnisse, 17 f.
    fortlaufender Prozess, 183 f.
    gelassen leben, 171–179
    Küchen-Sadhana, 187–194
    Meditation, 131–143, 179
    Morgen, 71–80
    pflanzliche Ernährung, 93–106
    Prinzipien für eine gesunde Ernährung
        (PGE), 147–150
    Selbst-Massage, 121–129
    Sinne und Sinnesorgane, 159–169
    Schlaf, 57–69
    Übersicht/Einleitung, 16–19 s. a.
        Atem und Atmung; Gewohnheiten;
        Morgen; Peer Support
Body-Thrive-Workbook
    Arbeitsblatt zur Identitätsfindung, 29 f., 68
    Dos & Dont's zur Selbst-Massage, 128
    Tipps und Tabellen zu Sinnesorganen, 160
    Liste aller Arbeitsblätter, 195–197
    Workout-Übersicht, 87
Buch-Club (für das Body-Thrive-Programm),
    21, 37, 199
    Fragen an die Gruppe, 200–203
brahmamuhurta, 75–78
Brooks, Douglas 174

Buchweizen-Knuspermüsli, 192 f.
buddhi, 134, 190 f.

C

Campbell, Joseph, 29, 90
Charaka Samhita, 49, 122
chakras, 84, 129
Chemikalien
   in Lotionen, 123 f.
   Pestizide (spritzen), 102
Clear, James 29, 139
Community, s. Peer Support
Cortisol, 61, 67 f.

D

Dankbarkeit, 71, 80, 97
Depression, 30, 49, 58, 77, 177
Dessert, 44, 54, 148
Detox (Entgiftung), 99, 150 f., 153, 169
dharma, 23 f., 183 f.
Diabetes, 58, 61, 82, 95
diksha, 139, 184
dinacharya, 16
Disziplin, 23, 139, 153, 188
dosha, 89, 168 f.
Douillard, John, 141
durchlässig-machende Aktivitäten, 87
Du bist mehr als dein Gehirn (Gladding), 135
Düfte, 66
Duhigg, Charles 34 f.
dukkha, 175
Durst, 149 f.

E

eattheinvaders.org, 105
Eier, 95 f., 106, 157
Einstein, Albert 119

ekagrata, 31
Elektronik und Schlaf, 60, 69
Entgiftung (Detox), 99, 150 f., 153, 169
   s. a. Reinigung
Entrümpeln, 36, 51, 64, 190
Entleerung, s. Stuhl
endokrines System (Hormonsystem), 61, 132
Energie, 16, 46 f., 59
   apana vayu, 72
   und Atem, 84 f.
   Die drei Energien in Körper und Geist des
      Menschen (Abb.), 60
   durch Nahrung, 46–48, 100 f.,102, 146
   energetische Integrität, 58, 183 f.
   und Informationsüberflutung, 132
   kapha, 59–61
   ojas, 62
   und Pflanzen, 100 f.
   pitta, 59 f.
   prana, 49, 72, 82 f., 84, 146 f.
   pranayama, 75, 83, 141 f.
   und Rituale, 139
   sushumna nadi, 72
   und Verdauung, 46 f., 58 f., 145
Entscheidungen, ungesunde 25 f., 134, 167
Entscheidungsfindung, 24 f., 35, 132, 137
entschleunigen (abends), zur Ruhe kommen,
   54, 58, 59, 63 f., 66
Entspannung, 47, 57, 59, 62 f., 66, 124,
   136–138, 141, 164
Entwicklung des sozialen Umfelds, 119
Entwicklungs-Meetings, 108–110
Entzündung, 47, 82
Erfüllung, tiefe, spirituelle 78 f., 136
Erleuchtung, 142, 188
Ernährung, 93–95, 145
Erschöpfung (Übermüdung), 24, 57, 62 f., 66,
   139, 163
essen
   und Allergien, 58, 153 f.

Essen zubereiten, 187–194
Geschmacksrichtungen, 151 f.
Glaubenssätze vs. höhere Wahrheiten, 154 f.
Hunger, 149 f.
impulsives Essverhalten, 149
Prinzipien gesunder Ernährung (PgE),
   147–150
und Stuhlgang (Entleerung), 73
Tipps zum gesünderen Essen, 157
Verlangen (Gelüste), 98 f., 150
voller Magen, 47 f.
während des Tages, 148
wann, 145 f.
weniger, 145–147
s. a. Verdauung; pflanzenbasierte Ernährung
exekutive Hirnfunktion, 83

F

Familie, s. Beziehungen
   Abendessen mit der Familie, 49 f.
Familien-Meetings, 109 f.
Fasten, 47
Faszien-Rolle, 127
festigende Aktivitäten, 87
Fettleibigkeit, 58, 61, 82, 95, 151, 160
Fields, Jonathan 177
Fitness, s. Sport
Fleisch, 43, 95, 104 f., 155 f.
Förderer und Unterstützer, 114 f.
Fogg, B. J. 33–35, 84, 88
Freunde, s. Beziehungen
Frühstück, 48, 53, 82 f., 96, 148, 193

G

gärtnern (auf der Fensterbank), 103 f.
ganzheitliche Medizin, s. Ayurveda
Gaumen, 153

gelassen leben
   und Achtsamkeit, 173, 176
   Bewusstheit, 174 f.
   Einführung, 171
   Gewohnheiten, 172 f., 176
   und der Glückseligkeitskörper (die »Wonne-
      hülle«), 177
   natürlicher Zustand, 174 f.
   Non-Dualität, 174
   Raum und Zeit, 178
   und Rituale, 177
   und Spannungskräfte, 173 f.
   Sthira Sukha Asanam, 175
   und Stress, 171, 173–175, 179
   Tipps, 179
   Vorteile, 171
Geld, 179
Gemüse, s. pflanzliche Ernährung
Geräuschempfindlichkeit, 64
Geschäftigkeit, 134, 137
Geschmack (Sinn), 147, 160–163
Geschmacksrichtungen, 151–153
Getränke
   alkoholische, 65, 69, 73, 111, 151
   koffeinhaltige, 23, 36, 54, 62, 65, 69, 72, 74,
      82, 151
   Tee, 36, 44 f., 53 f., 69, 161, 167
   warme, 53, 157
   Wasser, 65, 71–74, 80, 145
Gewohnheiten, 15–17, 23
   Abendessen, 43–55
   und Alter, 15–17, 18, 26, 90, 184
   Auslöser, 33 f., 44, 52, 108 f.
   Automatisierung von, 36 f.
   und Beziehungen, 107–120
   Entwicklung von, 23 f.
   gelassen leben, 171–179
   und Identität, 29–31
   und Intention, 24, 31 f.
   Kaizen, 32 f.

Kultivierung, 23 f.
Leitsätze, 31 f.
  s. a. Meditation; Beziehungen
Modell menschlichen Verhaltens, 33 f.
Peer Support, 37, 107–110, 116
Physiologie von, 16
und Schlaf, 62–64
Schleife, 34 f.
Schlüsselgewohnheiten (»Schlusssteine«), 38
und Stress, 30
und Umwelt, 36
verändern, 29, 32 f., 36, 107 f., 120
Weiterentwicklung, 23 f., 29–38, 107–109
und Zeit, 25, 30 f.
Ziele, 30 f.
Gladding, Rebecca 135
Glaubenssätze vs. höhere Wahrheiten, 154 f.
Glückseligkeit (Wonne), 16, 141, 177
Glückseligkeitskörper (Wonnehülle), 177
göttlich, 65, 77, 122, 188
Golden Milk, 65
Grasser, Eric, 86
Gruppen, 20 f., 37, 110 f., 116 f.

H

Hände, heilende, 121 f.
Hamilton, Craig, 138, 173
Handeln, sachkundiges und absichtsvolles, 24 f.
Hautpflege (Nahrung), 124–126
  s. a. Selbst-Massage
heimische Pflanzen, 103
Helden (Förderer und Unterstützer), 114, 116
Heldenfahrt, 29 f.
Hirnfunktionen und Meditation, 134
hören (Gehör), 164 f.
Hormone, 61
human+, 185 f.
Hunger, 149 f.

I

Identität, 29–31, 68
Immunsystem, 58 f.
impulsives Essverhalten, 149
Impulsivität, 134, 136
Informationsüberflutung, 132
Intention, 24 f., 30–33
Interdependenz, 118
invasive Wildkräuter (»Unkraut«), 102–105
Invasivismus, 105
Iyengar, B. K. S., 188

J

James, William, 32, 75
»Ja, und«, 35, 104, 150

K

Kabir, 75 f., 79
Kaffee, 23 f., 36, 65, 69, 73 f., 82, 151
Kaizen, 32 f., 62 f., 117, 129
Kampfsport (Martial Arts), 86 f.
Kanäle des Körpers, physische und feinstoff-
  liche 45, 71 f., 84, 122, 132, 183
kapha, 59–61, 89
karma, 24
karna purana, 164
Kausalität, 24, 185
Khichari, 96, 153
Körperöffnungen, 166 f.
Kondo, Marie, 36, 199
Konstitution (Ayurvedische Konstitution), 89
Knuspermüsli, rohes Buchweizen- 192 f.
kochen, 187–194
  Priester als Köche, 188 f.
  s. a. Küchen-Sadhana
Koffein, 23 f., 36, 65, 69, 73 f., 82, 151
Kopfschmerzen, 19, 167
Krafttraining, 86–88

krama, 45 f., 72
Krankheit, 25–27
Kreativität, 37, 137, 177
kriya, 188
Küchen-Sadhana, 187–194
    Aufgaben, 191 f.
    Einführung, 187
    Großreinemachen, 187, 190 f.
    Hausmacherküche, 189 f.
    Vorteile, 188 f.
    Vorräte anlegen, 191
    s. a. essen; Lebensmittel
kula, 116
Kultivierung von Gewohnheiten, 23 f.
Kultur des Gebens, 97
Kurz-Evaluation (Fünf-Minuten-Check), 108 f., 117, 120

L

Lad, Vasant, 120, 152
Landwirtschaft, 98 f., 105
Lebensmittel
    aussortieren, 187, 190 f.
    und Energie, 46–48, 100 f., 103, 145
    kombinieren (nach ayurvedischen Regeln), 156 f.
    Superfoods, 101 f.
    Verlangen (Begierden), 99, 150
    Vorräte anlegen, 191
    zubereiten, 187–194
    s. a. essen; Mahlzeiten; Nährstoffe; pflanzliche Ernährung
Leber, 124, 162, 168
Leitsätze, 31 f.
Lethargie, 93
Loehr, Jim, 139 f.
Loslassen (in der Meditation), 138 f.
Lotionen, 123 f.

M

Magic Cleaning – wie richtiges Aufräumen dein Leben verändert (Marie Kondo), 36
maha vaha srota, 72
mahavakya, 31
Mahlzeiten
    Abendessen, 43–55
    Dessert, 43, 54, 148
    Frühstück, 48, 54, 82 f., 96, 148, 193
    Mittagessen, 43, 96, 147
    Planung, 51 f.
    s. a. essen; Lebensmittel; Küchen-Sadhana
Mantras, 32, 53
Massage
    durch andere, 128
    bei Kindern, 128
    s. a. Selbst-Massage
maya, 175
Meditation, 131–143, 179
    als Paradox, 137 f.
    am Morgen, 75 f., 79
    Anleitung, 131, 139 f.
    Anzeichen für wirksame Meditation, 138 f.
    atmen, 141 f.
    Aufmerksamkeit während der Meditation, 136 f., 143
    Einführung, 134 f.
    und Entscheidungsinstanz, 136–142
    Entspannung in, 134 f.
    und das Gehirn, 134
    und Gewohnheitsentwicklung, 135 f.
    Kosten durch Nicht-Meditieren, 135
    und Loslassen, 138 f.
    und Peer Support, 140
    pranayama, 75, 83, 141 f.
    Raum für, 36
    Ritual, 139 f.
    Routine, 142 f.
    und Stress, 134

Tipps, 142 f.
Überflutung, 132
Vorteile, 131, 132 f.
Zeit für, 134
Meetings und Unterstützung, 107–112, 120
Metabolismus, 46, 49 f., 149
  s. a. *agni*
Migräne, s. Kopfschmerzen
Milch, 65, 148, 157
Mittagessen, 48 f., 96, 147
Mitte, die fragliche (der Unterstützer), 114 f.
Mond, 79, 175
Morgendämmerung und früher Morgen, 57, 61, 75–79
morgens
  Achtsamkeit, 79
  atmen, 82 f.
  Bewegung, 76
  brahmamuhurta, 75–77
  Erfüllung, 79
  Frühstück, 48, 53, 82 f., 96, 148, 193
  Lethargie, 93
  Meditation, 78, 80
  Morgendämmerung und frühe Morgen-stunden, 57, 61, 75–79
  Routinen, 71, 76 f.
  und die Sonne, 77, 79
  und Sport, 78, 81–83
  Stuhl (Entleerung), 72–74
  Tipps, 80
  Wasser trinken, 72–74
Muskelaufbau, 81, 86–88, 91

N

Nachteulen, 59–61, 67 f.
  s. a. Schlaf
Nachtschicht, 54
Nährstoffe, 45, 73, 93, 98, 100–103
  lebendige (rohe) Lebensmittel, 193

Phyto-Nährstoffe, 93, 103, 105
  Vielfalt, 101
nadis, 84
Nase, 165 f.
nasya, 153, 166
Negativität, 15, 25, 61 f., 179
»Nein, aber«, 35
Nervensystem, 49, 64, 72, 75, 79, 100, 141
netra basti, 164, 166
Non-Dualität, 174

O

Obst, 33, 95, 101, 152, 156 f.
Öle, s. ätherische Öle
Ohren, 164 f.
ojas, 59 f., 62, 69, 151

P

Paläo, 104 f.
panchakarma, 74, 153
Parasympathisches Nervensystem (PNS), 141
parinama, 25 f., 167 f.
Peer Support, 37, 107 f., 116–118
Pestizide (spritzen), 102
pflanzliche Ernährung
  Ernährung, 93 f.
  in der Stadt, 103 f.
  und Paläo-Diät, 104 f.
  Spiritualität, 97 f.
  Tipps, 105 f.
  Vielfalt, 98 f., 101
  Vorteile, 94 f.
  Wildkräuter (»Unkraut«), 102 f.
  zu allen Mahlzeiten, 95 f.
Pflanzen
  Pflanzenteile, 100 f.
  Verbundenheit, 94 f., 97 f.
  Verschwinden, 98

Wertschätzung, 97 f.

Wildkräuter (»Unkraut«), 102 f.

Physiologie, 16, 46, 132

s. a. Verdauung; Metabolismus

Phyto-Nährstoffe, 93, 103, 105

s. a. Nährstoffe

Pilates, 86 f.

pitta, 59 f., 89, 125, 162

s. a. Verdauung

Polarität, 85, 152, 167, 173, 185

Positivität, 78, 110, 138, 186

Power of Full Engagement, The (Loehr und Schwartz), 139 f.

Power of Habit, The (Duhigg), 34 f.

prajnaparadha, 25, 167

prana, 49, 72, 82–84, 146

pranayama, 75 f., 83 f., 141 f.

Priester, 188

»Prinzipien evolutionärer Kulturen« (Hamilton), 173

Prinzipien gesunder Ernährung (PgE), 147–150

pulsierende Schwingung, 16, 25, 45, 81 f., 132, 145, 176

purna, 79, 175

purnatva, 98, 175

purnima, 79

R

raja, 72

rajas, 82

Raum und Zeit, 178

Reflexion, 29, 60, 172

Reinigung, 74, 100, 153, 168

s. a. Entgiftung; Detox

Resonanz, Prinzip der, 85, 152, 185

Resultate, erwünschte, 31, 45

Rezepte, 51 f., 96, 189

Rhythmen, 26 f., 46

Biorhythmus, 18, 20, 61, 63

jahreszeitlich (saisonal), 168 f.

körperliche, 11, 16, 48, 54, 162

der Natur, 16, 25, 185

parinama, 25 f., 167 f.

zyklische, 54, 58, 67 f.

riechen (Geruchssinn), 66

Rituale, 139 f., 177

s. a. Routinen

ritucharya, 168 f.

Roman, Joe, 105

Routinen, 34 f., 37, 66 f., 69

am Morgen, 71, 76 f.

Bettzeit, 57 f., 62 f.

Meditation, 142 f.

Selbstfürsorge, 67

s. a. Rituale

Rumi, 78

Runterzieher, 114

S

sadhana, 187 f.

s. a. Küchen-Sadhana

Salz, 74, 146, 152

salzig (Geschmack), 151 f.

Samen, 54, 74, 95, 100 f., 103–105, 153, 157, 163

und genetische Erosion, 98

samskaras, 133, 175

sangha, 116

sankalpa, 32, 51

sattva, 82

Sauerkraut (milchsauer Eingelegtes), 23, 50, 152, 188, 192 f.

Savasana, 64, 69

sauer (Geschmacksrichtung), 152

Sauerstoff, 49, 81–84, 141, 165,

scharf (Geschmack), 152 f.

Schlaf
    und Abendessen, 54
    und Duft, 66
    und Elektronik, 60, 69
    und Fettleibigkeit, 61
    und Hormone, 61
    und Immunsystem, 58 f.
    Mangel, 58, 61 f.
    Nachteulen, 59, 67 f.
    Position, 64
    und Regeln, 67
    Routine, 62–64
    tief, 58 f.
    Tipps, 63 f., 69
    Umgebung, 64 f.
    zeitig zu Bett, 57–69
    Zeitplanung, 59–62
    und zur Ruhe kommen (abschalten), 59, 62 f.
    Zyklus, 58 f.
Schlaflosigkeit, 65
Schlüsselgewohnhciten (»Schlusssteine«), 38
Schlussstein (Schlüsselgewohnheit), 38
Schöpfung als Ganzheit, 174
Schwartz, Tony 139 f.
Schwingung, 132, 145, 177, 186
Sehvermögen, 163 f.
Seinsgrund, 173 f., 177
Selbst-Massage, 121–129
    Anleitung, 124 f.
    und duschen, 128 f.
    und göttliche Natur, 122
    Kaizen, 129
    mit Kindern, 128
    mit Öl, 125 f.
    ohne Öl, 124
    Trockenbürsten, 121, 124, 127
    Vorteile, 121 f.
Selbst-Sabotage, 119, 154
Sicherungsanker, 177 f.

Sinne
    Einführung, 159
    hören, 164 f.
    und Jahreszeiten, 168 f.
    und Krankheit, 26, 168
    Missbrauch, 167 f.
    und Öl, 166 f.
    riechen, 66, 165 f.
    saisonale Ruhepausen, 168 f.
    schmecken, 152, 161–163
    sehen, 160, 163 f.
    Zunge, 146, 161–163
shri, 35
Sicherungsanker, 177 f.
Siddhis, 185
sneha, 125
Sonnengruß, 84 f.
spanda, 132
Spannungen, evolutionäre 173 f.
Speiseplan, wöchentlicher 51 f.
Spiritualität
    abhyasa, 24, 65, 184, 188
    brahmamuhurta, 75–78
    Meditation, 139 f.
    und pflanzliche Ernährung, 97 f.
    sadhana, 188 f.
Sport, 81–91
    und Altern, 90
    am Morgen, 77, 82–86
    und Atemkörper, 84
    ausbalanciertes Training, 86, 89 f.
    Ausdauertraining (Cardio), 86 f.
    Beispiele, 87, 91
    Depression, 77
    Intensität, 88
    Krafttraining, 86–89
    Tipps, 91
    s. a. Bewegung
Stabilität, 62
Stagnation, 62, 81 f., 84 f., 100, 168

sthira, 175

Sthira Sukha Asanam, 175

Stille, s. Meditation

Stimmungen, 59, 77 f.

Stuhlgang
  s. Stuhl (Ausscheidung/Entleerung)

Stress, 15, 30, 47, 49, 64, 124, 134 f., 165
  s. a. gelassen leben

Stretching, 86 f., 89

Stuhl (Ausscheidung), 71–74
  am Morgen, 71 f.
  Durchfall, 74
  und Ernährung, 73 f.
  Tipps, 73 f.
  Verstopfung, 72–74
  Vorteile, 73
  und Wassertrinken, 71–74
  s. a. Verdauung

süß (Geschmacksrichtung), 151 f.

sukha, 175
  s. a. gelassen leben

Superfoods, 101 f.

Suppe, 48–50, 96

sushumna nadi, 72

svastha, 119

svatantriya, 27

T

Tageslicht, 47, 148 f.

Tagesplanung, 16, 43–45, 47, 51, 53, 57, 71

tamasisch, 82

tantrische Philosophie, 174 f., 177

tapas, 139, 153, 173

tejas, 135, 184

Tellergröße, 52, 149

thrive, s. Body-Thrive-Methode

Tiwari, Maya, 187

Tribe (Familie, Peergroup), 20, 68, 94, 116 f.
  s. a. Peer Support

Totenstellung (Savasana), 64

Trockenbürstenmassage, 124, 127, 129

U

Überflutung, digitale und Informations-, 132

Überforderung überwinden, 134

Übergangsphasen, 27, 169

übermäßiges Essen, 111, 132, 148 f.

Überstimulation, 132

Umwelt
  und Gewohnheiten, 36 f.
  Schlaf, 64 f.

Unbekannte, zugehen auf das 119

»Unkraut«, 102–105
  und Immunsystem, 102
  und Nährstoffe, 102 f.
  und Paläo-Diät, 104 f.

Unterstützer und Förderer, 114 f.

Unterstützung, s. Peer Support

Ursache und Wirkung, 24, 184 f.

V

vaidyas, 16

vata, 60, 79, 89, 125

Veränderung, 29 f., 32 f., 36, 52 f., 107 f., 120

Verantwortungspartnerschaft, 116 f.

Verdauung, 46 f., 145 f., 155 f.
  und Energie, 59 f.
  und Geschmacksrichtungen, 151 f.
  und Schlaf, 59 f.
  Typen, 156
  Zeitpunkt, 45–49
  und die Zunge, 146–148, 161–163
  Zyklus, 48 f., 59, 148 f.
  s. a. Abendessen; essen; Stuhl (Ausscheidung)

Vereinbarungen, partnerschaftliche 111 f.

Verfall, 16

Verhaltensänderungen, 29 f., 32 f., 36, 52 f.,
    107 f., 120
Verhaltensforschung, 20, 29, 33, 116
Verjüngung, 11, 74, 168
Verlangen (Begierden, nach Essen), 99, 149 f.
Verstopfung, 72–74
    Tipps, 73 f.
    und Wassertrinken, 72, 74
    s. a. Stuhl (Ausscheidung)
vinayam, 23
Visualisierung, 63, 66, 80, 90 f.
viveka, 135
voller Magen, 48 f.
Vorräte, 188–193

W

Wandel, 29 f., 32 f., 36, 52 f., 107 f., 120
Wasser trinken, 65, 71–74, 80, 145, 157
Wild Wisdom of Weeds, The (Blair), 94, 106
Wochenmarkt, 103 f., 106
Work-outs, s. Sport
Wurzelgemüse, 96, 100, 105, 152, 193

Y

Yoga, 15, 86 f., 122 f,
    und Altern, 15
    Atmung, 83, 141 f.
    Meister, 16, 86, 188
    mit anderen Work-outs, 86, 89 f.
    Nervensystem, 141
yogahealer.com, 20, 103, 117, 166
Yogasutra, 133, 175
Yogi-Detox, 99, 105, 112, 116, 160, 169
Yogis, 16

Z

Zähne putzen, 43 f.
Zeit, 75–77
    s. a. Rhythmen
Zellen (Körper-), 49, 62, 73, 81, 83 f., 101,
    124, 150 f., 175
zielgerichtet leben, 23 f., 31 f., 36, 138, 171 f.,
    179
Zucker, 54, 62, 100 f., 151, 162
zuhören, dem Selbst 24 f,
Zunge, 146, 148, 161–163
    Karte, 162
    schaben, 161
    und Verdauung, 146
zusammenziehend, 152
Zwischenmahlzeiten, 43, 48, , 63, 145 f., 156 f.
zyklischer Rhythmus, 54, 58 f., 67 f.

ÜBER DIE AUTORIN

Cate Stillman gründete Yogahealer.com im Jahr 2001 als Einladung an Yoga-Schüler und -Lehrende, den Zugang zur Weisheit des Ayurveda zu finden. Sie begann mit der Entwicklung eines eigenen Curriculums, während Sie das Ayurveda-College besuchte und parallel dazu eine zweijährige Ausbildung zur Iyengar-Yoga-Lehrerin absolvierte. Aus dem zweistündigen Workshop »Tägliche Routinen eines Yogis«, den sie 2000 in San Francisco realisierte, entwickelte sie das vorliegende Buch und das Kern-Curriculum des Yoga Health Coachings.

Seit der Gründung von Yogahealer hat Cate immer wieder neue praktische, experimentelle und evolutive Kurse konzipiert, die die Tradition Ayurvedischer Weisheit integrieren. Die einfachste Möglichkeit, Cate und der globalen Yogahealer-Community zu begegnen, ist ihr Podcast »The Yogahealer Real Life Show«. Außerdem kann man sich auf Yogahealer.com in ihre E-Mail-Liste eintragen, um viele kostenfreie Informationen und Trainings zu erhalten.

Cate und ihr Mann lassen ihr gemeinsames Kind in Alta, Wyoming, Ski und Mountain-Bike fahren, in Punta Mita, Mexico, surfen und zu einem bikulturellen Menschen heranwachsen. Ihre Katze namens Dukha hat die Entstehung dieses Buches größtenteils verschlafen.

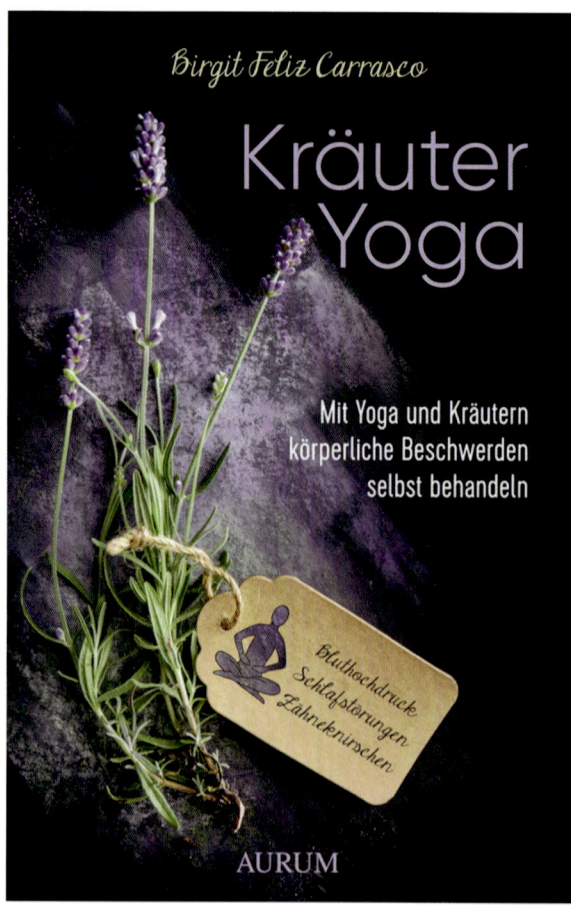

Birgit Feliz Carrasco

Kräuter Yoga
*Mit Yoga und Kräutern körperliche
Beschwerden selbst behandeln*

Broschur | 160 Seiten
ISBN 978–3–95883–335–7

PERFEKTES ZUSAMMENSPIEL

In dieser ganzheitlichen Hausapotheke zeigt Birgit Feliz Carrasco, wie körperliche und mentale Alltagsbeschwerden mit der Praxis von Yoga und naturheilkundigem Kräuterwissen gemindert und heilsam behandelt werden können.

Sie empfiehlt Heilkräuter mit entsprechenden Rezepten sowie sanfte Yogapraxis als praktische Anwendungen gegen verbreitete Krankheiten wie Kopfschmerzen, Blasenentzündung oder Husten.

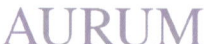

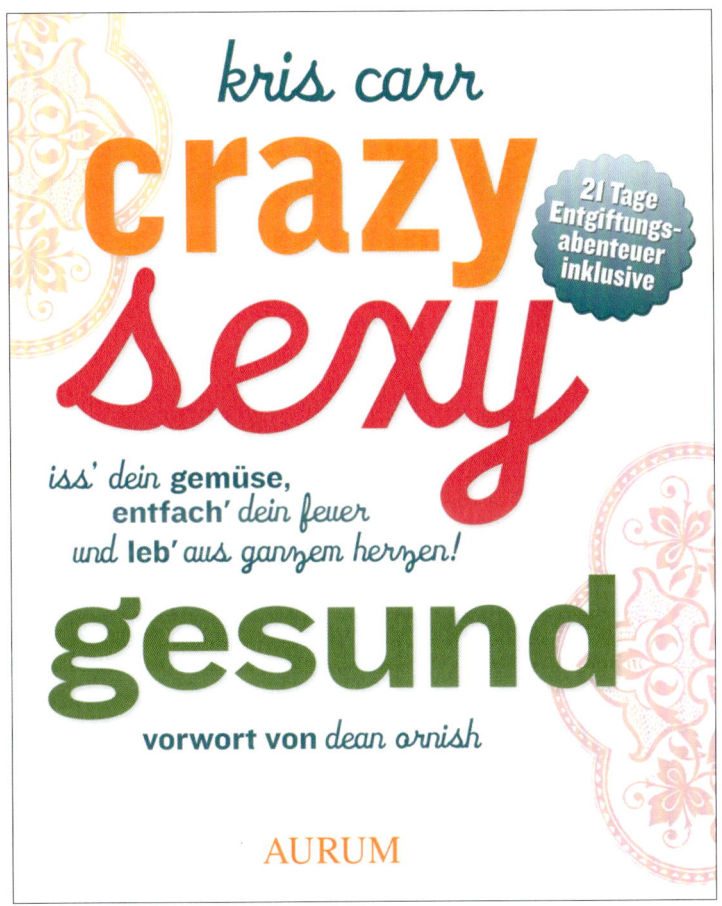

Kris Carr

crazy, sexy, gesund
*Iss dein Gemüse,
entfach dein Feuer
und leb aus ganzem Herzen*

Broschur | 240 Seiten
ISBN 978–389901–787–8

SCHLÜSSEL ZU MEHR WOHLBEFINDEN

Wie erreichen wir mehr Wohlbefinden und ganzheitliche Gesundheit in unserem stressigen Alltag?

Die Bestsellerautorin Kris Carr stellt uns ihren »crazy sexy gesund« Ernährungs- und Lebensstil vor, mit dem sie in den USA eine grüne Revolution ausgelöst hat. Eine 21-Tages-Entgiftungs-abenteuerkur sowie viele Rezepte und praktische Ratschläge ermutigen uns auf unserem Weg zu einem neuen Körper und Lebensgefühl.

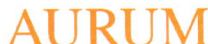